含章新实用

阅读图文之美 / 优享健康生活

U0913054

图解

本草纲目五色蔬果对症速查全书

孙　平　于雅婷　编著

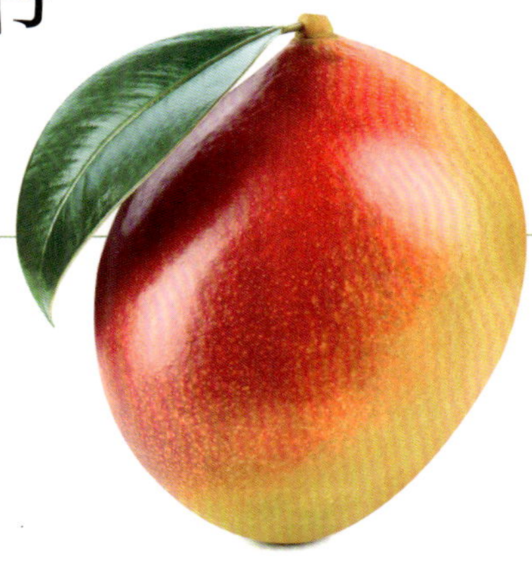

江苏凤凰科学技术出版社 · 南京

图书在版编目（CIP）数据

图解本草纲目五色蔬果对症速查全书 / 孙平，于雅婷编著. — 南京：江苏凤凰科学技术出版社，2022.2（2022.11 重印）
ISBN 978-7-5713-2549-7

Ⅰ. ①图… Ⅱ. ①孙… ②于… Ⅲ. ①《本草纲目》－蔬菜－食物疗法－图解②《本草纲目》－水果－食物疗法－图解 Ⅳ. ①R281.3-64②R247.1-64

中国版本图书馆CIP数据核字(2021)第235787号

图解本草纲目五色蔬果对症速查全书

编　　著	孙　平　于雅婷
责任编辑	庞啸虎　洪　勇
责任校对	仲　敏
责任监制	方　晨
出版发行	江苏凤凰科学技术出版社
出版社地址	南京市湖南路 1 号 A 楼，邮编：210009
出版社网址	http://www.pspress.cn
印　　刷	天津丰富彩艺印刷有限公司
开　　本	718 mm × 1 000 mm　1/16
印　　张	13
插　　页	1
字　　数	260 000
版　　次	2022年2月第1版
印　　次	2022年11月第2次印刷
标准书号	ISBN 978-7-5713-2549-7
定　　价	45.00 元

图书如有印装质量问题，可随时向我社印务部调换。

前言 | Preface

五色蔬果安五脏，益寿延年身安康

医学大家李时珍曾说，“饮食者，人之命脉也”，饮食就是人体健康之根本。如今，物质丰富，饮食多样，很多人在食物选择上却存在一些误区：一是荤素配比不合理；二是为了追求口感、满足食欲，长期大量食用辛辣、肥甘厚味的食物，如高油脂的动物制品、麻辣香料、过甜的糕点、过咸的卤味等；三是减少了对天然蔬果的摄取量，长期摄取蔬果不足，人体就容易出现亚健康状态，导致肥胖、高脂血症、高血压、糖尿病等现代常见病症。

《中国居民膳食指南》明确指出，人们在日常饮食中应该注重对新鲜蔬果的摄取，尤其是一些特殊人群，如孕妇、发育中的青少年、年老体衰者等，更需要新鲜蔬果提供的各类营养素。所谓健康从饮食中来，中医养生文化源远流长、博大精深。古人讲，“安身之本，必资于食”“食借药之力，药助食之功”，聪慧的祖先在生活实践中发现了很多重要的医疗保健理论，其中就有“药食同源”理论——食物也是药物，能够防治疾病。为了合理进膳以达健康养生的目的，科学膳食的原则应保证一天至少摄取 5 份（每份 100 克）蔬果：蔬菜 3 份，水果 2 份，其中包含 1 份深绿色或深黄绿色的蔬菜。

蔬果营养丰富，富含碳水化合物、维生素、矿物质、膳食纤维、蛋白质等，尤其含有钾、钙、镁、铁、锌、硒、维生素 C、B 族维生素、维生素 E 等有益成分。另外，一些蔬果中某些特殊的营养成分还会大大提高人体免疫力及对疾病的抵抗力，减少疾病对人体的侵害。为了帮助大家更好地选择有益健康的蔬果，我们特别邀请知名营养学家编著了这本《图解本草纲目五色蔬果对症速查全书》，全书将蔬果按红、绿、黄、白、黑（黑色包括蓝色、紫色）五色划分，对应人体五脏。

不同颜色的蔬果有不同的食用功效，那么，如何正确食用蔬果？每种蔬果到底有何种药用价值？有何饮食宜忌？有哪些对症食疗方？有何美味吃法？我们在本书中为大家一一揭晓。

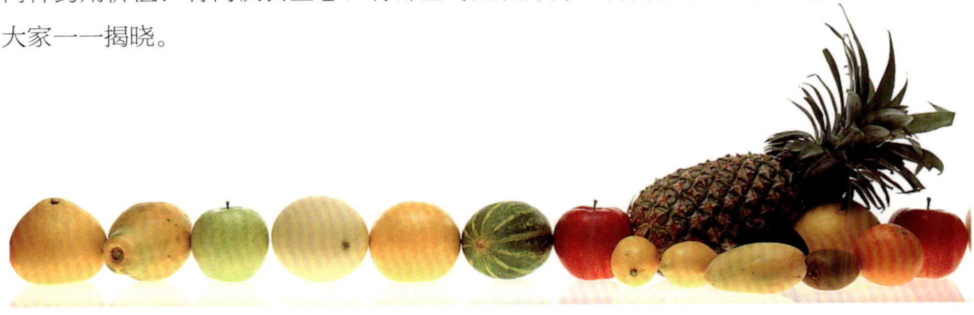

本书具有五大特点：

内容丰富、翔实：全书对近百种蔬果进行了详细介绍，品种全面，涵盖了日常生活中常见的水果蔬菜，内容丰富、翔实。

严谨细致：由知名专家编著审定，内容科学细致，通过蔬果各组成部分的功效展示，全面发掘蔬果的养生功效，如很多蔬果除果实外，其种子、茎叶、花，甚至树根、树皮都十分有益人体健康。

常见宜忌解读：呈现每种蔬果的适宜人群和食用禁忌，让您了解在食用蔬果的过程中要注意的问题，让您吃得健康，更吃得安心。

营养要素分析：配有营养成分表，展示了每种蔬果的重要营养素含量。通过列表的形式，让您对其营养值一目了然，便于您选择。

大量养生偏方：全书为大家展示了大量养生食疗偏方，并与传统中医的养生之道紧密结合。解读细致，做法详细，让您在家就能轻松养生。

五色蔬果呵护健康，希望本书能给您的日常饮食以更多的有益启示，助您吃对、吃好，由内而外地拥有一个健康的体魄！

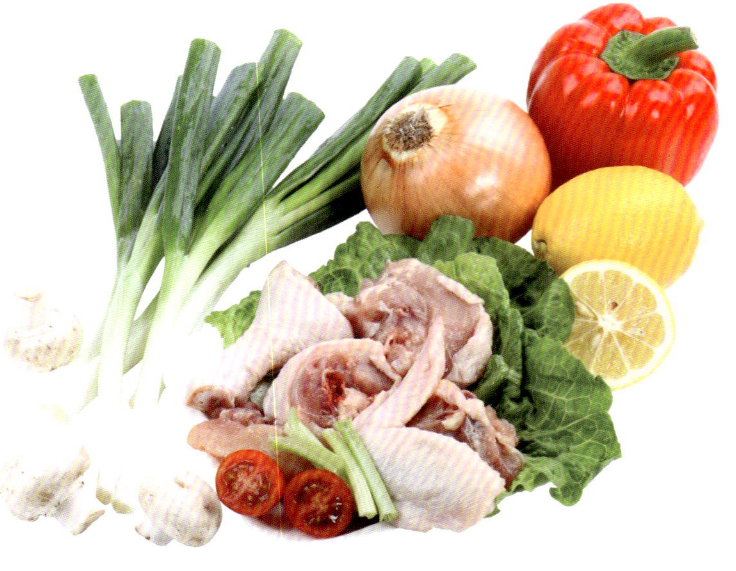

目录 | Contents

第一章
红色蔬果：补血养心·抗肿防癌

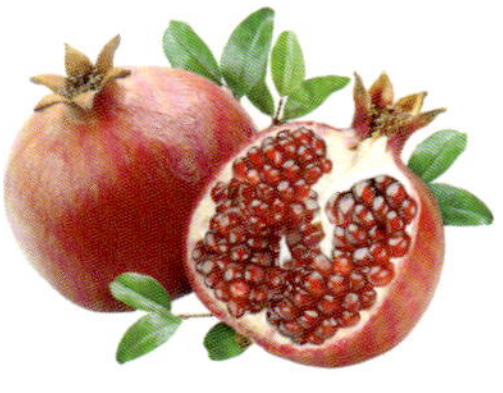

石榴
生津止渴·收敛固涩

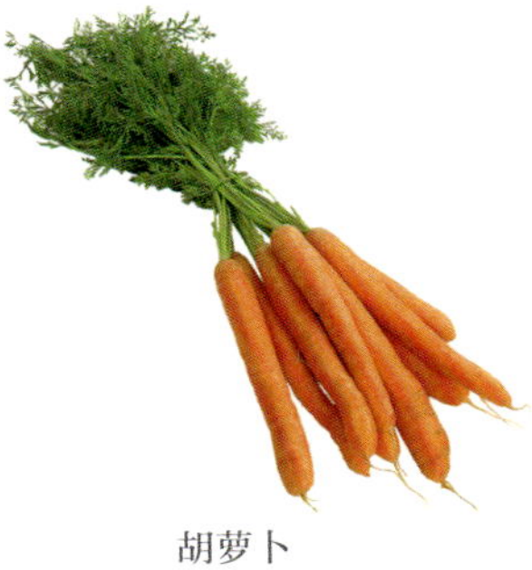

胡萝卜
养肝明目·利膈宽肠

第二章
绿色蔬果：疏肝强肝·润肠排毒

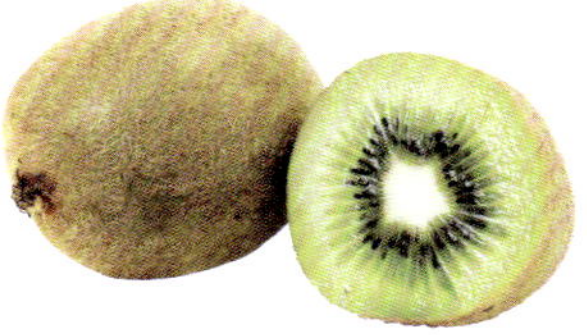

猕猴桃
生津润燥·清热通淋

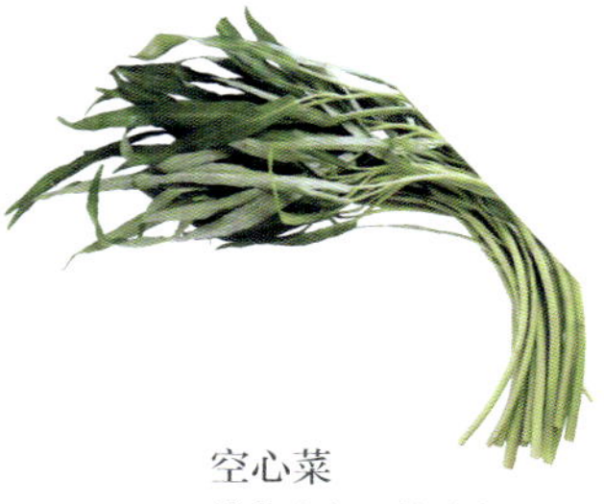

空心菜
清热凉血·利尿除湿

第三章
黄色蔬果：养胃益脾·延缓衰老

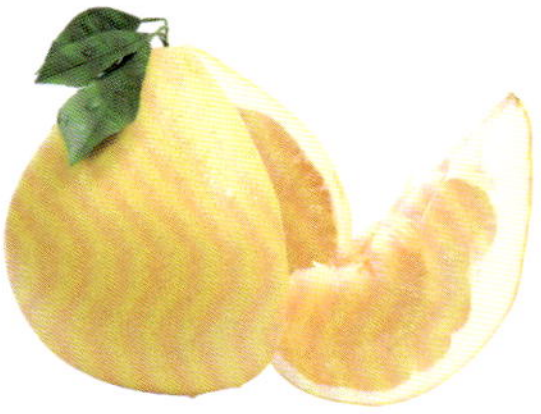

柚子
理气化痰·清热解毒

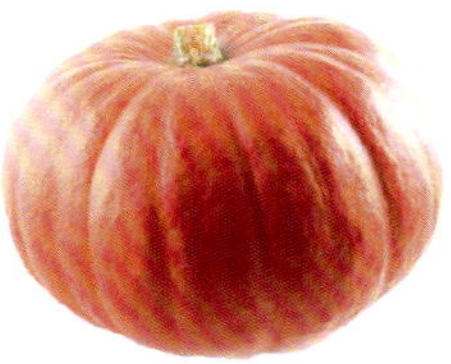

南瓜
补中益气·解毒驱虫

第四章
白色蔬果：滋阴润肺·强健体魄

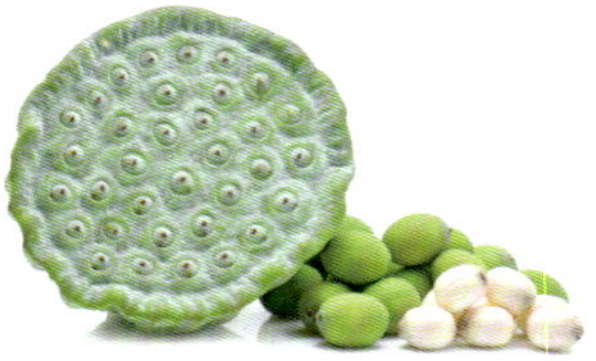

莲子
养心安神·益肾固精

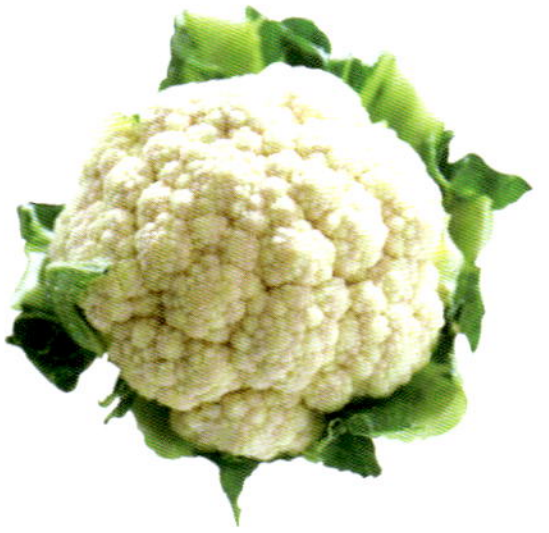

菜花
增强免疫·补脾和胃

第五章
黑色蔬果：补肾养颜·延年益寿

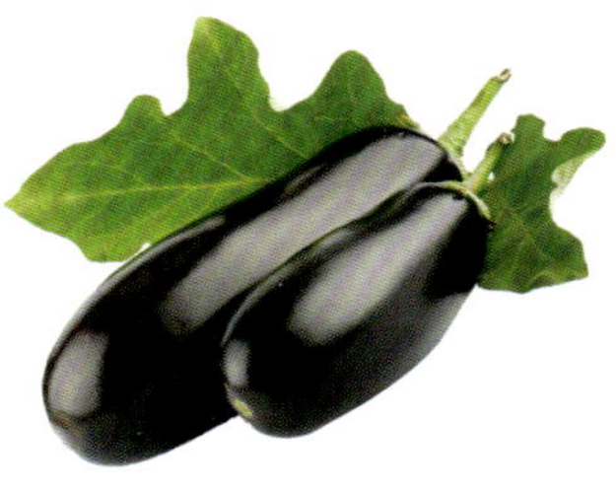

茄子
清热凉血 · 散瘀消肿

阅读导航

我们在此特别规划这一单元，对文中各部分的功能、特点等进行重点说明，以方便读者快速了解本书。

蔬果知多少

总述蔬果的特点，对该蔬果进行重点介绍。

柠檬

消暑消食 · 祛痰降脂

柠檬的果实汁多肉脆，具有芳香的气味，又含有丰富的柠檬酸，因此被誉为“柠檬酸仓库”。因其味极酸，受到孕妇的喜爱，所以又称益母果。柠檬的强烈酸味源自其所含的维生素C与柠檬酸，常食具有美白肌肤的功效。

营养成分（每100克柠檬）

蛋白质……1.1克

碳水化合物……6.2克

脂肪……1.2克

膳食纤维……1.3克

烟酸……0.6毫克

维生素C……22毫克

维生素E……1.14毫克

维生素B_1……0.05毫克

维生素B_2……0.02毫克

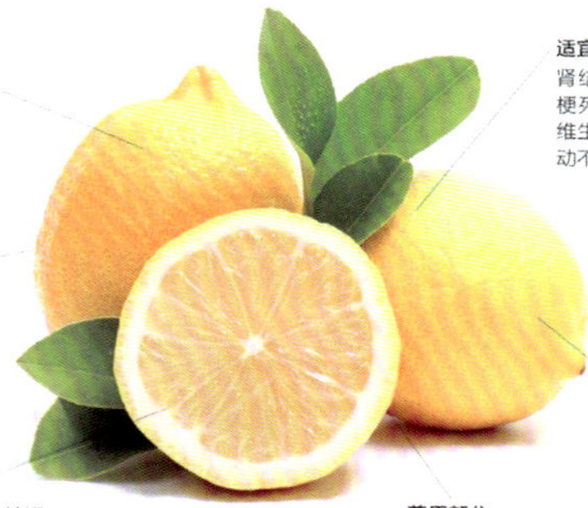

别名

柠果、黎檬、洋柠檬、益母果。

适宜人群

肾结石、高血压、心肌梗死患者，消化不良、维生素C缺乏症者及胎动不安的孕妇。

果实

味酸、甘，性微凉；入肺、胃经。

食用部分

果汁，果肉。

果皮

味酸、微苦，性温。

药用部分

果实、叶、根、果皮、花。

药用功效

果实 治肺热痰多、咳喘、腹胀、腹泻、食欲不振、胸闷心烦、跌打损伤、咽炎、高血压，还可防暑解渴。

用量用法：适量，去皮食用。

叶 治慢性支气管炎、气滞腹胀、咳喘痰多。

用量用法：9~12克，用水煎服。

根 治胃痛、疝气痛、咳嗽、跌打损伤。

用量用法：12~24克，用水煎服。

果皮 治脾胃气滞、食欲不振、脘腹胀痛。

用量用法：9~12克，用水煎服。

花 治高血压引起的头晕。

用量用法：取6~12克，水煎服。

挑选建议

选购柠檬时，应挑选色泽鲜艳、没有疤痕、皮比较薄、捏起来比较紧实的。

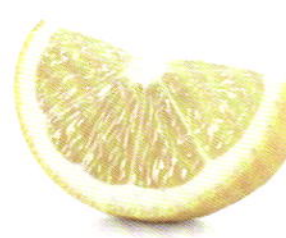

医生提示

- 有胃寒、虚寒咳喘等症者勿食用柠檬。
- 伤风感冒者尽量少吃柠檬。
- 胃溃疡、十二指肠溃疡或胃酸过多者忌用柠檬。
- 龋齿或糖尿病患者忌食柠檬。
- 高血压患者可以常食柠檬。

122

药用功效

针对蔬果的根、茎、叶、花等部分，提供相应的食疗方法。

医生提示

特别指出食用该蔬果的注意事项和宜忌。

中医养生方

咳嗽痰多

【材料】柠檬1个，冰糖适量。

【做法】柠檬洗净，将二者隔水蒸烂服用，早晚各服1次。

饮酒过量

【材料】柠檬45克，甘蔗180克。

【做法】甘蔗去皮，切碎，与洗净的柠檬一起捣烂绞汁，慢服。

脘腹气滞痞胀

【材料】柠檬、厚朴、香附各9克。

【做法】将上述材料洗净后用水煎服。

高血压引起的头晕

【材料】柠檬花12克，旋覆花9克。

【做法】将二者洗净后用水煎，分2次服用，最好饭后服。

高血压，高脂血症

【材料】柠檬1个，白糖适量。

【做法】将柠檬去皮，加适量开水和白糖一同榨汁服用。

劳累乏力

【材料】柠檬果核30克（干品），米酒30毫升。

【做法】将柠檬果核研成细末，睡前用米酒送服，每次服用3克。

慢性支气管炎

【材料】柠檬叶12克，猪肺120克，盐少许。

【做法】将猪肺洗净切块，加入洗净后的柠檬叶煲汤，加盐调味后食用，一日1次。

黄色蔬果益脾抗老

食疗小常识

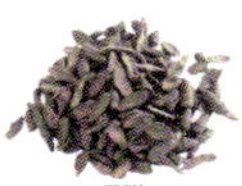

香附

行气解郁，调经止痛。用于肝郁气滞，胸、胁、脘腹胀痛，消化不良。

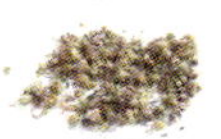

旋覆花

降气，消痰，行水，止呕。用于风寒咳嗽、痰饮蓄结、胸膈痞满、喘咳痰多。

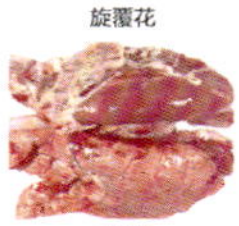

猪肺

治肺虚咳嗽、咯血。

蔬果小厨房

柠檬米酒

材料：

新鲜柠檬300克，冰糖300克，米酒2瓶。

做法：

将柠檬洗净，切成两半，一半带皮切成4片，一半去皮后绞成果汁；与冰糖一起浸入米酒中密封好。浸制后储存1个月即可食用。长期储存会使酸味降低，并令香味淡薄。

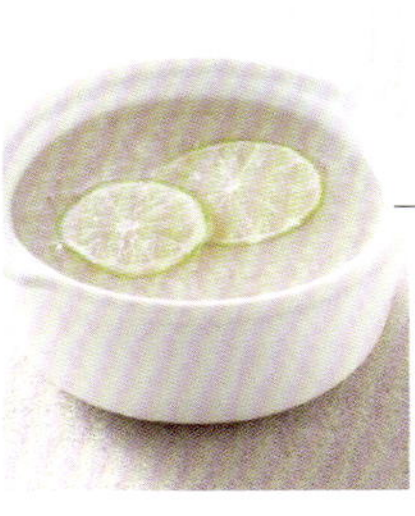

123

中医养生方

为生活中的常见病症提供数种食疗方案，在药补的同时配合食补。

蔬果小厨房

利用几种蔬果，轻松简单地做出美味健康的养生料理。

食疗小常识

了解身边的常见药材和食材，做自己的保健医生。

洞悉食物的四性

食物有寒、凉、温、热等不同的性质，中医称为“四性”，也称“四气”。大概而言，适用于寒性体质和病症的食物便是热性的，适用于热性体质和病症的食物便是寒性的。在程度上，凉次于寒，温次于热。温热性质的食物多有助阳、温经、通络、活血、散寒、补虚等作用，适合寒证者选用；寒凉性质的食物多有清热、泻火、凉血、解毒等作用，适合热证者选用。此外，还有一些食物的寒热性不明显，则被归为平性。

四　性	蔬　果
寒　性 常见寒性蔬果：苦瓜、莲藕、海带、哈密瓜、豆芽、芦荟、柚子、竹笋、桑葚、西瓜等。 适用于口渴、发热、烦躁等症。	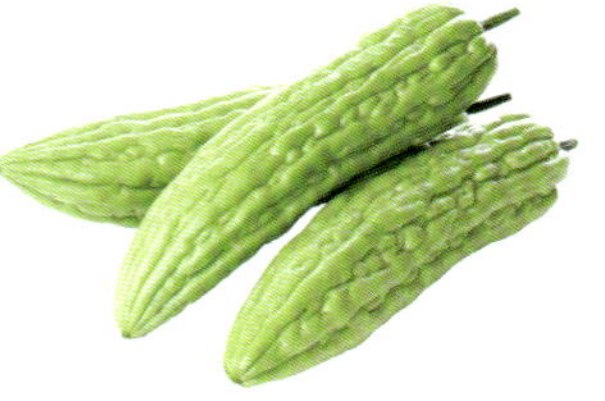 苦瓜
凉　性 常见凉性蔬果：黄瓜、丝瓜、冬瓜、芹菜、茄子、梨、草莓等。 适用于咳嗽、胸痛、痰多等症。	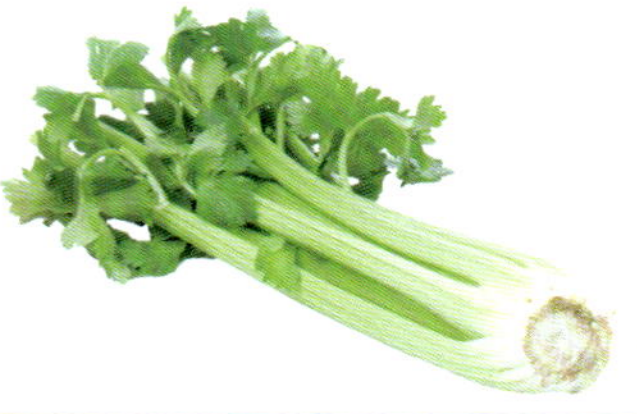 芹菜
热　性 常见热性蔬果：荔枝、青椒、榴梿、辣椒等。 适用于腹痛、肢冷、畏寒、呕吐、风湿性关节痛等症。	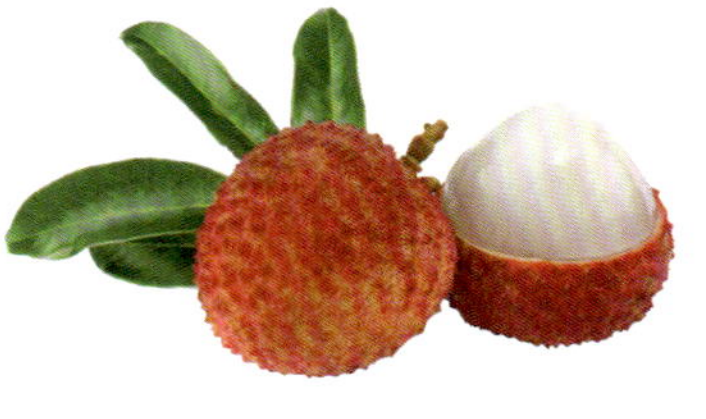 荔枝
温　性 常见温性蔬果：葱白、生姜、香菜、南瓜、雪里蕻、洋葱、胡萝卜、蒜薹、龙眼等。 适用于风寒感冒、恶寒、流涕、发热、头痛等症。	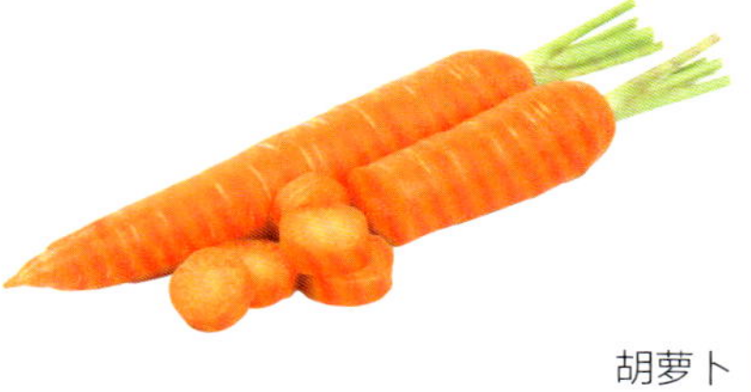 胡萝卜

饮食中要注意四性平衡

传统膳食结构强调“平衡膳食、辨证用膳”，食物的营养成分要互补，食物的寒、热、温、凉也要平衡。在制作菜肴时注意寒热平衡，保健效果会更加理想。烹制寒凉性食物时，可使用温热性的料酒、香辛料来调味：如吃火锅时，性燥热的牛羊肉，用海带、竹笋、冬瓜、莲藕等寒凉性食物搭配，就能避免上火；在吃寒凉性的螃蟹时，可以搭配温性的生姜等。

探究食物的五味

食物的辛、甘、酸、苦、咸五种味道，称为五味。为何五味那么重要？饮食五味，用之适宜，对人体则有益；过分偏嗜，则可诱发疾病。辛味可活血行气；甘味内含糖体及活性成分，补气血，缓急止痛；酸味含有机酸，有收敛固涩的作用；苦味含有生物碱，能清热燥湿；咸味因含有钠、钾、钙、碘等无机物成分，可补肾养血。

五　味	蔬　果
辛味蔬果 辛入肺，一般会有发汗、理气、祛风散寒、舒筋活血的功效。 辛味来源：主要由辣椒素等辣味成分产生。 辛味蔬果：姜、葱、大蒜、香菜、辣椒、韭菜等。 注意事项：食辛味食物过多，会伤肝损目，导致肺气过盛，刺激胃黏膜，甚至引起腹痛。	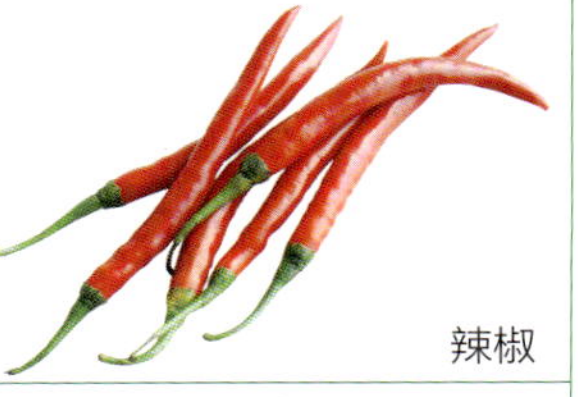 辣椒
甘味蔬果 甘入脾，一般有补养气血、补充热量、解除疲劳、和胃、解毒的功效。 甘味来源：由糖类产生，如葡萄糖、果糖、蔗糖等。 甘味蔬果：莲藕、茭白、南瓜、芋头、胡萝卜、红薯、甘蔗、柿子、香蕉、荔枝、红枣、无花果、龙眼等。 注意事项：甘味食物含大量的糖，摄入过量容易导致人体肥胖。糖尿病、肥胖人群对甜味食物更要适当控制摄入量。	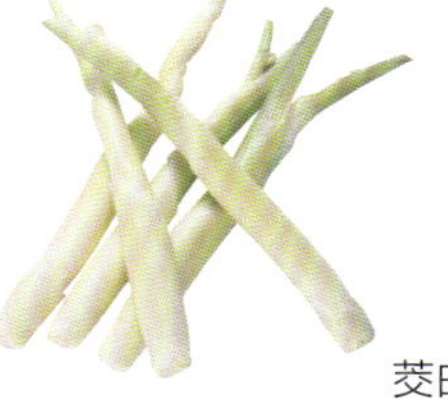 茭白
酸味蔬果 酸入肝，酸味食物有敛汗、固精缩尿、止喘、止泻的作用。 酸味来源：由有机酸产生，如醋酸、柠檬酸、乳酸等。 酸味蔬果：番茄、马齿苋、橘子、橄榄、杏、枇杷、山楂、石榴、乌梅等。 注意事项：过食酸味食品，会使消化功能紊乱。	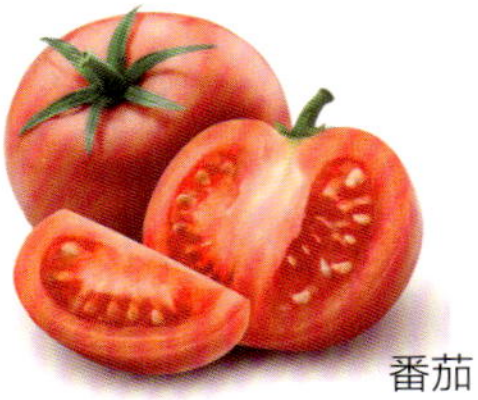 番茄
苦味蔬果 苦入心，苦味食物有清热、泻火、燥湿、降气、解毒的作用。 苦味来源：由有机碱、无机碱离子产生。 苦味蔬果：苦瓜、苦菜、芦笋、莲子、百合、大头菜、苦杏仁等。 注意事项：苦味食物均属寒凉，有清热泻火、燥湿通便之效，体质比较虚弱者，脘腹冷痛、大便泄泻者，以及老人、小孩均不宜过多食用。	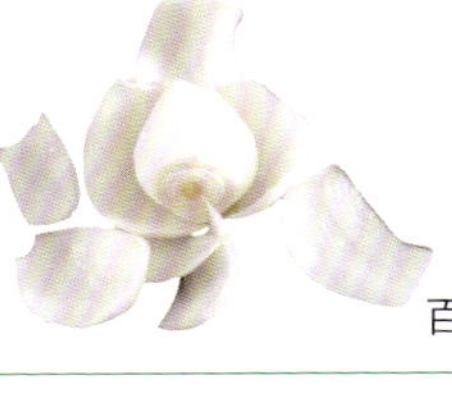 百合
咸味蔬果 咸入肾，有清热解毒、凉血润燥、滋肾、通便、杀虫消炎、催吐、止泻的功效。 咸味来源：由氯化钠等成分产生。 咸味蔬果：海带、紫菜、苋菜等。 注意事项：过量摄入咸味食物，易引起水肿、高血压和心脑血管疾病等。	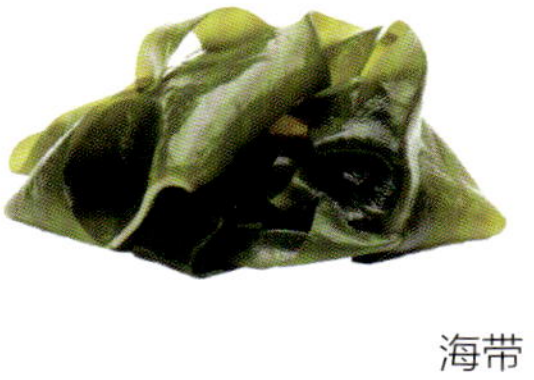 海带

蔬菜的食用宜忌

人可以一月不吃肉，但不可一日无蔬。蔬菜富含膳食纤维和维生素，对我们的日常饮食健康非常重要。吃蔬菜时要讲究方法，还要注意一些宜忌事项。

宜先洗蔬菜后切

蔬菜切碎后再洗会大面积接触水，使蔬菜中的水溶性维生素如 B 族维生素、维生素 C 和部分矿物质，以及一些能溶于水的营养物质因溶解在水里而流失，因此处理蔬菜时最好先洗后切。

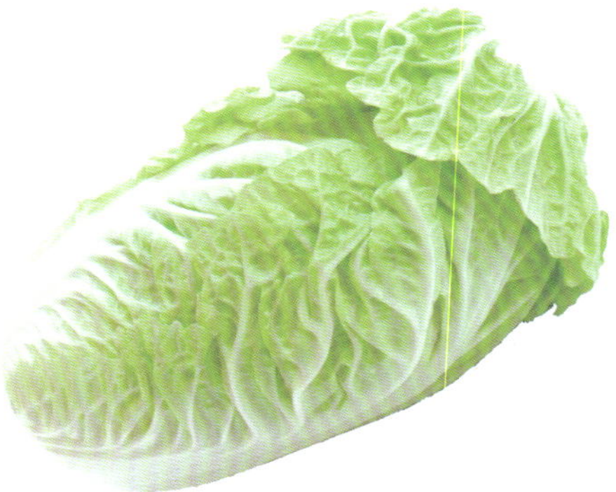

宜用大火快炒蔬菜

有人喜欢用小火慢炒、长时间烹制蔬菜，其实炒蔬菜的时间越长，蔬菜中的维生素 C 流失得越多。蔬菜最好是大火快炒。

宜炒好后尽快食用

有人喜欢提前把菜炒好，然后在锅里温着，等人齐了再吃。其实，蔬菜中的维生素 B_1 在炒好后温热的过程中会损失 25%，放置时间越长损失越多。

宜吃菜的同时喝汤

有些人爱吃青菜却不爱喝汤。事实上，炒菜时，蔬菜里的大部分维生素会溶解在菜汤里。以维生素 C 为例，白菜煮熟后，会有 70% 的维生素 C 溶解在菜汤里。

宜瓜类蔬菜削皮后再吃

虽然瓜类蔬菜表皮含有丰富的维生素，但瓜类蔬菜发生病虫害时菜农往往用农药喷杀，农药会残留在瓜类蔬菜表皮，因此吃前要削皮。

忌生食新鲜的金针菜

新鲜的金针菜含有秋水仙碱毒素，生食会引起腹痛、腹泻等过敏症状。事先泡水 2 小时，再用大火煮至熟透才可食用新鲜的金针菜。

忌有痰者吃芋头

芋头所含的黏液会刺激咽喉黏膜，使咳嗽加剧，生痰更多，所以咳嗽有痰者不宜吃芋头。

忌菠菜和高钙的食物同吃

菠菜含有较多的草酸，与高钙食物同食后，会形成草酸钙，甚至导致结石。因此食用菠菜时要避免同时食用豆腐、黑芝麻等含钙较高的食物。

忌空腹吃番茄

番茄含有大量的胶质、棉胶酚等成分，这些物质很容易与胃酸发生化学反应，凝结成不溶性的块状物质，影响胃部消化功能。因此不可空腹吃番茄。

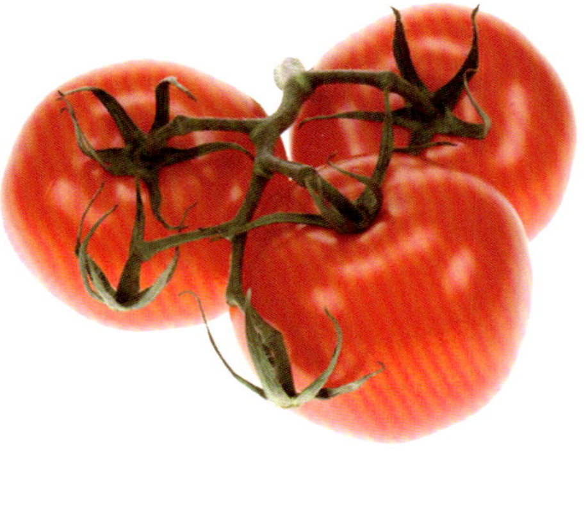

水果的食用宜忌

餐前吃水果，有利于减肥；两餐之间吃水果，可及时补充身体所需的能量；餐后 2 小时吃水果有助消化，但不宜大量吃。水果好吃，但食用时也有宜忌事项。

宜削水果皮后再吃

果皮中维生素含量比果肉高，然而水果发生病虫害时，果农往往用农药喷杀，农药会残留在果皮蜡质中，因此建议吃前削皮。

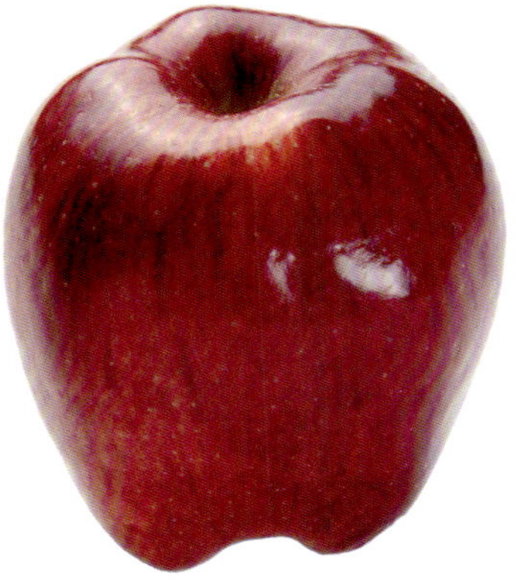

宜吃水果后漱口

有些水果含有多种发酵类碳水化合物，对牙齿有一定的腐蚀性，食用水果后如果不漱口，口腔中的水果残渣易造成龋齿。

宜饭后 2 小时或饭前 1 小时吃

饭后立即吃水果不会助消化，还易造成胀气和便秘。饭后 2 小时或饭前 1 小时食用为宜。

宜控制水果的摄取量

过量食用水果会使人体摄入过量糖分。肥胖者、糖尿病患者更不宜多吃水果。

宜用水果刀切水果

菜刀常接触肉、鱼、蔬菜。若用菜刀切水果，容易把上述食材里的寄生虫或寄生虫卵带到水果上，使人染病，因此切水果要用水果刀。

忌切完的水果久放

新鲜水果用刀具切开后，若存放太久，细菌便会滋生，人食后易引起身体不适。

忌空腹吃山楂

山楂有增进食欲、散瘀消积等功效，但是由于山楂味道过酸，空腹吃山楂会刺激胃酸分泌，易导致胃痛。

忌空腹吃菠萝

菠萝所含的蛋白分解酶可以帮助消化肉类的蛋白质，在餐后吃可以解油腻。但餐前空腹食用菠萝，其蛋白分解酶会伤害胃黏膜。另外，香蕉、柿子也不可空腹吃。

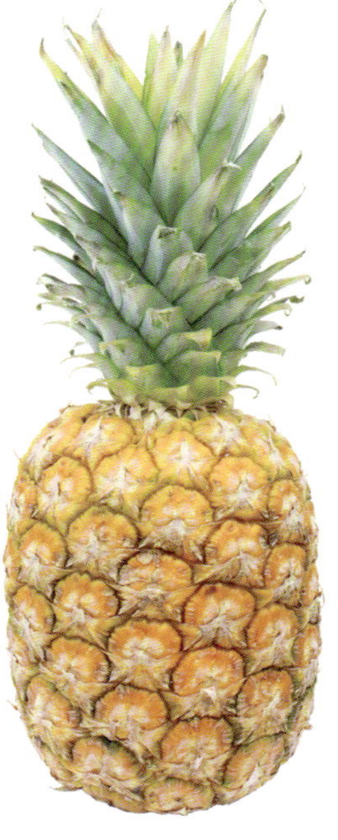

养生保健特别推荐蔬果

油菜

有一定的防癌效果

油菜属十字花科，本身含有大量的膳食纤维、维生素 B_1、维生素 B_2、维生素 C，如果搭配相应的食材，可提高人体免疫力。十字花科类植物含有一种名叫“异硫氰酸盐”的有机物，它能辅助预防癌症。食用油菜时若再搭配含有蛋白质的食物，还可以有效缓解机体疲劳感。

用潮湿的纸包好，放入冰箱时尽量呈“竖直”状态摆放，可延长其保存时间。

叶子呈油绿色，脉络清晰，有光泽。

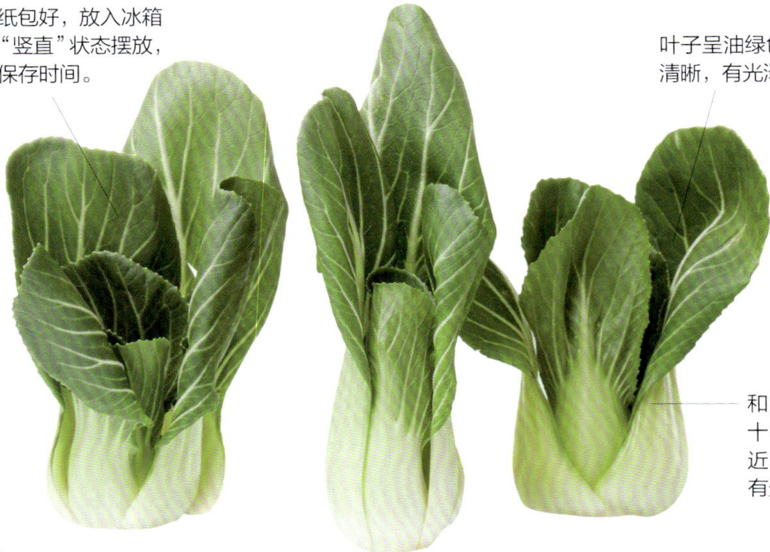

和大白菜同属十字花科，接近根部的地方有光泽。

油菜种类

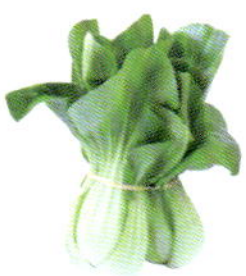

小油菜

类似成年人手掌的长度，因此可以将其整株烹调，深受人们的喜爱。

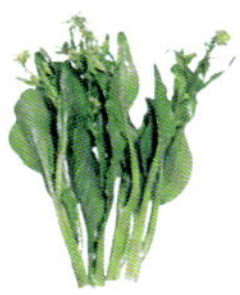

油菜花

与普通的青梗类蔬菜相比，它的花是可以食用的，花中的营养素更丰富。

小食谱

油菜虾仁汤

提高免疫力 + 补钙

材料

油菜······ 2 株	干虾仁···· 50 克
黑芝麻···· 适量	高汤（有盐）· 适量
酱油······ 适量	米酒······ 少许

做法

①将干虾仁放进温水中泡发后洗净，沥干。

②在高汤中放入酱油、米酒调匀，然后和泡好的干虾仁共同下锅烹煮。

③将洗好的油菜切成小段，放入锅中，用大火煮熟。

④盛出后撒上适量黑芝麻即可。

饮食搭配

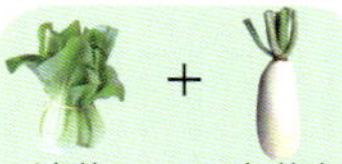

油菜 + 白萝卜

▶加速肠胃蠕动，可有效预防便秘。

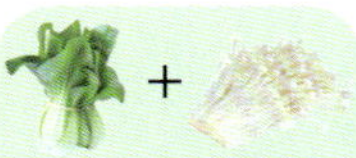

油菜 + 金针菇

▶可预防大肠癌、胃癌。

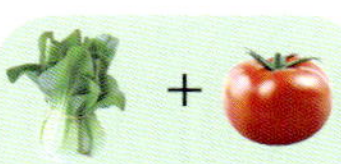

油菜 + 番茄

▶增强免疫力，缓解疲劳。

葱

可促进血液循环

葱，一种"药食同源"的蔬菜，深受大众喜爱。它不仅具有很强的杀菌效果，还能有效去除肉中的腥膻味，是人们做饭时常备的佐料之一。

葱白部分含有丰富的维生素 C 和硫化丙烯，两者可以促进人体血液循环，进而预防血栓的形成。而葱叶部分则含有大量的钙质及多糖体，共同组成抵抗疾病的坚固防线，有预防癌症的效果。

无论将葱切成末还是段，都可以和其他食材完美地搭配在一起，在为菜肴增香的同时，也让我们的身体更健康。

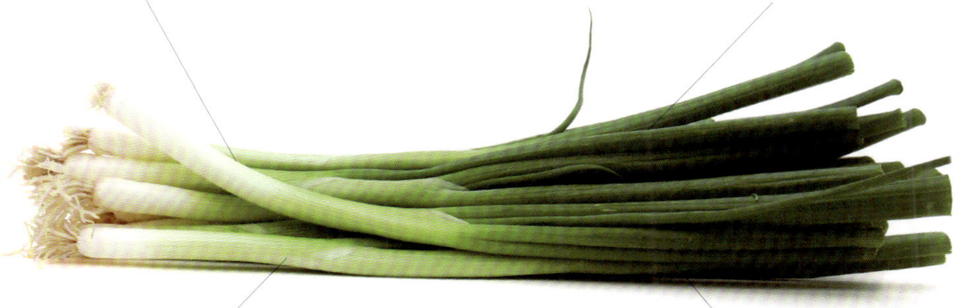

小食谱

葱爆羊肉

补血益气 + 补肾壮阳

材料

羊肉片··· 300 克　水淀粉···· 适量
葱段········ 适量　白醋······ 适量
香油、酱油·· 适量　盐、食用油 适量

做法

① 羊肉片用酱油、水淀粉抓拌，腌 10 分钟。
② 大火加热炒锅中的食用油，爆炒羊肉片 1 分钟，加入葱段，煸 2 分钟至飘出香味。
③ 加入白醋、香油、盐炒匀即可食用。

饮食搭配

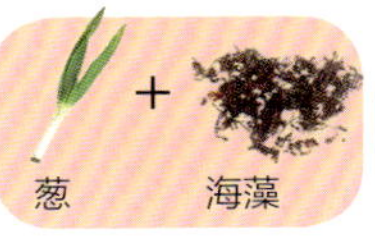

预防便秘和假性肥胖。

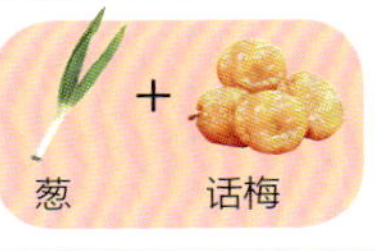

防治风寒感冒，缓解疲劳。

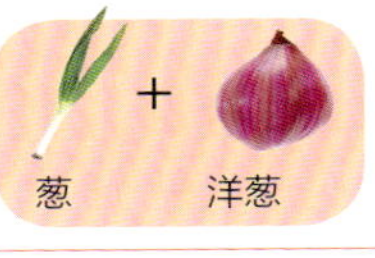

促进血液循环，预防血栓。

苹果

全家人的健康水果

苹果以其独特的香味和出众的营养价值赢得大众的喜爱。它不仅含有丰富的维生素、矿物质和有机酸，其膳食纤维的含量也很高。膳食纤维和果酸共同担负起抑制胆固醇升高的重任，因此常食苹果可预防胆固醇升高。除此之外，苹果内的多酚物质可以防治肌肤老化；因其热量较低，对女性减肥也有很好的效果。

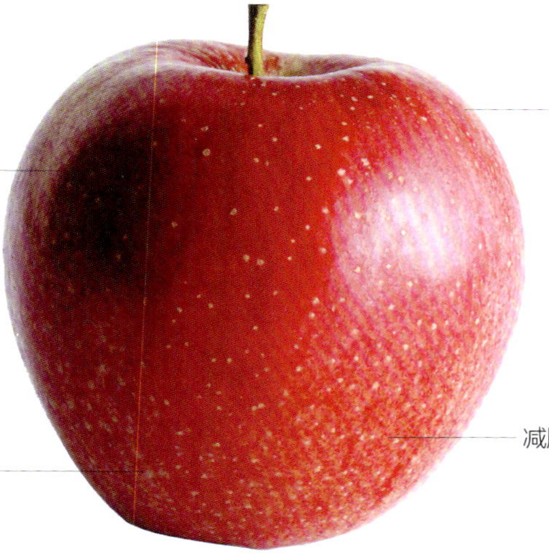

富含维生素和矿物质。

营养成分可溶性大，易被人体吸收，有“活水”之称。

减肥瘦身佳品。

可作为其他水果的“催熟剂”。

草莓

为身体补充维生素 C

人们看到草莓，往往会立即被它那诱人的心形外表所吸引；闻到它所散发出的浓郁果香，便恨不得立刻咬上一口。别看草莓体形小，却含有丰富的营养物质。

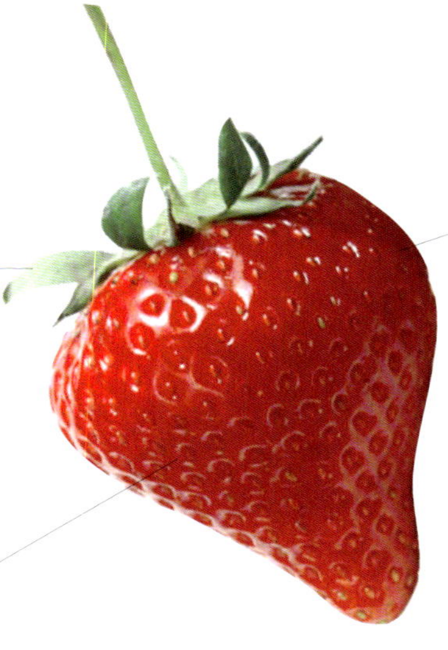

富含维生素 C。

名副其实的“美白水果”。

放冰箱储存前切勿清洗。

健康提醒

清洗草莓的时候，最好先在流动的水中冲洗大约 5 分钟，并且要一边晃动一边清洗。大部分人在清洗草莓的时候，喜欢将蒂部事先摘掉，这样做是不正确的。因为摘下蒂部后，草莓中的维生素 C 会被水冲走，进而造成营养流失。

香蕉

守护健康的“能量勇士”

作为能够有效帮助肠道消化的“能量勇士”，香蕉获得众多运动健将的青睐，因为它能够迅速补充身体因长时间运动而流失的矿物质。众所周知，香蕉含有丰富的碳水化合物，进入人体后，能够迅速转化成易于被人体吸收的葡萄糖，快速补充能量。

另外，香蕉含有的多酚物质具有抗氧化的功效。在所有的蔬菜水果中，香蕉堪称“美白护肤的佼佼者”。除此之外，香蕉还可以辅助治疗动脉硬化，提高人体免疫力。这些独特的功效，都令它成为大众最喜爱的水果之一。

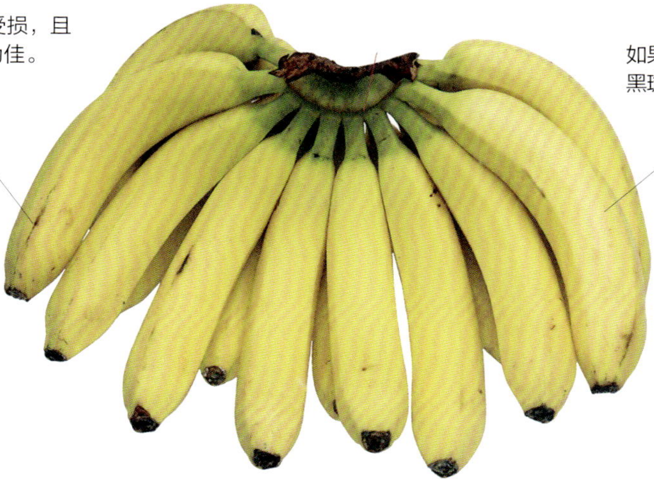

保存方法

如果是刚买的生香蕉，需要先吊起晾晒，经过 1 ~ 2 天，让它彻底熟透；然后再将每根香蕉从果柄上掰下来，用保鲜膜包好，放进冰箱冷藏室内。

全方位能量补给

香蕉不仅含有丰富的碳水化合物，而且有助于肠道消化，能够促进身体对矿物质的吸收。不仅如此，香蕉在熟透后，它的抗氧化能力大幅上升，所以最好趁它长出黑斑之前尽快食用。对上班族来说，香蕉搭配牛奶，是既方便又健康的早餐，因为它不仅可以调节膳食平衡，还可以及时补充体内流失的矿物质。

小食谱

香蕉甜品

调节血压＋美容养颜

材料

香蕉……2 根　　柠檬汁……适量

奶酪……适量　　蜂蜜……适量

做法

① 将香蕉去皮后切成 3 ~ 5 厘米的小段，然后用柠檬汁充分浸泡。

② 在每一段香蕉上淋上一些奶酪，如果喜欢口味略甜一些，就再浇一层蜂蜜。

饮食搭配

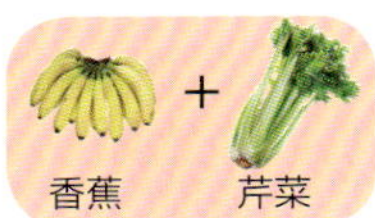

美肤，利尿，保护肾脏。

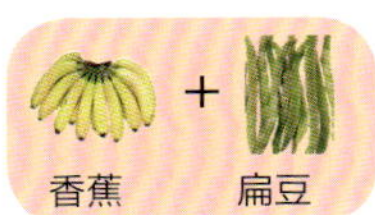

缓解便秘，预防血液黏稠。

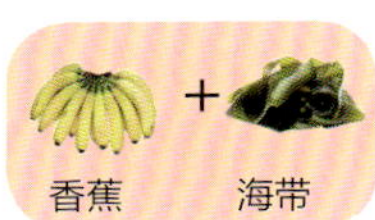

预防高血压、糖尿病和动脉硬化。

柳橙

果皮也是“药”

柳橙是一年四季都可以品尝的水果，其果肉富含多种维生素，甚至连果皮与果肉间的橘络都有增强毛细血管弹性、预防动脉硬化及通络化痰、生津止咳的功效。此外，它还被称为“维生素 C 之王”。所含的膳食纤维和果胶可促进肠道蠕动，有利于清肠通便，排出体内有害物质。橙皮性温而味甘、苦，止咳化痰功效十分出众。

好的柳橙通常果皮颜色鲜亮。

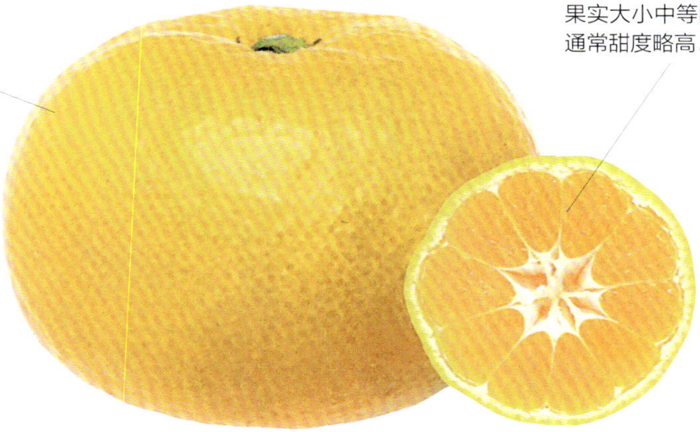

果实大小中等的柳橙，通常甜度略高。

常见柑橘类水果

血橙

果肉呈如血液般的鲜红色，汁多。

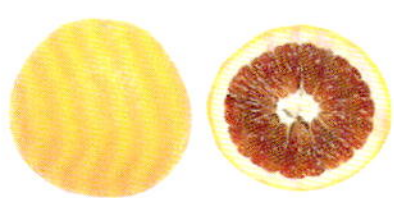

脐橙

底部有个圆圆的凸起，是这类柳橙的主要特征，一般在每年的 11~12 月上市。

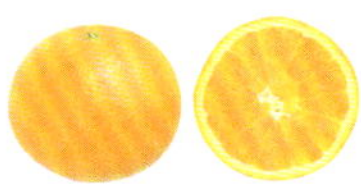

晚仑夏橙

一般被当地人称为“橘子”，主产于美国，特点是汁多味美。

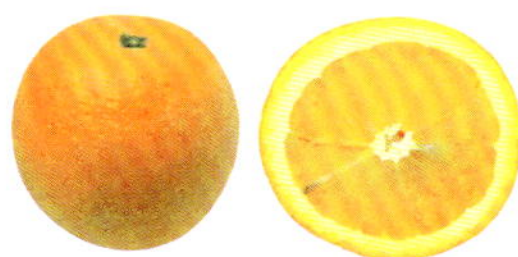

甜柚

葡萄柚与柚子的杂交品种，酸味略淡。

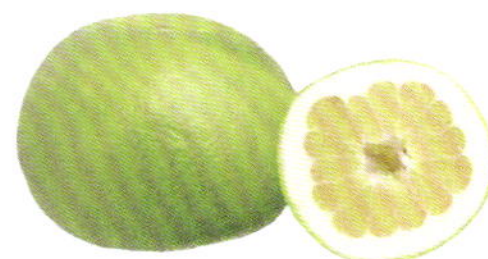

清见

橘子和柳橙的杂交品种，不仅具有柳橙诱人的香味，更具有橘子的甘甜，可以连皮吃。

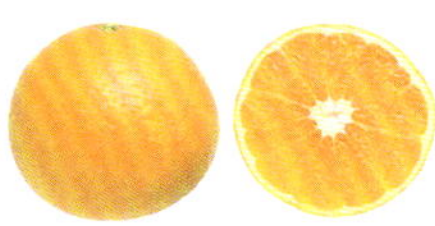

日向夏

又被称为“小夏”，主要特点是汁多，有清爽的酸味，皮薄。

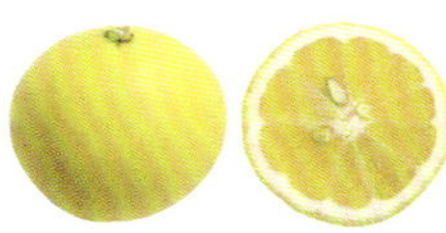

金橘

一般多用于蜜饯果干的加工。

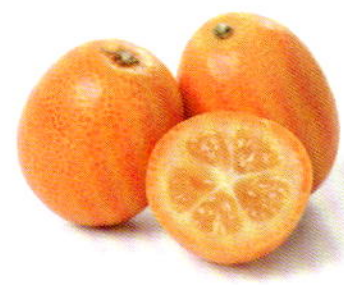

凸柚

果皮粗糙有弹力。果实硕大、甘甜、柔软，且香味浓郁。

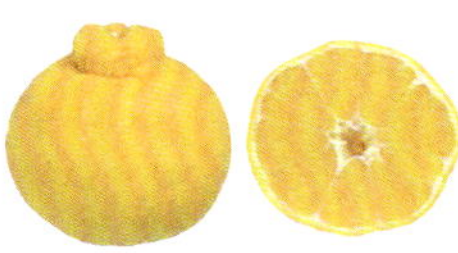

晚白柚

称得上是柑橘类中果实最大的一种。果皮可作蜜饯食用，有清爽的香味。

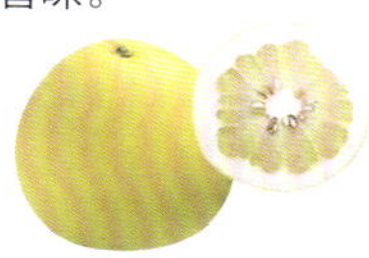

黄金橙

口味略苦，但果汁含量丰富。

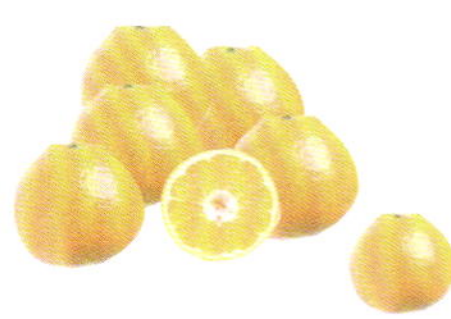

葡萄

缓解疲劳，恢复元气

用“汁多味美”形容葡萄，再贴切不过。一颗葡萄体形虽小，却含有丰富的果糖和葡萄糖。这两种成分会让人体迅速获得能量，快速缓解疲劳感，轻松恢复身体元气。

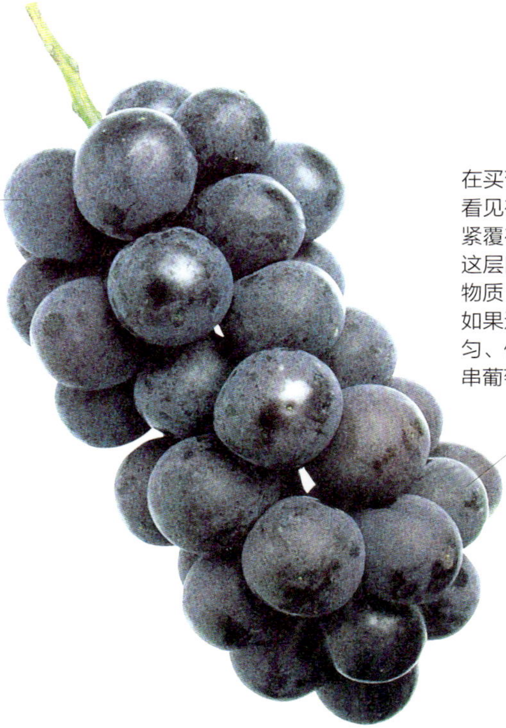

越靠近藤蔓部分，葡萄的甜度越高，所以吃葡萄的时候，按照从下往上的顺序品尝，可以在味蕾中感受到不同部位的甜度差别。

在买葡萄的时候，总是会看见有一层白色的物质紧紧覆在葡萄的表面。其实这层白色粉末并不是有害物质，而是葡萄的保护膜。如果这层“薄膜”分布均匀、体态完整，就表示这串葡萄是新鲜的。

常见葡萄种类

美人指

甜度与酸度的比例上佳，口感丰富。葡萄底部的颜色为较突出的红色，能给人留下深刻的印象。

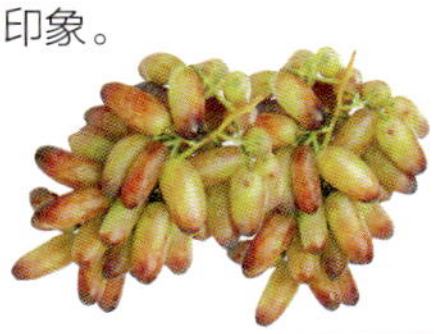

香妃

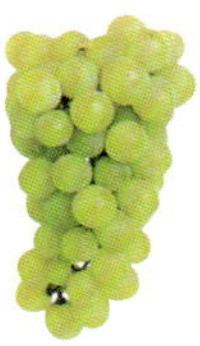

属于欧亚种品种，果皮成熟前为绿色，成熟以后呈黄绿色，果实接近圆形。每颗果实中含有3～5粒种子。

夏黑

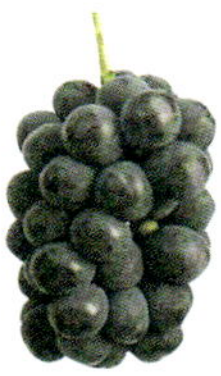

巨峰葡萄和慕斯卡葡萄的杂交品种，虽然味道更接近慕斯卡葡萄，却被人们称为“东方黑珍珠”。

黑峰

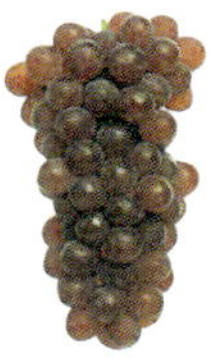

果汁充沛，含糖量高，无籽。在大棚内种植，一般成熟期在每年的5月，但大多须等到7~8月。

巨峰

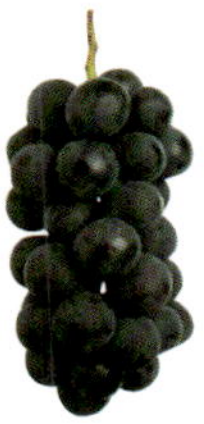

巨峰葡萄整体颜色近黑色，汁多味美。出现无籽的巨峰葡萄后，其人气逐渐攀升。

蜜红

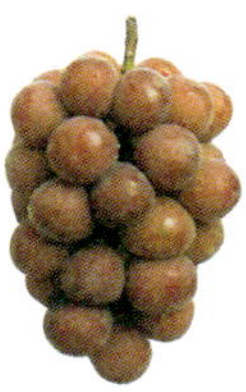

夺目的红色，硕大的果实，清爽的甜味，是这种葡萄的主要特色。

金手指

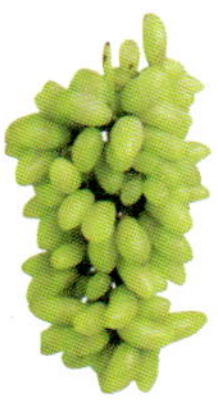

果粒纤长，底部略歪，是这种葡萄的主要特点。其弹性十足，具有上佳的口感。

红地球

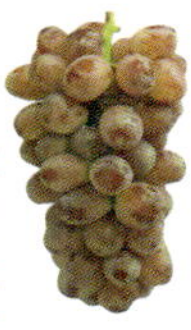

即使是冬天，也经常能在水果店里看到它的身影。这种葡萄果粒很大，但是果汁相对较少，果肉略有些硬。带皮直接食用是它的特点。

白葡萄

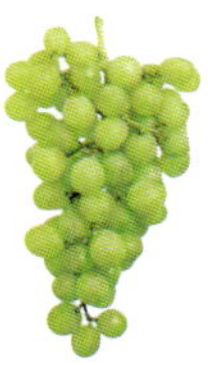

果皮很薄，并且无籽，可以直接食用是这种葡萄的主要特点。因为果粒很容易脱落，所以经常被包装好后摆在货架上。

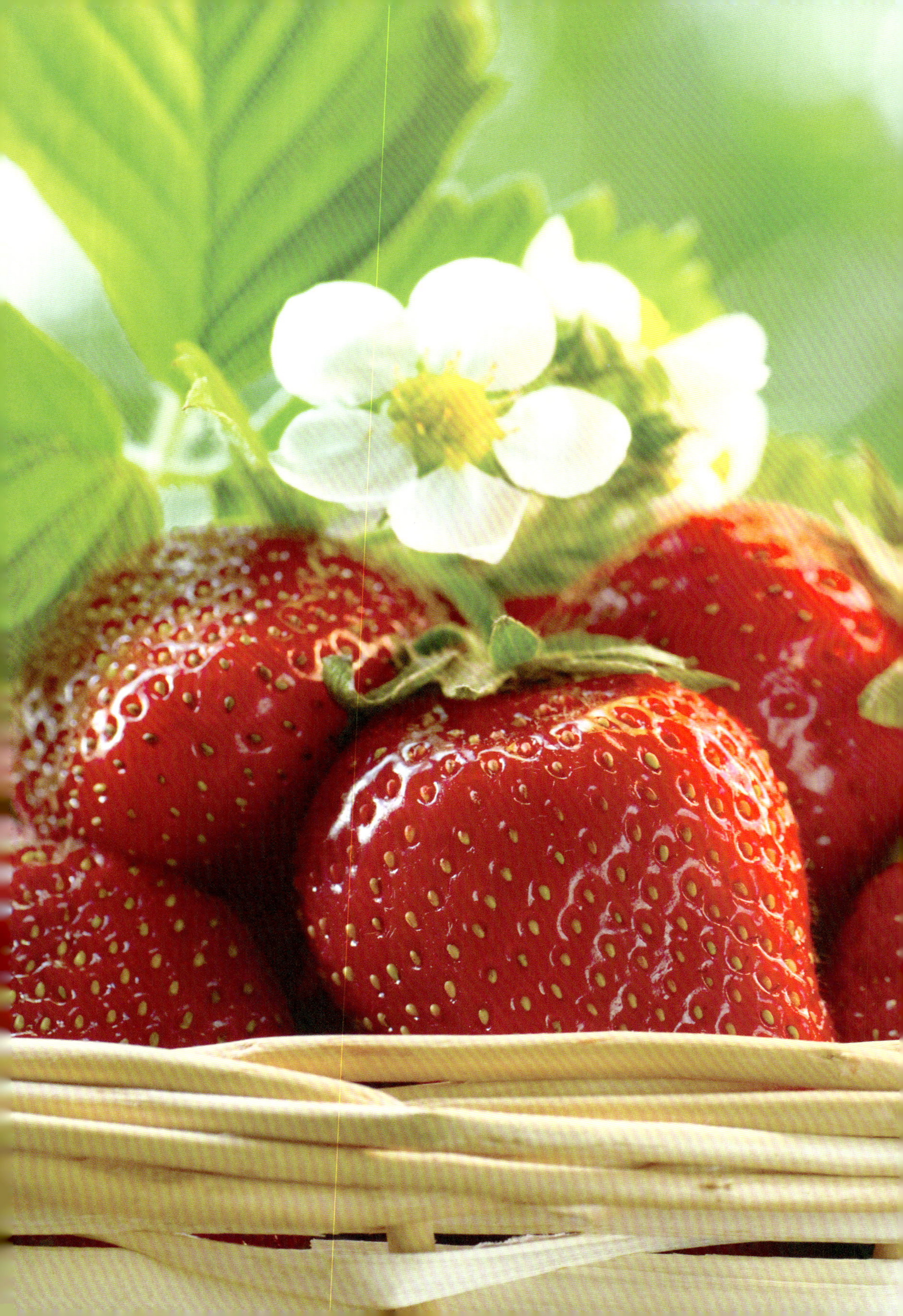

第一章

红色蔬果：
补血养心·抗肿防癌

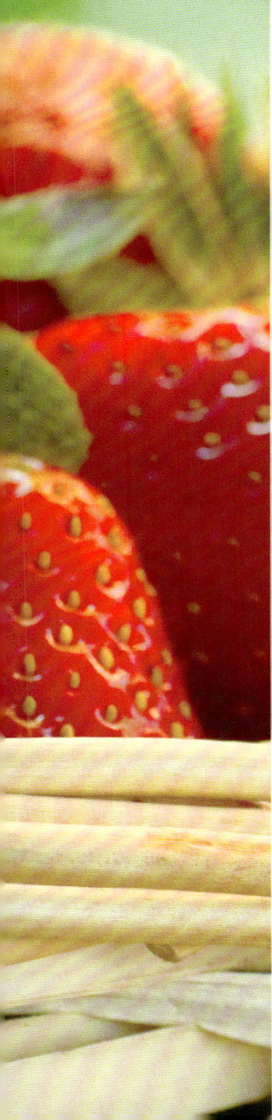

在诸多颜色中，红色炫目，红色蔬果在我们的餐盘中格外引人注目。按照中医五行学说，红色入心，红色食物进入人体后，具有补血养心、提高人体免疫力的功效，对增强心脑血管活力、提高淋巴免疫功能颇有益处。红色食物含有丰富的营养物质，一般富含 β - 胡萝卜素、番茄红素、丹宁酸等，大致而言，有以下四大健康功效：

1. 补血养心
2. 预防记忆力衰退
3. 保护泌尿系统
4. 抗肿防癌

红枣

补脾益气 · 补血安神

红枣自古以来就被列为“五果”（桃、李、栗、杏、枣）之一，在我国有着悠久的种植历史。红枣最突出的特点是维生素含量高，被人们誉为“天然维生素丸”，所含的丰富维生素 C 对抗衰老、保护血管内膜及抗肿瘤大有益处。

营养成分（每 100 克红枣）

蛋白质	1.1 克
碳水化合物	30.5 克
脂肪	0.3 克
膳食纤维	1.9 克
烟酸	0.86 毫克
泛酸	1.6 毫克
胡萝卜素	0.24 毫克
维生素 E	0.78 毫克
维生素 C	243 毫克
维生素 B_1	0.06 毫克

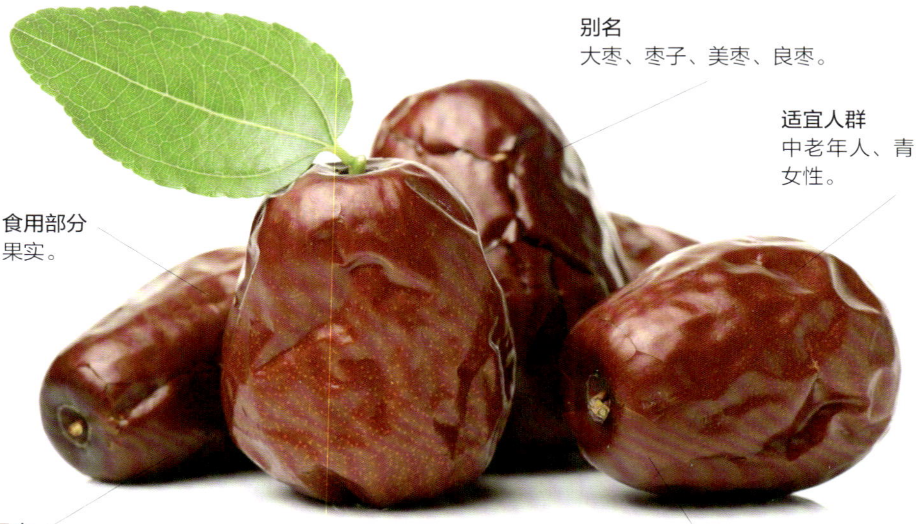

别名
大枣、枣子、美枣、良枣。

适宜人群
中老年人、青少年、女性。

食用部分
果实。

果实
味甘，性温；入脾、胃经。

药用部分
果实、根、树皮、核。

药用功效

果实 预防过敏性紫癜、贫血、血小板减少症，辅助治疗脱肛、高血压、慢性支气管炎、小儿湿疹等症。

用量用法：去核红枣 30 克，加黑豆 150 克炒焦后碾碎，做成蜜丸。每次 60 克，一日 3 次。

根、树皮 治腹泻、发热。

用量用法：取枣树皮 60~90 克，加水 200 毫升，煎煮 20 分钟，温服。

核 治虚烦失眠、烦渴、虚寒症、虚汗、盗汗。

用量用法：去硬壳，取枣仁 90~150 克，炒后碾碎，一日 5 克，睡前用水送服。

挑选及储藏建议

好的红枣皮色紫红，颗粒大而均匀，果形短壮圆整，肉质厚而细实。如发现红枣的蒂端有穿孔或粘有咖啡色、深褐色的粉末，说明已被虫蛀。

干枣贮藏比较容易。一般来说，低温、干燥是贮藏干枣的基本条件。低温是减少枣果中维生素C流失的主要手段，干燥环境不利于微生物的繁殖、活动。贮藏环境良好的情况下，同时注意防范虫害，干枣大多能保存1年以上。

医生提示

- 痰热咳嗽者忌食，脘腹胀满或饮食积滞者慎用。
- 齿痛、小儿疳积等症者不宜用。
- 空腹不宜多食，以免影响肠胃消化功能。
- 多食红枣易伤牙。

中医养生方

鼻咽癌所致疼痛

【材料】红枣5枚，石上柏45克，猪瘦肉30克。

【做法】将上述材料加8碗水煎至1碗服用，一日1剂，可减轻疼痛。

产妇产后补养

【材料】红枣24克，生姜4片，红糖24克，鸡蛋1个。

【做法】加适量水将上述材料煎服，饮汤食红枣及鸡蛋，一日1次，连服2~10天。

贫血

【材料】红枣12克，龙眼肉6克，红糖24克。

【做法】加水适量煎服，饮汤食红枣及龙眼肉，一日1次，可长期服用。

肝胆气结引起胆囊闷痛

【材料】干芹菜头180克，红枣75克。

【做法】取适量水将二者煲汤，分3次服。可以疏肝利胆、行气解郁。

心悸，多梦，健忘

【材料】红枣7枚，小麦24克，生地黄6克。

【做法】将三者共水煎，分2次服。

肝阳上亢型高血压

【材料】鲜芹菜350克，红枣75克。

【做法】取适量水将二者煲汤，分3次服用。

慢性肾炎引起的虚性水肿

【材料】红枣9克，赤小豆45克，连皮冬瓜350克，黑鱼1条(约240克)，洋葱少许。

【做法】将红枣、赤小豆、冬瓜、洋葱放入洗净的黑鱼(去鱼鳞和肠脏)内，加清水适量，煲汤服食，不可加盐，一日1次。可以补脾、利水消肿。

妇女更年期性情急躁

【材料】红枣24克，小麦12克，炙甘草12克，山药12克。

【做法】将上述材料加3碗水煎至1碗，倒出药汁，然后在原材料中再加入2碗水煎至1碗，倒出药汁。将倒出的2碗药汁混匀，分成2份，早晚各服1次。

食疗小常识

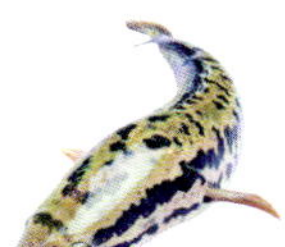

黑鱼

补脾利水，祛瘀生新。主治水肿、湿痹、脚气、痔疮、疥癣等症。

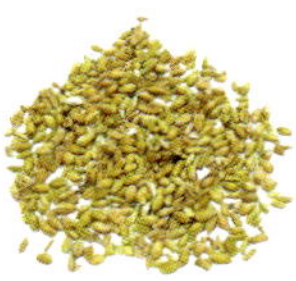

小麦

养心，益肾，除热，止汗。治脏燥、烦热、消渴、泻痢、痈肿、外伤出血、烫伤。

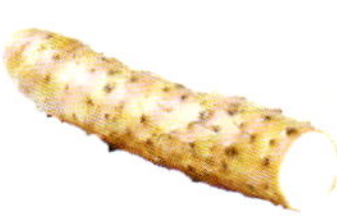

山药

补脾养胃，生津益肺，补肾涩精。用于脾虚食少、久泻不止、肺虚喘咳、肾虚遗精、带下异常。

蔬果小厨房

红枣酒

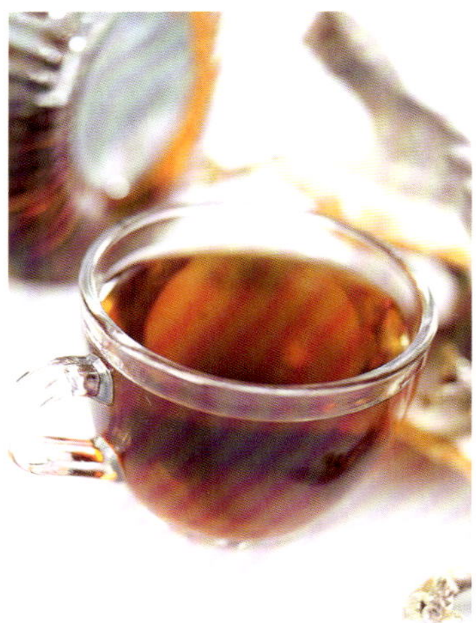

材料：

红枣180克，白糖150克，黄酒2瓶。

做法：

先用刀将红枣皮划破，置于容器中，再放入白糖和黄酒，密封，储存1个月即可饮用。红枣酒可调和其他饮料服用。其药性温和，夏季可加冰块饮用，冬季可温热饮用。日饮2~5小杯，分次饮用。

草莓

润肤美颜 · 润肠通便

草莓含有的维生素 C 相当高。维生素 C 是一种活性很强的还原性物质，参与体内重要的生理氧化还原过程，也是体内新陈代谢不可缺少的物质，有促进细胞形成，维护骨骼、肌肉、血管、牙齿健康的功能。因维生素 C 加热后容易被破坏，所以想补充维生素 C 时，草莓应鲜食。

营养成分（每 100 克草莓）

脂肪	0.2 克
碳水化合物	7.1 克
蛋白质	1 克
膳食纤维	1.1 克
烟酸	0.3 毫克
胡萝卜素	0.03 毫克
维生素 E	0.71 毫克
维生素 C	47 毫克
维生素 B_1	0.02 毫克

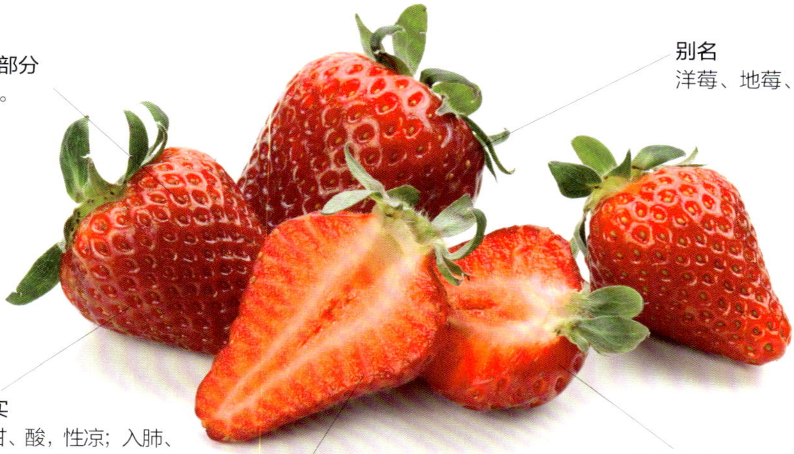

食用部分
果实。

别名
洋莓、地莓、红莓。

果实
味甘、酸，性凉；入肺、脾、胃、肝经。

药用部分
果实。

适宜人群
声音嘶哑、风热咳嗽、烦热口干、咽喉肿痛者及癌症患者。

药用功效

果实 草莓中含丰富的胡萝卜素，可缓解眼部疲劳，具有维护上皮组织健康、明目养肝，促进生长发育之效；草莓中含丰富的膳食纤维，可促进胃肠道蠕动，帮助食物消化，能改善便秘，预防痤疮、肠癌的发生。

用量用法：鲜食适量。

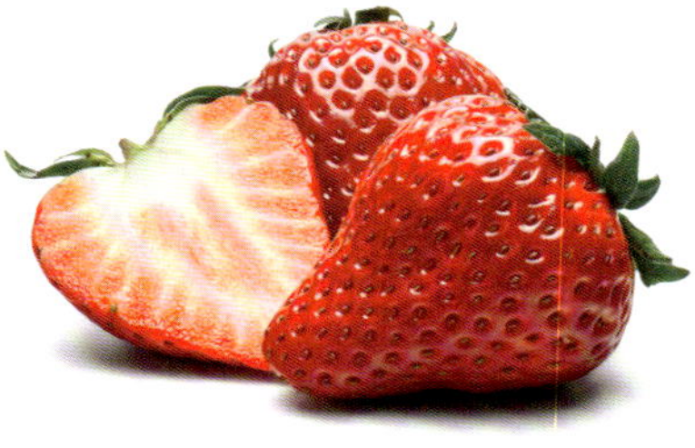

挑选、储藏及食用建议

尽量挑选全果鲜红均匀、色泽鲜亮、有光泽的草莓，可以用手或纸轻拭草莓表面，如果手或纸变成红色，则是染色草莓。

没有洗的草莓放冰箱一般可保存1~2日。因为草莓水分高，失水就会干缩变质，所以可以把草莓装进密封袋后再放入冰箱保存。

需要注意的是，不要食用保存时间过长的草莓。另外，用淘米水清洗草莓可在一定程度上去除农药残留，之后用流动的水冲洗干净即可。

医生提示

- 饭后食用草莓，有促进脂肪分解、助消化的作用。
- 肠胃虚寒或泄泻者不宜多食草莓。

中医养生方

高血压

【材料】草莓 90 克，蜂蜜 24 毫升，冷开水 150 毫升。

【做法】草莓洗净，去蒂，放入果汁机内，加冷开水，榨汁饮用。可根据个人喜好加蜂蜜。

高脂血症

【材料】草莓 75 克，荷叶 12 克，山楂 24 克，冬瓜皮 12 克，冬瓜子 12 克。

【做法】草莓、山楂洗净，去蒂（籽），与其余洗净的材料一起用水煎服。早晚各 1 次，连服 20 天。

消化不良

【材料】草莓 75 克，山楂 24 克。

【做法】上述材料洗净后去蒂（籽），加水适量，煎汁服，早晚各服 1 次。

减肥

【材料】草莓 30 克，山楂 15 克。

【做法】二者洗净去蒂（籽）后一同榨汁饮用。

干咳

【材料】草莓 45 克，冰糖 30 克。

【做法】上述材料共放入大瓷碗中，加 300 毫升水，盖好，隔水蒸熟，分 1~2 次服用。可以清热、润肺、止咳。

疮疡肿痛

【材料】草莓 150 克，红糖 120 克。

【做法】草莓洗净，去蒂，捣烂，加红糖调匀，外涂患处，有凉血解毒作用。

小便不利

【材料】草莓 75 克，香瓜 30 克，冬瓜 90 克。

【做法】草莓洗净，去蒂，香瓜与冬瓜削皮去籽，将三种食材一同放入果汁机内榨汁后饮用。

养颜美容

【材料】草莓 150 克，绿豆粉 75 克。

【做法】草莓洗净，去蒂，切碎，同绿豆粉放入锅中，加适量水，用中火煮沸后，改用小火熬煮 30 分钟即可食用。

食疗小常识

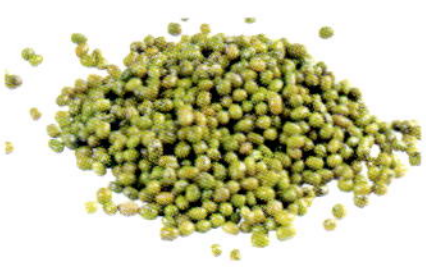

绿豆

清热消暑，利水解毒。主治暑热烦渴、感冒发热、霍乱吐泻。

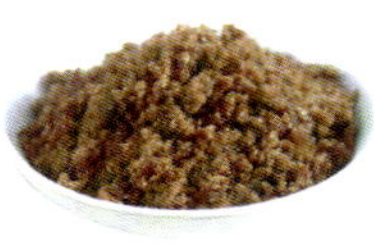

红糖

益气养血，健脾暖胃，祛风散寒，活血化瘀。特别适合产妇、儿童及贫血者食用。

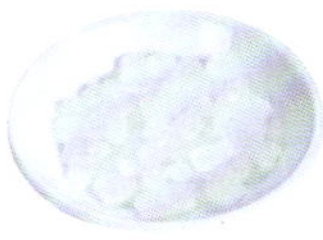

冰糖

补中益气，和胃润肺，止咳嗽，化痰涎。

蔬果小厨房

草莓酒

材料：

草莓 300 克，白糖 150 克，米酒 2 瓶。

做法：

将草莓洗净，去蒂，擦干或风干，放入容器中，加白糖和米酒，密封，置于阴凉处浸泡 2~4 个月即可启封，过滤（去渣），1 日饮服 20~50 毫升。

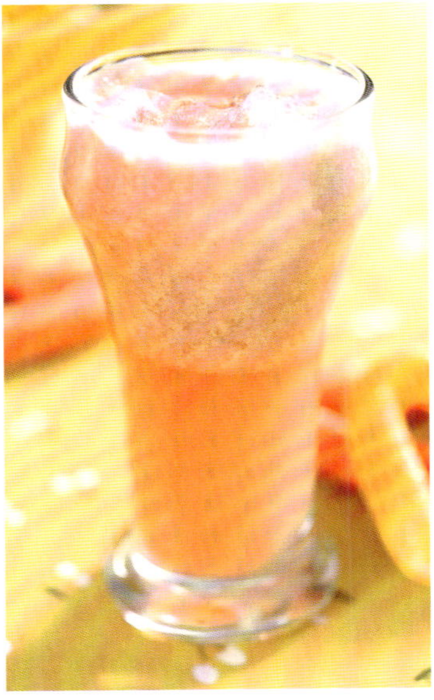

山楂

营养成分（每 100 克山楂）

脂肪	0.6 克
碳水化合物	25.1 克
膳食纤维	3.1 克
烟酸	0.4 毫克
胡萝卜素	0.1 毫克
维生素 E	7.3 毫克
维生素 C	53 毫克
维生素 B_1	0.02 毫克
维生素 B_2	0.02 毫克

健胃消食 · 活血化瘀

山楂含有解脂酶、鞣酸等促进脂肪类食物消化的物质，可以降血脂；此外，山楂能增加冠状动脉血流量，有降血压的作用。山楂煎剂在体外使用时，对痢疾杆菌、绿脓杆菌、大肠杆菌均有抑制作用。

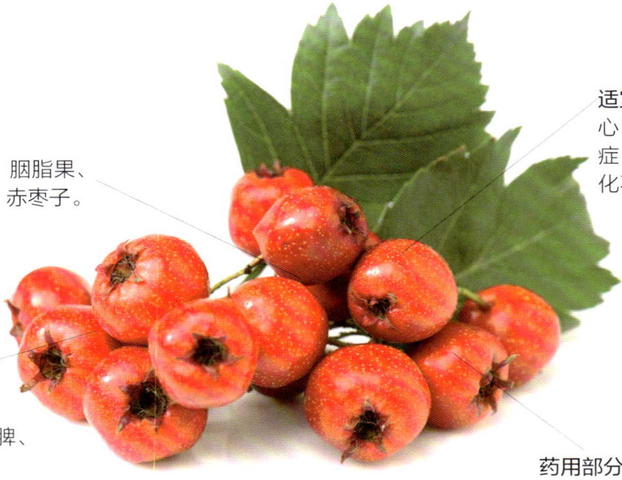

别名
山果红、红果、胭脂果、酸梅子、酸楂、赤枣子。

适宜人群
心脑血管疾病、癌症、肠炎患者及消化不良者。

果实
味酸、甘，性温；入脾、胃、肝经。

药用部分
果实、叶、花、核、根。

药用功效

果实 治饮食积滞、脘腹胀痛、泄泻、痢疾、闭经、血瘀痛经、产后腹痛、恶露不尽、疝气、睾丸肿痛、高脂血症。

用量用法： 6~ 12 克，水煎服或泡茶服。

外用： 煎水洗。

叶 治溃疡不敛、高血压。

用量用法： 6~ 12 克，水煎服或泡茶服。

外用： 煎水洗。

花 用于高血压。

用量用法： 6~ 12 克，水煎服，泡茶饮。

核 用于积食不消、睾丸偏坠、难产。

用量用法： 6~9 克，水煎服或研末吞服。

根 治消化不良、恶心、痢疾、风湿痹痛、咯血、水肿、痔漏。

用量用法： 9~15 克，水煎服。

外用： 煎水熏洗。

挑选及储藏建议

挑选山楂时，先看看果皮上有没有虫眼，要避免买有虫眼的；颜色以亮红为佳，亮红色的山楂是比较新鲜的；此外，山楂应稍硬，如果摸着较软，那就可能不新鲜了。

如果是短时间存放，比如隔天食用，可以将山楂洗净、切开后放在盐水中浸泡，这样能防止其氧化变黄；如果是长时间存放，可以用保鲜膜把山楂包好、密封，将其中的空气尽可能地排净后，放到冰箱中冷藏保存。

医生提示

- 忌与生冷食物同食，忌空腹食用。
- 胃酸分泌过多者慎用。
- 脾胃虚寒、胃中无积滞、龋齿或便秘等症者，不宜食用。
- 瘀血过多者禁用。
- 孕妇慎服。
- 山楂核仁易引起腹泻。

中医养生方

肥胖

【材料】山楂9克，白茅根15克，荷叶15克，陈皮6克。

【做法】将4味材料装入过滤袋，封口，用沸水冲泡代茶喝。

肾盂肾炎

【材料】山楂15克，白茅根24克，车前草24克。

【做法】锅内放入5碗水，并将上3味材料一同放入锅内，待水煮至3碗即可。倒出分3次饮用，连服7日。

产后瘀滞腹痛、恶露不尽

【材料】山楂15克，红糖15克。

【做法】将山楂和1碗半水以大火煮至1碗水，去渣，加红糖冲服。

高脂血症

【材料】山楂15克。

【做法】将山楂和1碗半水以大火煮成1碗水即可，喝汤吃山楂。

消化不良

【材料】山楂9克，陈皮6克。

【做法】将二者及3碗水以大火煮至2碗即可，分3次饮用。

【又方】山楂15克，陈皮12克，生姜3片，白糖适量。将前三者用水煎后调入白糖，连服5剂。有健脾开胃、消食导滞的功效。

脂肪肝

【材料】山楂12克，茯苓24克，薏苡仁45克。

【做法】将山楂和茯苓加水煮30分钟，取汤汁，再加入薏苡仁煮至熟。适量食用，可有效预防脂肪肝，尤其适合夏季食用。

高血压

【材料】山楂15克，荷叶24克。

【做法】将二者同入砂锅，加适量水煎煮后当茶喝。

呃逆（打嗝）

【材料】鲜山楂适量。

【做法】山楂用清水洗净，去籽打成汁，每次服20毫升，一日2次，连服3~5日。

食疗小常识

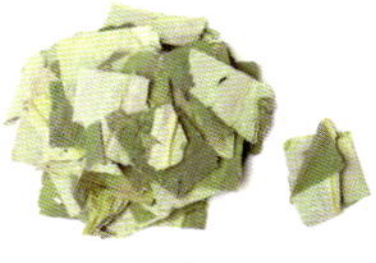

荷叶

清热解暑，升发脾阳，凉血止血。用于暑热烦渴、暑湿泄泻、脾虚泄泻、血热吐血、便血崩漏。

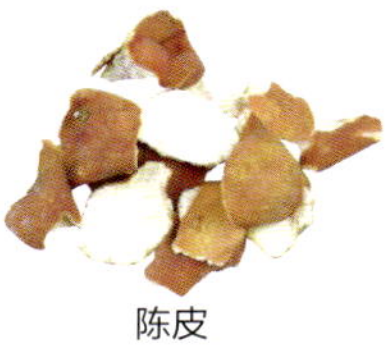

陈皮

理气健脾，燥湿化痰。用于胸脘胀满、食少吐泻、咳嗽痰多。

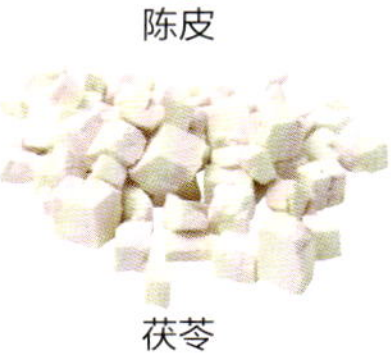

茯苓

利水渗湿，健脾宁心。用于水肿尿少、痰多眩悸、脾虚食少、便溏泄泻、心神不安、惊悸失眠。

蔬果小厨房

山楂酒

食材：

山楂90克，白糖180克，黄酒2瓶。

做法：

山楂洗净沥干，去籽后捣碎，置于容器中，加入白糖和黄酒浸泡并密封储存。储存1个月即成香甜味美的山楂酒，久置酸味更强。

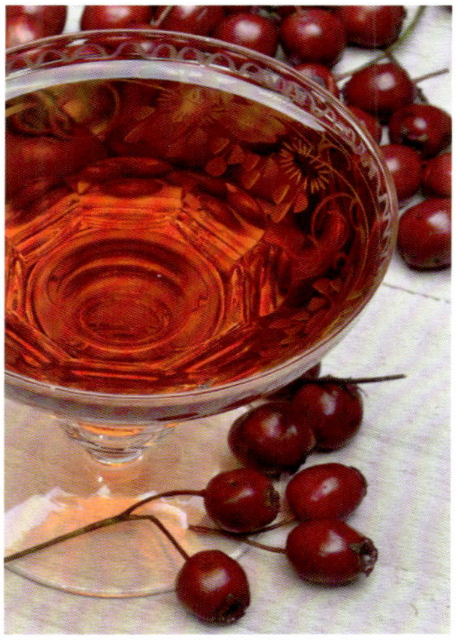

杨梅

生津止渴 · 和胃消食

杨梅属于杨梅科乔木植物，又称为圣生梅、白蒂梅，主要分布于我国华东和南方各地。杨梅核果球形，有小疣状突起，熟时深红、紫红，味甘、酸，具有很高的药用和食用价值。

营养成分（每100克杨梅）

脂肪	0.2克
碳水化合物	6.7克
膳食纤维	1克
烟酸	0.3毫克
维生素C	9毫克
维生素E	0.81毫克
维生素B_2	0.05毫克
胡萝卜素	0.04毫克

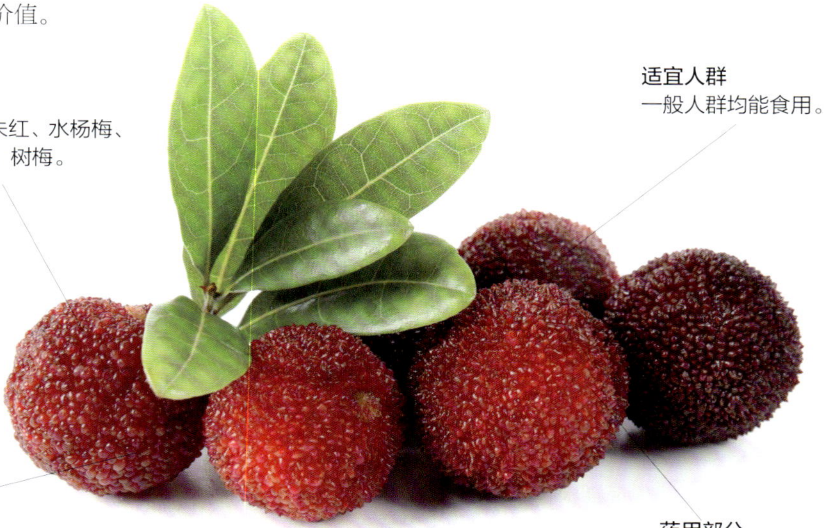

别名
龙睛、朱红、水杨梅、白蒂梅、树梅。

适宜人群
一般人群均能食用。

果实
味甘、酸，性温；入肺、胃经。

药用部分
果实、树皮、叶、根。

药用功效

果实 用于烦渴、呕吐、呃逆、食欲不振、食积腹痛、饮酒过度、腹泻、头痛、心悸、胃痛、咽喉炎、口腔炎、跌打损伤、骨折、烦闷、烫伤。

用量用法： 12~30克，水煎服。

外用： 煎水熏洗。

树皮 治脘腹疼痛、胁痛、牙痛、疝气、跌打损伤、骨折、吐血、衄血、痔血、崩漏、痄腮、外伤出血、胃痛、火烫伤、湿疹、感冒、泄泻、疥癣、恶疮、蛇咬伤。

用量用法： 9~15克，水煎服，或浸酒服。

外用： 煎水熏洗，研末调敷或吹鼻。

叶 治皮肤湿疹。

外用： 煎水洗。

根 用于胃痛、疝气、吐血、呕吐。

用量用法： 6~9克，水煎服。

挑选及储藏建议

挑选时要选择大红色的，个头饱满的，外面的刺为圆刺的，这样的果子味道很甜。除了直接观察外，还可以闻一下气味，闻着有淡淡清香的果子较好，没有气味的说明尚未成熟，有一股淡淡酒味的说明存放不当或存放时间太长了。

杨梅的保鲜期比较短，不宜室温下保存，放入冰箱的冷藏室中，一般可保存1~3日。此外，杨梅保存中最关键的一点是不要清洗杨梅，清洗后的杨梅保存时间会大打折扣，很快就会发酵。所以，为了延长杨梅的保存时间，最好吃的时候再进行清洗。

医生提示

- 多食杨梅，伤胃损齿。
- 血热火旺者勿食。
- 脾胃虚寒者少食。
- 糖尿病患者忌食。

中医养生方

腹痛、吐泻

【材料】杨梅 150 克，白酒 1000 毫升。

【做法】杨梅洗净，沥干水后置白酒中，浸泡 2 日，每次服 1 小杯。

便溏

【材料】干杨梅 30 克。

【做法】干杨梅炒炭存性，研成细末，每次 5 克，以米汤送下。

脚气

【材料】杨梅果核适量。

【做法】将杨梅果核煅炭，研碎后涂敷患处。

呕吐

【材料】鲜杨梅根 75 克。

【做法】鲜杨梅根洗净，加适量水煎服。

腹泻

【材料】杨梅 15 克。

【做法】杨梅洗净，以水煎服。

皮肤湿疹

【材料】杨梅叶适量。

【做法】煎水，外洗患处。

小便灼痛

【材料】鲜杨梅 60 克，冷开水 1 杯。

【做法】将鲜杨梅洗净，捣烂，加冷开水调匀，过滤饮汁，每日 2~3 次。

中暑所致腹痛

【材料】鲜杨梅 180 克，米酒适量。

【做法】将鲜杨梅洗净后沥干水，放入瓮中，加米酒至淹没杨梅为度，浸泡 5 日，每次服半杯。

食疗小常识

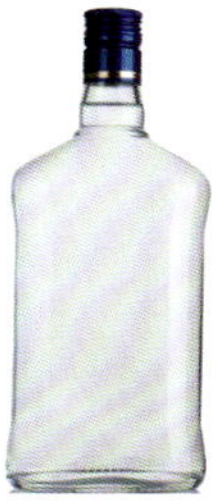

白酒

通血脉，御寒气，醒脾温中，助行药势。主治风寒痹痛、痉挛急痛、胸痹、心腹冷痛。

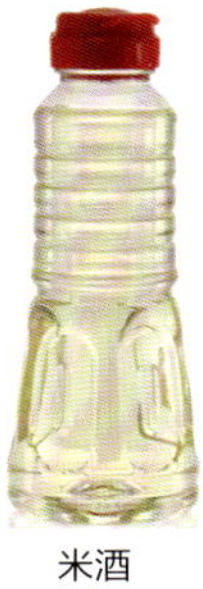

米酒

行气活血，能促进血液循环，还可防治产后宫寒腹痛。

蔬果小厨房

杨梅酒

材料：

鲜杨梅 500 克，白糖 80 克。

做法：

先将杨梅洗净，沥干水后与白糖一同捣烂装入瓷罐中，加盖，不密封，稍留空隙，7 ~ 10 日自然发酵成酒；再用纱布绞汁，即成浓度为 12° 的杨梅露酒；倒入锅内煮沸，待冷却后装瓶，密封保存，越久越佳。夏季饮用，清热、生津、祛暑。

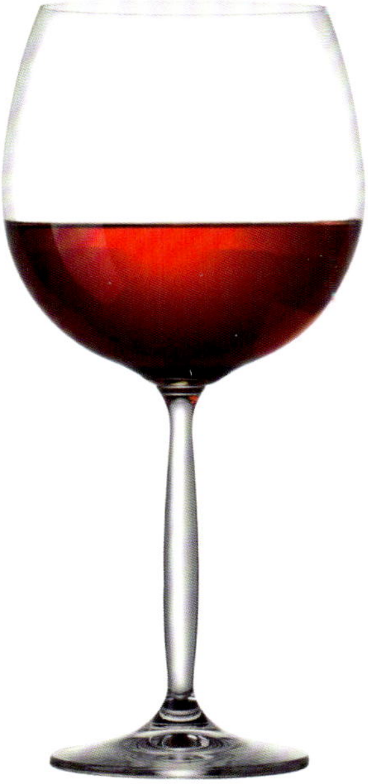

桃子

补血养颜 · 活血祛瘀

在我国的传统文化中，桃子一直作为福寿祥瑞的象征，被人们冠以“寿桃”和“仙桃”的美称。在众多水果中，桃子因外形美观、口味香甜被誉为“天下第一果”。

营养成分（每100克桃子）

脂肪	0.1克
碳水化合物	12.2克
膳食纤维	1.3克
烟酸	0.7毫克
维生素E	1.54毫克
维生素C	7毫克
维生素B_6	0.02毫克
维生素B_2	0.03毫克
胡萝卜素	0.02毫克

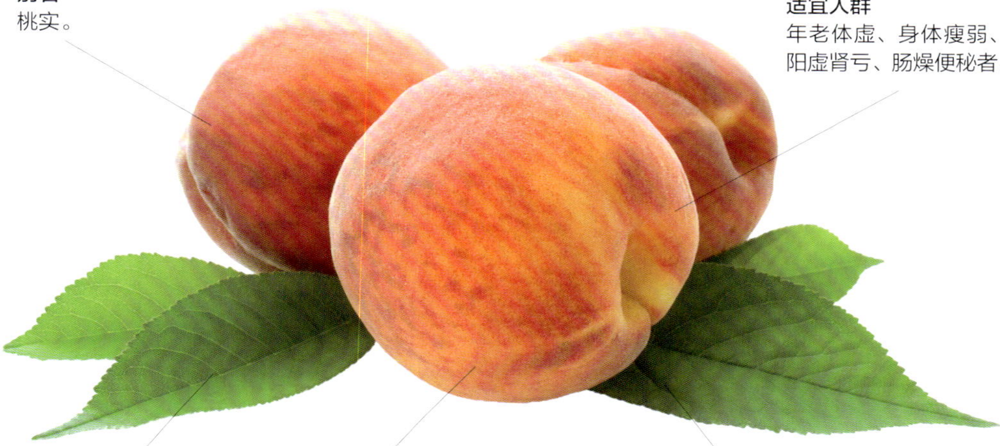

药用功效

果实 用于冠心病、肺部疾病、水肿、闭经、消化不良、高血压、津少口渴、肠燥便秘。

用量用法： 取适量，鲜食或做果脯食。

外用： 捣烂调敷。

仁 调治血管栓塞引起的半身不遂、闭经、高血压、跌打瘀血肿痛、慢性阑尾炎、哮喘、大便秘结、膀胱炎、痛经、产后瘀滞腹痛。

用量用法： 5~15克，水煎服。

叶 治皮肤痒、淋巴结炎、痔疮、滴虫性阴道炎、口疮、鼻内生疮、头风、头痛、湿疹、疥疮、大小便不通、外感风邪、呕吐。

用量用法： 3~6克，水煎服。

外用： 煎水洗，鲜品捣敷或捣汁涂。

花 用于预防色斑，改善水肿血瘀，预防感冒，治疗跌打损伤。

挑选建议

挑选桃子的时候应该尽量选那种黄中透着红色的，一般口感较好；桃子表面绒毛很多，如果用手轻触，倒伏的绒毛能够很快恢复原位，就说明桃子非常新鲜，口感也较好。

医生提示

- 桃子多食易燥热，也会导致消化不良。
- 老人常食有补益功效。
- 消化性溃疡或慢性胃炎者忌服。
- 桃仁有小毒，不要生吃。孕妇禁服。
- 桃花不宜久服。孕妇禁服。

中医养生方

盗汗

【材料】碧桃干 24 克，红枣 24 克。

【做法】将碧桃干炒至微焦时，加水及红枣煎服，睡前服，每日 1 次。

便秘

【材料】桃仁 12 克，蜂蜜 24 克。

【做法】将桃仁捣烂，水煎去渣，加蜂蜜调匀服。

高血压

【材料】碧桃干 24 克。

【做法】水煎当茶饮服。

【又方】鲜桃去外皮，每日吃 2 个，有稳定血压的作用。

雀斑

【材料】桃花适量，冬瓜子适量，蜂蜜适量。

【做法】桃花与冬瓜子洗净后共研细末，加蜂蜜调匀涂患处，一日 1 次，连用 10 日，停 2 日。

皮肤干燥

【材料】碧桃干 24 克，芒果 1 个。

【做法】芒果取果肉，与碧桃干共水煎服，早晚各服 1 次。

小便不通

【材料】鲜桃叶适量。

【做法】鲜桃叶洗净，捣汁半碗，顿服。

虚劳喘咳

【材料】鲜桃 3 个，冰糖 24 克。

【做法】鲜桃去外皮及核，隔水蒸烂，一日吃 1 次。

糖尿病

【材料】桃胶 24~45 克。

【做法】桃胶洗净，加适量水熬煮，食时亦可加少许盐。

气滞血瘀型冠心病

【材料】鲜桃树枝 300 克，白酒 1000 毫升。

【做法】鲜桃树枝切碎，洗净，沥干后放入白酒中，以小火煎至 500 毫升。每次饮 30 毫升。

子宫肌瘤

【材料】桃树根 90 克，猪瘦肉 25 克。

【做法】桃树根洗净切片，同猪瘦肉共炖烂，每晚睡前服。

食疗小常识

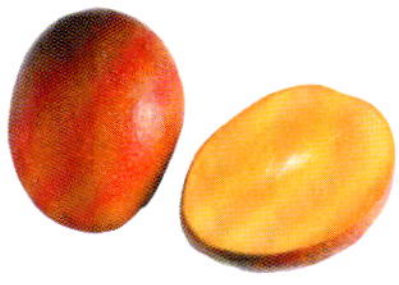

芒果

润泽肌肤，开胃消食。治晕车呕吐、皮肤干燥。

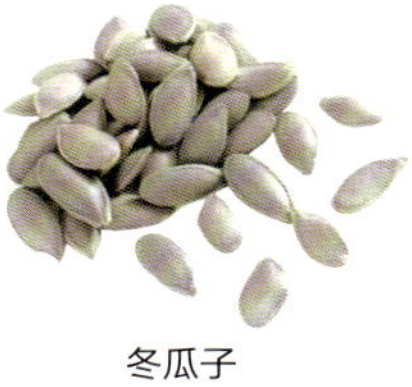

冬瓜子

清肺，化痰，排脓。适用于肺热咳嗽、肺痈、肠痈等症。

蔬果小厨房

桃子蜂蜜牛奶

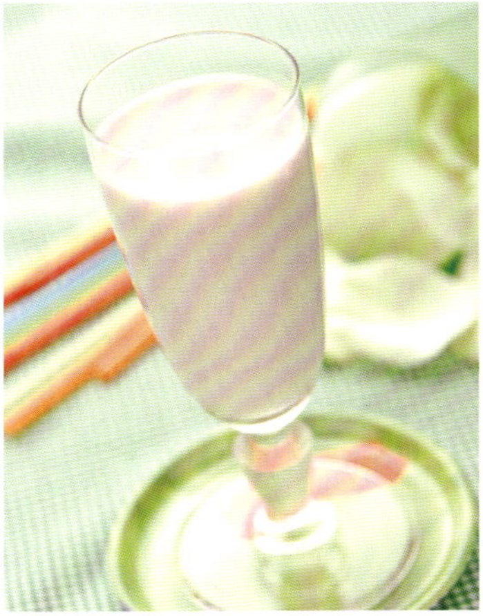

材料：

桃子 2 个，蜂蜜适量，牛奶 250 毫升，冰块少许。

做法：

桃子洗净，去皮，去核，切块备用。将牛奶倒入果汁机中，加入蜂蜜、冰块，搅拌均匀。再放入桃子块搅拌 40 秒即可。

葡萄柚

行气止痛 · 美容养颜

葡萄柚约于 1750 年在拉丁美洲巴巴多斯群岛的加勒比海岛上被发现，1823 年被引种到美国佛罗里达州进行商业栽培。

营养成分（每 100 克葡萄柚）

脂肪	0.3 克
碳水化合物	7.8 克
膳食纤维	1.2 克
烟酸	0.2 毫克
胡萝卜素	0.01 毫克
维生素 C	38 毫克
维生素 B_2	0.03 毫克
维生素 B_6	0.01 毫克

别名
西柚、雷柚、柚子、胡柑、臭橙、臭柚、朱栾。

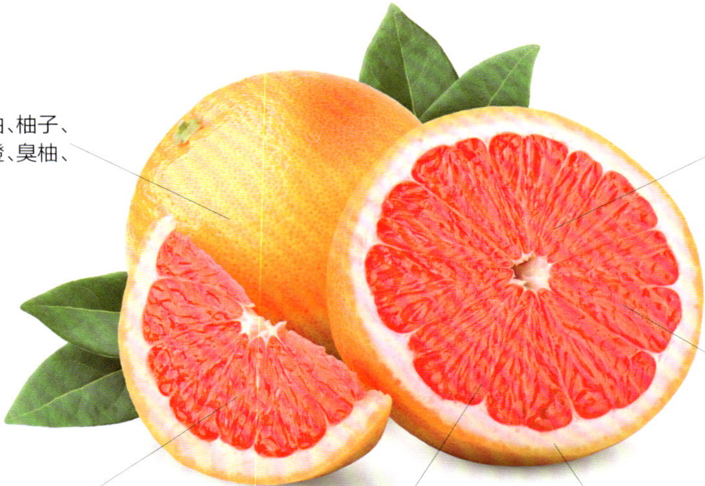

适宜人群
一般人群均可食用。

药用部分
根、果实、皮。

果实
味甘、酸，性寒；入脾、肺经。

食用部分
果肉、果汁。

皮
味辛、甘、苦，性温；入脾、膀胱、肾经。

药用功效

根 主治肥胖、黑斑、雀斑，可美白，除皱纹，促进伤口愈合，降低血脂，辅助治疗胃癌和胰腺癌。

用量用法：适量食用即可。

果实 顺气，止痛，除痰，治胃脘胸膈气痛。

用量用法：2~5 克，水煎服。

皮 治头风痛、寒湿痹痛、食滞腹痛。

用量用法：15~30 克，水煎服。

外用：捣敷或煎水洗。

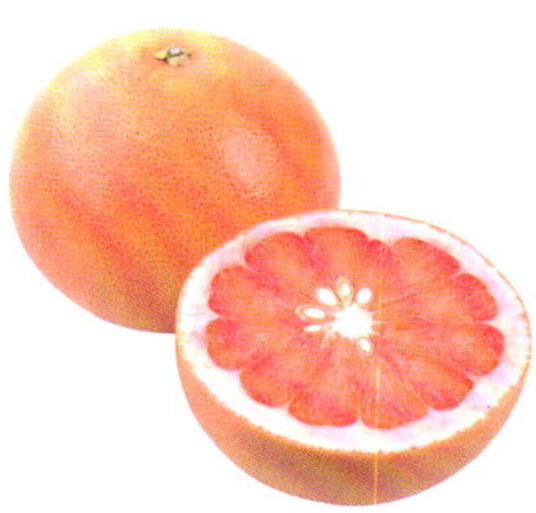

挑选建议

挑选葡萄柚，以扁圆形、颈短的柚子为好（底部是平面则更佳）；如果柚皮细洁，表面细胞呈半透明状，颜色呈淡黄或橙黄，说明其成熟度高，汁多味甜。同样大小的葡萄柚，要选分量重的；用力按压时，不易按下则说明囊内紧实，质量好。

医生提示

- 葡萄柚不可与药同服，因葡萄柚汁会影响药物的分解，使药物大量积存在人体血液中，易导致副作用，甚至有致死风险。
- 葡萄柚含有丰富的维生素 C，不仅可以消除疲劳，还可美白肌肤。经常食用葡萄柚汁，可减少呼吸系统疾病，对感冒、咽喉炎等有较好的缓解作用。另外，葡萄柚对中枢神经系统有调节作用，能振奋精神，舒缓压力，令人心情愉快。

中医养生方

预防糖尿病

【材料】葡萄柚 1 个，芹菜 1 根，胡萝卜 2 根。

【做法】葡萄柚去皮，去籽；芹菜、胡萝卜洗净切成小丁；将所有食材放入榨汁机榨汁，再加 200 毫升温开水混合拌匀饮用。

外感风热，咽痛

【材料】葡萄柚 1 个，哈密瓜 180 克。

【做法】葡萄柚洗净，剥成两半，去皮，去籽；哈密瓜取果肉切块，与葡萄柚一同放进果汁机榨出果汁即可饮用。

助消化

【材料】葡萄柚 1/2 个，番茄汁 1/2 杯，冷开水、乌梅汁各适量。

【做法】葡萄柚取果肉榨汁，倒入玻璃杯里，再加入番茄汁、乌梅汁及冷开水搅匀即可饮用。

减肥去脂

【材料】葡萄柚 1 个，番茄 1 个，蜂蜜适量，冷开水适量。

【做法】葡萄柚去皮，去籽，切块；番茄洗净，去蒂，切块。将全部材料放入果汁机中榨成果汁即可饮用。

预防中风

【材料】葡萄柚 1 个。

【做法】葡萄柚去皮，去籽，一天吃半个。或一日饮用 200 毫升纯葡萄柚汁。

增进食欲，消除疲劳

【材料】葡萄柚 1/2 个，番茄 1 个，柠檬汁 1 汤匙，蜂蜜适量，冷开水适量。

【做法】先将番茄用热水烫过，去蒂、皮，再用果汁机搅碎；葡萄柚切半，去皮、籽，切块榨汁，然后将全部材料混合拌匀饮服。

美容养颜

【材料】葡萄柚 1/2 个，柠檬 1/4 个，薄荷少量。

【做法】葡萄柚去皮，去籽；柠檬、薄荷洗净，柠檬切片；同放入榨汁机榨汁，加 200 毫升温开水混合拌匀饮用。

消胀通便

【材料】葡萄柚 1 个，香蕉 1 根，苜蓿叶 15 克，蜂蜜适量，冷开水适量。

【做法】苜蓿叶洗净后煎汁备用；葡萄柚去皮，切开取果肉，香蕉剥皮切块，二者一起放入果汁机榨汁，加苜蓿汁、适量蜂蜜和冷开水，搅匀后即可饮用。

食疗小常识

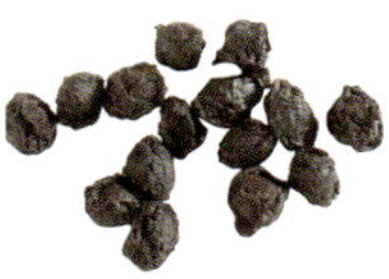

乌梅

收敛生津，安蛔驱虫。可治久咳、虚热烦渴、久疟、久泻、便血等症。

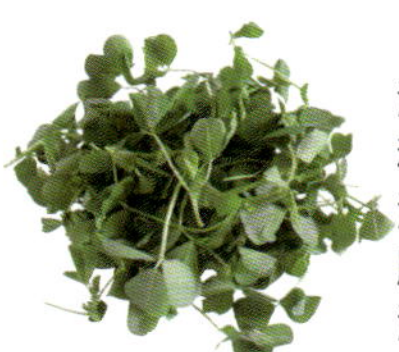

苜蓿

清胃热，除湿，利尿，消肿。可治尿路结石、膀胱结石、水肿、消渴等症。

蔬果小厨房

低热量精力汤

材料：

葡萄柚 2 个，红糖适量，开水适量。

做法：

葡萄柚去皮，去籽，剥成两半，取果肉榨汁；红糖用开水冲调后加入葡萄柚汁调匀即可饮用。

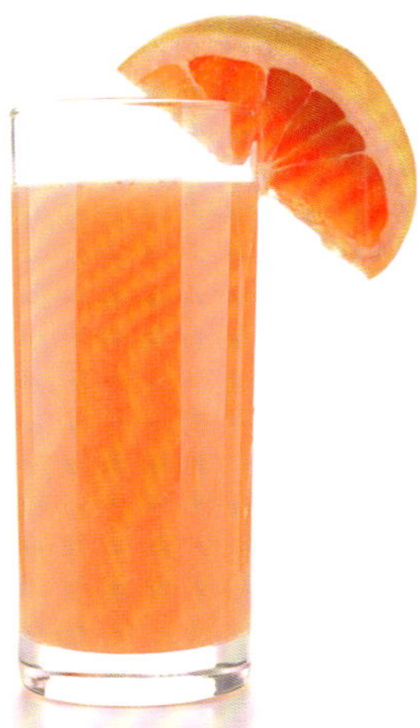

西瓜

清热消暑 · 解渴利尿

英语将西瓜称为“Water melon”，它的成分中有90%是水，剩余的10%则多为糖。西瓜汁内含有钾与瓜氨酸，具有较强的利尿作用。

营养成分（每100克西瓜）

脂肪	0.1克
碳水化合物	5.7克
膳食纤维	0.2克
烟酸	0.3毫克
维生素E	0.1毫克
维生素C	4毫克
维生素B_1	0.02毫克
维生素B_2	0.04毫克
胡萝卜素	0.21毫克

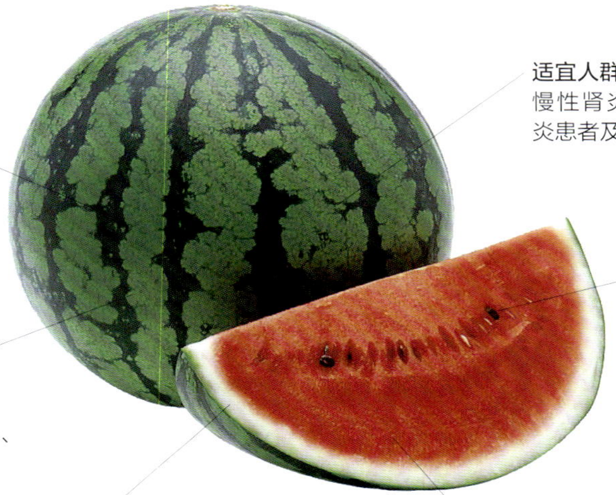

别名
寒瓜、天生白虎汤、夏瓜、水瓜。

适宜人群
慢性肾炎、高血压、胆囊炎患者及高热不退者。

种子
味甘，性平；入心、肺、大肠经。

果实
味甘，性寒；入心、胃、膀胱经。

果皮
味甘，性凉；入脾、胃经。

药用部分
果实、果皮、子。

药用功效

果实 治胸膈气壅、满闷不舒、小便不利、口鼻生疮、中暑，还可解酒毒。

用量用法：200克，生食，或绞汁饮，或煎汤，或熬膏服。

果皮 治暑热烦渴、小便短少、水肿、口舌生疮。

用量用法：9～30克，水煎服。

外用：适量，烧存性，研末撒。

子 治呕血、便血。

用量用法：60～90克，水煎服。

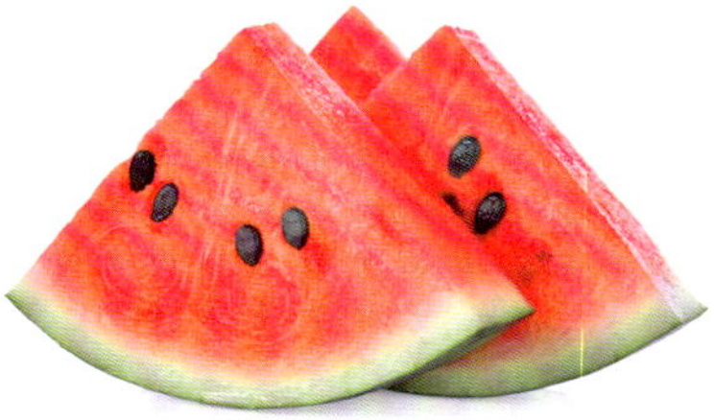

挑选及储藏建议

挑选时先看瓜皮，瓜皮表面光滑、花纹清晰、纹路明显、底面发黄的是熟瓜；再用手指弹瓜面，听到“嘭嘭”声的，是熟瓜；最后看外形，两端匀称，脐部和瓜蒂凹陷较深、四周饱满的是好瓜。此外，同一品种中，大瓜比小瓜好。

新买的西瓜放在冰箱里不要超过1日，切开后存放不要超过1个小时。存放时最好用保鲜膜保护好瓜瓤表面，因为冰箱里含有厌氧菌，随着时间的延长，厌氧菌附着在切开的西瓜瓤上，不仅会破坏西瓜所含的维生素、矿物质等营养成分，还会增加食用后罹患肠胃炎的风险。

医生提示

- 便溏、腹痛、脾胃虚寒或消化不良者不宜食用。
- 糖尿病患者或感冒初期者不宜多食。
- 消化性溃疡或寒湿内盛者勿多食。

中医养生方

水肿

【材料】西瓜皮 30 克，赤小豆 24 克，鲜白茅根 45 克。

【做法】以上三者洗净后加水 5 碗煮至 2 碗，早晚各饮服 1 次。

高血压

【材料】西瓜皮 30 克，玉米须 30 克，钩藤 24 克。

【做法】以上材料洗净后加水 6 碗煎成 3 碗，分 3 次饮服。

肺热咳嗽

【材料】西瓜 1 个，冰糖 50 克。

【做法】将西瓜切一个小口，放入冰糖盖好，上笼蒸 2 小时，吃瓜饮汁，一日 1 次。

老年性便秘

【材料】西瓜子 15 克，蜂蜜 30 毫升。

【做法】将西瓜子捣烂，加蜂蜜和适量水，炖 30 分钟后饮用，一日 1 次，连用 3 日。

口腔溃疡

【材料】西瓜皮 30~50 克，白糖少许。

【做法】西瓜皮洗净，切小块，加水煎汤，取汁加入白糖，代茶饮。

声音嘶哑

【材料】西瓜皮 60 克，白菊花 15 克，冰糖 18 克。

【做法】以上材料洗净后加适量水，煎汤，早晚各服 1 次。

夜盲症

【材料】西瓜皮 45 克，酸枣 15 克，玉米须 15 克。

【做法】以上材料洗净后用水煎，分 2 次服。

小便不利

【材料】鲜车前草 90 克，西瓜皮 150 克，蜂蜜适量。

【做法】鲜车前草与西瓜皮洗净后用水煎，服时调入蜂蜜，一日 2 次。

食疗小常识

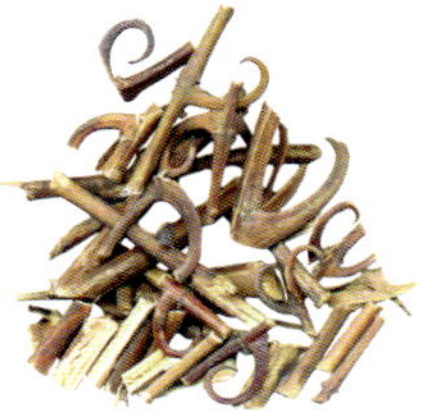

钩藤

清热平肝，息风定惊。用于头痛眩晕、感冒夹惊、惊痫抽搐、妊娠子痫、高血压等。

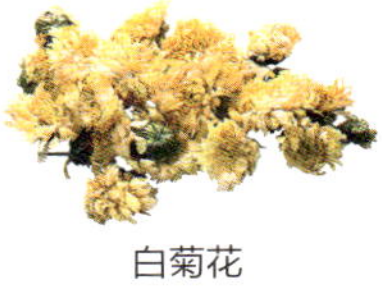

白菊花

清肝明目，疏风清热，清热解毒。

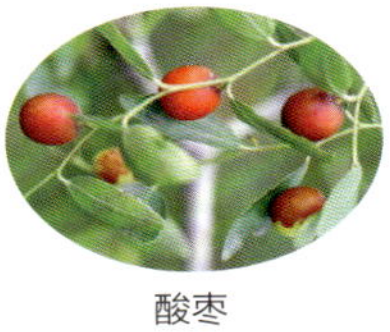

酸枣

养心，安神，敛汗。用于神经衰弱、失眠、多梦、盗汗。

蔬果小厨房

西瓜番茄汁

材料：

西瓜 200 克，橘子 1 个，番茄 1 个，柠檬半个，冷开水 200 毫升，冰糖少许。

做法：

西瓜洗干净，去皮，去子；橘子剥皮，去籽；番茄洗干净，去蒂，切成大小适当的块；柠檬洗净，切片。将所有材料倒入果汁机内搅打 2 分钟即可。

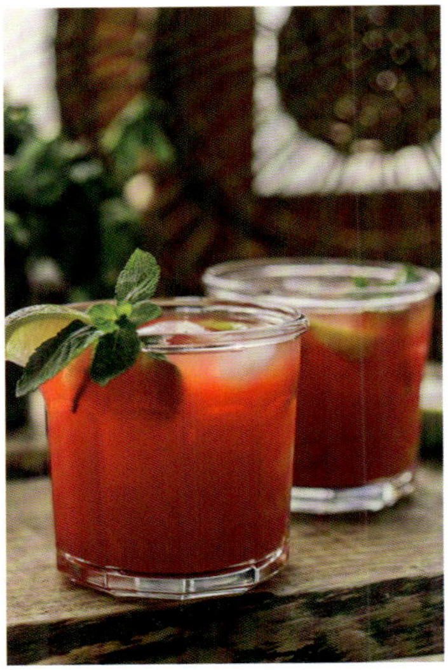

柿子

清热润燥 · 生津润肠

柿子味美且药用价值很高，日本一直有这样的说法：“柿子一旦红了，医生的脸就绿了。”柿子是一种对身体相当有益的健康水果。

营养成分（每 100 克柿子）

脂肪	0.1 克
碳水化合物	18.5 克
膳食纤维	1.4 克
烟酸	0.3 毫克
胡萝卜素	0.12 毫克
维生素 E	1.1 毫克
维生素 C	30 毫克
维生素 B_1	0.02 毫克
维生素 B_2	0.02 毫克

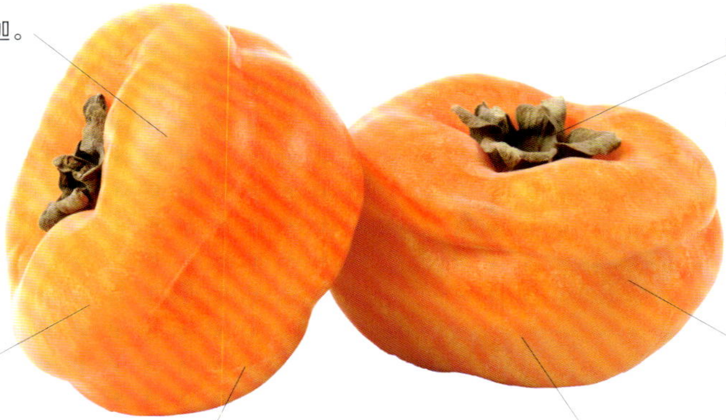

别名
米果、猴枣、镇头迦。

蒂
味苦、涩，性平；入胃经。

食用部分
果实。

果实
味甘、微涩，性凉；入心、肺、大肠经。

药用部分
果实、蒂、柿霜、根。

适宜人群
高血压、甲状腺肿大、大便干结、长期饮酒者。

药用功效

果实 治甲状腺肿大、心悸、便秘、腹痛、呕吐、胃痛、桐油中毒、慢性肠炎、肺热咳嗽、咽喉痛、肠胃出血、痔血、高血压、痰热咳喘、口舌生疮、吐血。

用量用法：生食，或煎汤，或烧炭研末，或未成熟时捣汁冲服。

蒂 降逆气，止呃逆。治呃逆、嗳气、恶心等症。

用量用法：3~9 克，水煎服。

柿霜 治肺热咳嗽、咽干喉痛、咳血、吐血、口舌生疮、消渴。

用量用法：3~9 克，冲服。

外用：研末撒敷。

根 治血崩、血痢、痔疮、血管硬化。

用量用法：24~45 克，水煎服。

外用：鲜品捣敷。

挑选建议

选购时，观察柿子外形，以个大、色鲜、无斑点、无伤烂、无裂痕者为佳。软柿表皮橙红更好，口感软而甜；同一个柿子有硬有软的则不好；硬柿以颜色均匀、手感硬实为佳。

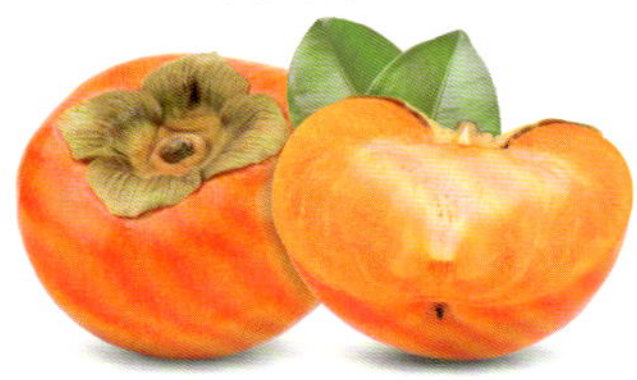

医生提示

- 糖尿病患者少食。
- 气虚哮喘者不宜食用。
- 空腹时、吃螃蟹时，不宜吃柿子。
- 痰湿内盛者慎吃柿子；气虚体弱或水肿者忌吃柿子；脾胃虚寒、生产后或风寒感冒者不宜多吃柿子。
- 食道癌患者可少量吃柿饼。

中医养生方

防癌抗癌

【材料】柿叶 8~15 片，红枣 20 枚。

【做法】柿叶洗净，加适量水与红枣炖服。也可单取柿叶 45 克，煎水服。

声音嘶哑

【材料】柿叶 15 克，车前草 15 克，栀子根 15 克，豆腐 150 克。

【做法】以上材料洗净后加适量水煎汤，分 2~3 次服。

高血压

【材料】干柿叶 15~24 克。

【做法】干柿叶洗净，用适量水煎，代茶饮用。

肺热燥咳

【材料】柿霜 9 克。

【做法】用开水冲服。

痰黄咳喘

【材料】柿饼 6 个，茶叶 3 克，冰糖 15 克。

【做法】柿饼、茶叶洗净，与冰糖共放入瓦罐内炖烂，拌匀，分 2~3 次服。

青光眼

【材料】柿叶 15 克，黄芩 9 克，生地黄 24 克。

【做法】以上材料洗净后加适量水煎汤，早晚各服 1 次。

小儿夜间遗尿

【材料】柿蒂 9 克。

【做法】柿蒂洗净，加适量水煎煮后，代茶饮用。

慢性支气管炎

【材料】柿霜 15 克。

【做法】用温开水溶化后服用，一日 2 次。

食疗小常识

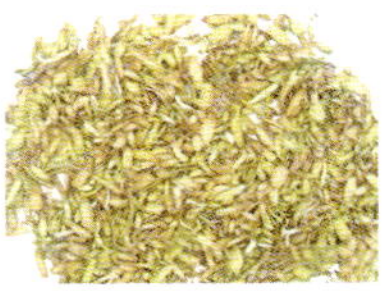

黄芩

清热燥湿，泻火解毒，止血，安胎。用于湿温、暑温、胸闷呕恶、湿热痞满、泻痢。

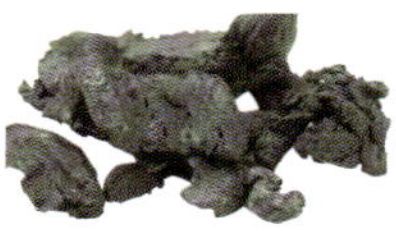

生地黄

清热凉血，养阴生津。用于热病舌绛烦渴、阴虚内热、骨蒸劳热、内热消渴。

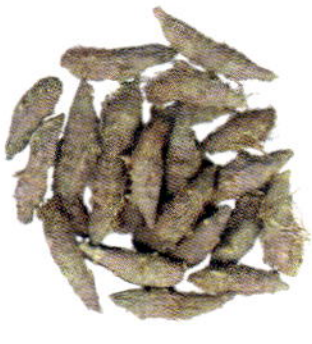

栀子根

清热利湿，凉血止血。主治黄疸型肝炎、痢疾、胆囊炎、感冒高热。

蔬果小厨房

柿子柠檬汁

材料：

柿子 3 个，柠檬 1/2 个，冷开水 240 毫升，果糖少许。

做法：

柿子切除蒂头，去皮，去核，切成小丁；柠檬去皮，切小块。将除果糖外的所有材料放入果汁机中以高速搅打 2 分钟，加入果糖，搅拌均匀即可。

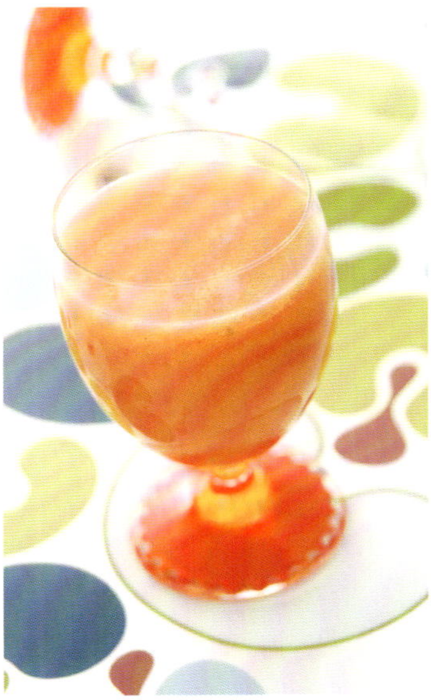

樱桃

补血养颜 · 健脾和胃

樱桃因外形美丽、味道酸甜可口且营养丰富，一直受到人们的青睐。樱桃的成熟期早于其他水果，因而有“百果第一枝”的美誉。樱桃含有丰富的铁元素，含铁量居各种水果前列。

营养成分（每 100 克樱桃）

脂肪	0.2 克
碳水化合物	10.2 克
膳食纤维	0.3 克
烟酸	0.6 毫克
维生素 E	2.2 毫克
维生素 C	10 毫克
维生素 B_1	0.02 毫克
维生素 B_2	0.02 毫克
胡萝卜素	0.21 毫克
铁	0.4 毫克

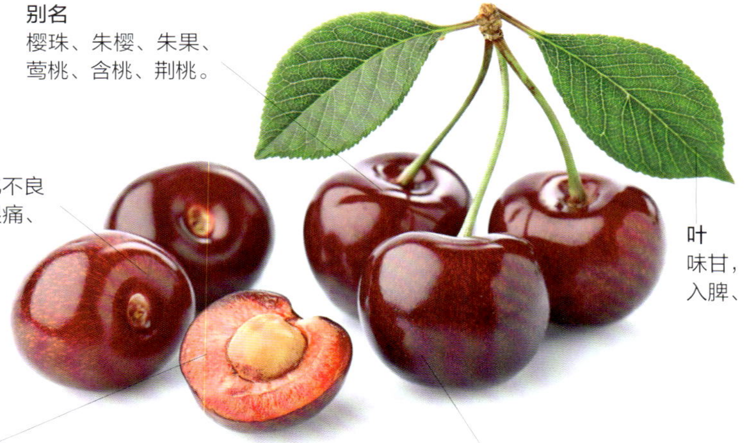

别名
樱珠、朱樱、朱果、莺桃、含桃、荆桃。

适宜人群
体质虚弱、消化不良者，中风、风湿痛、腰腿痛患者。

叶
味甘，性平；入脾、肝经。

果实
味甘、酸，性温；入脾、肾、肝经。

药用部分
果实、叶、枝、根、核。

药用功效

果实 治脾虚泄泻、肾虚遗精、腰腿疼痛、四肢不仁、瘫痪、胃寒、气滞、腹泻、食欲不振、消化不良、甲状腺肿大。

用量用法： 24~120 克，加水煎服，也可以浸酒后饮用。

叶 治胃寒、食积、腹泻、咳嗽、吐血、阴道滴虫、疮疡痈肿、蛇虫咬伤。

用量用法： 12~30 克，水煎服，也可捣汁服。

枝 治胃脘寒痛、咳嗽、雀斑。

用量用法： 30~90 克，水煎服。

根 治肝火旺、妇女气血不和、闭经、手心潮热、绦虫病、蛔虫病、蛲虫病。

用量用法： 12~15 克，水煎服。

核 治疝气痛、麻疹、痘疹初期透发不出、皮肤瘢痕、瘿瘤。

用量用法： 3~12 克，水煎服。

挑选及储藏建议

首先观察樱桃的光泽，如果光泽度很好，则说明樱桃比较新鲜，如果看上去黯淡无光，就说明樱桃已不太新鲜了；果皮颜色呈大红色或暗红色的是已经成熟的樱桃，口感会较好；用手指轻触樱桃，较硬的说明该樱桃吃起来口感会较脆甜。此外，可以观察樱桃果柄的下方，如果是凹陷状的，则樱桃会更甜一些。

适宜保存温度为1℃左右，相对湿度在90%~95%，在这种条件下，樱桃贮期可达20日。樱桃在放入冰箱冷藏前要进行处理，保证樱桃表面无水分。

医生提示

- 大便燥结者慎食。
- 热性病者不宜多食，多食易致流鼻血。
- 阴虚证患者忌服樱桃核。
- 口臭或鼻衄者忌用。

中医养生方

食欲不振

【材料】樱桃适量，白糖适量。

【做法】将樱桃洗净，蘸白糖服用。

风湿腰腿痛，手脚无力

【材料】鲜樱桃 210 克，白酒 2 瓶。

【做法】将樱桃洗净，浸入白酒中泡 5 天，每次服用半杯。

血虚头晕，心悸

【材料】鲜樱桃 24 克，枸杞子 9 克，龙眼肉 9 克，白糖适量。

【做法】先将枸杞子和龙眼肉加适量的水，煮至膨胀后，再放入鲜樱桃煮沸，加白糖调味食用。

体弱无力

【材料】樱桃 600 克，白糖 300 克。

【做法】将樱桃洗净，加水煮烂，捞出后去除樱桃果核，在果肉中加入白糖搅拌均匀就是樱桃膏。每次服用 1 汤匙，早晚各 1 次。

痘疹透发不出

【材料】鲜樱桃 200 克。

【做法】将樱桃洗净，用水煎服，每日 1～2次。

汗斑，火烫伤

【材料】樱桃 10 个。

【做法】将樱桃放入罐内捣碎，取汁涂患汗斑处或火烫伤处。

蛔虫病

【材料】樱桃树根 12 克，使君子 6 克。

【做法】将二者洗净，用水煎服，一日 1~2 次。

胃寒、气滞而疼痛

【材料】樱桃枝适量，热黄酒少许。

【做法】将樱桃枝烧成灰，研末，每次取 3~5 克，用热黄酒送服。

食疗小常识

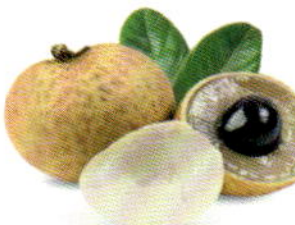

龙眼肉

开胃益脾，养血安神，补虚、益智。可用于治疗贫血和缺乏烟酸导致的皮炎。

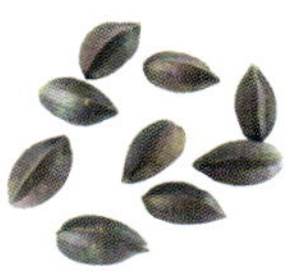

使君子

杀虫消积。用于虫积腹痛、小儿疳积。

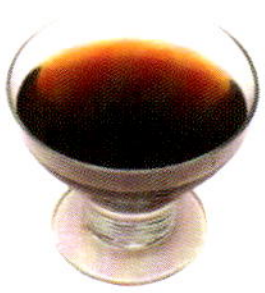

黄酒

补血养颜，活血祛寒，通经活络。

蔬果小厨房

樱桃汁

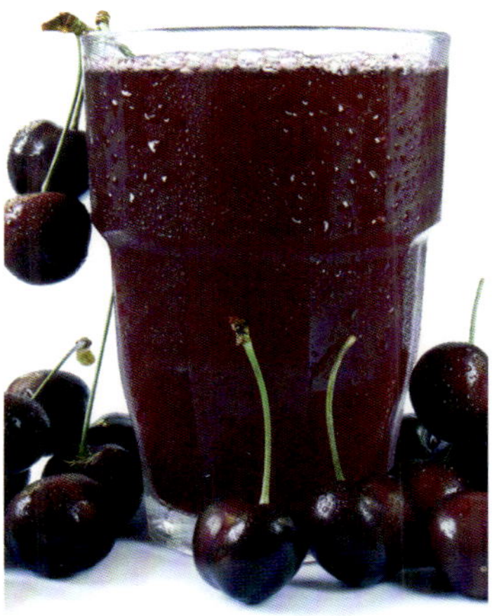

材料：

樱桃 100 克，冷开水 1 杯。

做法：

樱桃洗净去核，放入果汁机中，加水榨成汁即可饮用。

荔枝

健脾生津 · 理气止痛

荔枝营养丰富，果肉中碳水化合物含量很高，且每100克荔枝中，维生素C含量可达41毫克，此外，它还含有蛋白质、脂肪、果酸、磷、钙、铁等营养成分。荔枝所含的丰富碳水化合物具有给机体补充能量、增加营养的作用。

营养成分（每100克荔枝）

脂肪	0.2克
碳水化合物	16.6克
膳食纤维	0.5克
烟酸	1.1毫克
铁	0.4毫克
维生素C	41毫克
维生素B_1	0.1毫克
维生素B_2	0.04毫克

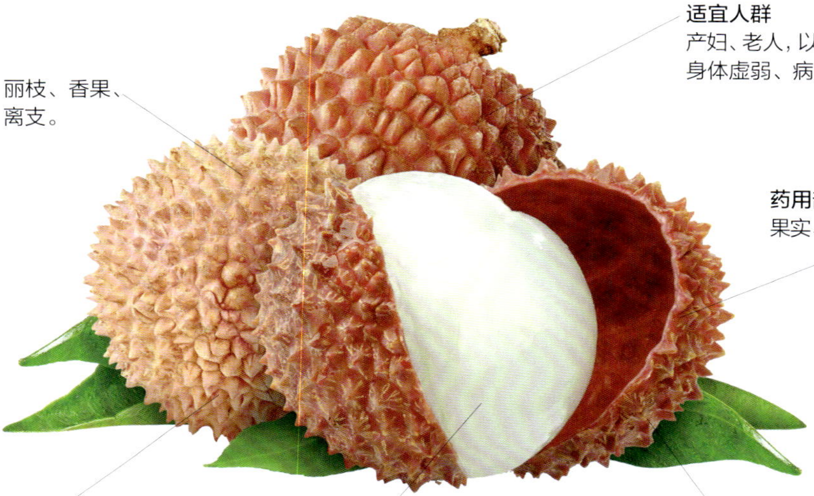

药用功效

果实 治病后体虚、津伤口渴、脾虚泄泻、呃逆、食少、心脾两虚、心悸、自汗、贫血、瘰疬、疔肿、外伤出血、毒疮。

用量用法： 5~10枚，煎汤服，或烧存性，或浸酒。

外用： 捣烂敷，或烧存性，研末。

核 治疝气痛、睾丸肿痛、胃脘痛、妇人腹中刺痛。

用量用法： 5~9克，水煎服。

外用： 研末调敷。

根 治胃寒胀痛、疝气、遗精、咽喉肿痛、小便频数。

用量用法： 干品9~30克，或鲜品45克，水煎服。

花 辅助治疗糖尿病。

用量用法： 干品15克，水煎服。

挑选及储藏建议

挑选荔枝时首先看颜色，颜色为红绿相间的荔枝成熟度最好；再捏一捏，外壳扎手，果肉紧实的较好；最后看果蒂，果蒂凹下去的果肉较甜，凸起来的甜度会差些。此外，顶部呈圆弧状的荔枝会比较甜。

储藏时把过长的荔枝梗剪掉，然后将荔枝装进塑料袋后扎紧袋口，放置在阴凉处。若有条件，可将装荔枝的塑料袋浸入水中，这样保存的荔枝经过几天其色、香、味仍能保持不变。

医生提示

- 痰湿内盛者慎用，多食易引起上火。
- 荔枝性温热助火，阴虚火旺或胃热、口苦者少食。
- 吃荔枝切勿过量，以免引起一过性低血糖，导致头晕或昏迷。

中医养生方

寒凝腹痛

【材料】荔枝核 30 克，生姜 2 片，陈皮 6 克。

【做法】材料洗净，荔枝核打碎，与生姜、陈皮共水煎 2 次，早晚各服 1 次。

脾虚久泻，五更泻

【材料】干荔枝 6 粒，山药 12 克，莲子 12 克，糙米 24 克。

【做法】干荔枝洗净；莲子洗净，去心；山药去皮，切段；糙米洗净。所有材料共煮粥吃。

胃脘胀痛

【材料】荔枝核 24 克，木香 15 克。

【做法】将荔枝核与木香洗净后晒干，研成细末，每次服 3 克，用开水送服。

呃逆不停

【材料】鲜荔枝 7 颗。

【做法】将荔枝洗净，连皮带核炒炭存性，研成细末，用开水送服。

消化不良

【材料】荔枝壳 300 克，米酒适量。

【做法】荔枝壳洗净后炒炭存性，研细末，每次用 6 克，用米酒冲服，一日 2~3 次。

无名疮肿

【材料】荔枝肉适量。

【做法】捣烂，外敷患处。

小便频数

【材料】荔枝根 30 克，金樱根 24 克，芡实 9 克，仙茅 15 克，红枣 10 枚。

【做法】将上述材料洗净后加水炖烂，分 2 次服。

糖尿病

【材料】荔枝花 15 克，消渴草 30 克，埔盐根 30 克，枸杞根 15 克，桑白皮 15 克，腰子草 15 克。

【做法】以上材料洗净后用水煎，分 2 次服。

食疗小常识

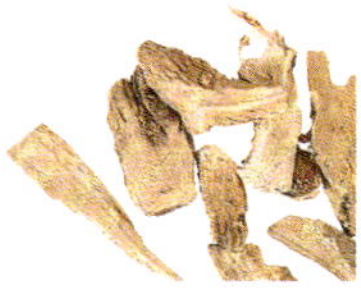
木香

散结消肿，攻毒疗疮。用于疮疡肿毒、乳痈、瘰疬、痔漏、干癣、秃疮。

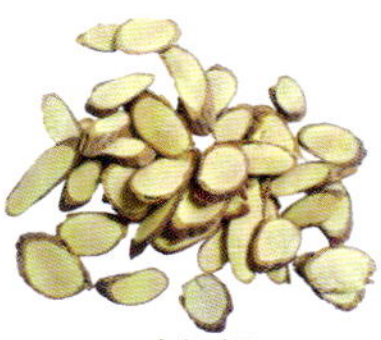
金樱根

固精涩肠。治滑精、遗尿、痢疾、泄泻、崩漏、带下、子宫脱垂、痔疾、烫伤。

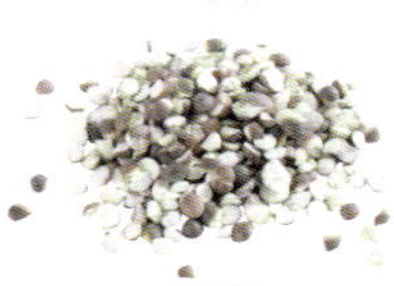
芡实

益肾固精，补脾止泻，祛湿止带。用于梦遗滑精、遗尿尿频、脾虚久泻、白浊、带下异常。

蔬果小厨房

荔枝醋饮

材料：

白醋 500 毫升，荔枝 500 克。

做法：

将荔枝洗净，去壳，去核，放入瓶中，倒入白醋，密封后发酵 2 个月即可饮用。发酵 3~4 个月以上饮用风味更佳。

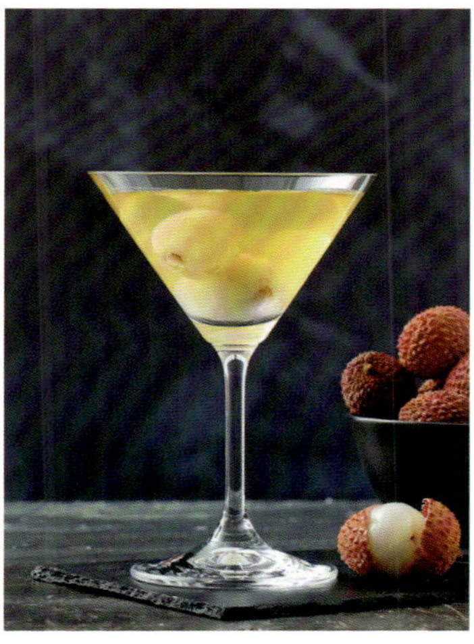

石榴

> 营养成分（每 100 克石榴）
> 脂肪 ············ 0.2 克
> 碳水化合物 ······ 18.7 克
> 膳食纤维 ········ 4.8 克
> 烟酸 ············ 0.2 毫克
> 维生素 E ········ 4.9 毫克
> 维生素 C ········ 9 毫克
> 维生素 B_1 ······· 0.05 毫克
> 维生素 B_2 ······· 0.03 毫克

生津止渴 · 收敛固涩

石榴原产于西域，汉代时传入中原。石榴全身是宝：果皮、花、叶皆可入药。石榴果皮含有苹果酸、鞣酸、生物碱等成分，具有显著的抑菌和收敛作用，能使肠黏膜收敛，并使其分泌物减少，能辅助治疗腹泻、痢疾等病症。石榴皮煎剂，能抑制流感病毒。

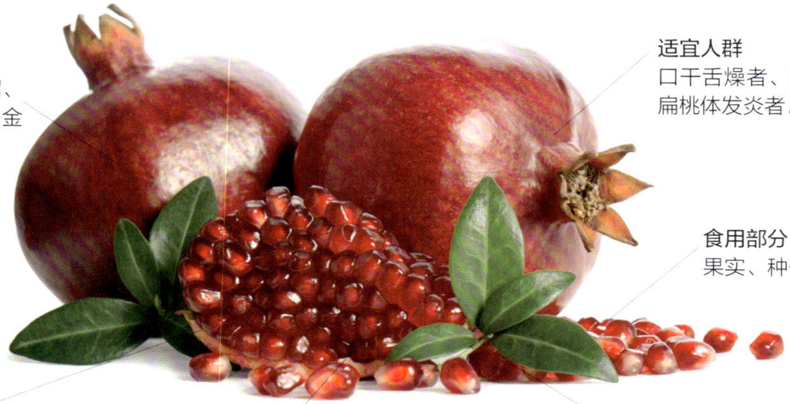

别名
安石榴、若榴、丹若、金罂、金庞、涂林。

适宜人群
口干舌燥者、腹泻者、扁桃体发炎者。

食用部分
果实、种子。

果皮
味酸、涩，性温，有小毒；入大肠经。

药用部分
果实、果皮、叶、花、根皮。

果实
味甘、酸、涩，性平；入胃、大肠经。

药用功效

果实 收敛止泻，杀虫，生津止渴。

用量用法：适量食用。

果皮 收敛止痢，涩肠止泻，杀虫，生津止渴，炒炭后可用于止血。

用量用法：4~7 克，水煎服。有小毒，用量不宜过大。

叶 收敛止泻，解毒杀虫。

用量用法：12~24 克，水煎服。

外用：煎水洗或捣敷。

花 凉血，止血。

用量用法：3~6 克，水煎服。

外用：研末撒或调敷。

根皮 杀虫，涩肠，止带。

用量用法：6~9 克，水煎服。

挑选及储藏建议

石榴品种很多，按表皮分有红色、黄色等，一般黄色较甜；表皮光滑发亮的石榴是新鲜的，反之，如果石榴的表皮不太光滑且有黑斑，说明已经存放很久了；成熟饱满的石榴皮肉紧绷，按下去会有硬实感；外观较圆的石榴，皮较厚，外观果棱显现的是皮薄且完全成熟的石榴，后者更甜。

将石榴放入冰箱的冷藏室，一般可保存半个月左右，时间过长石榴皮会变黄、变干。如将鲜石榴放在阴凉、干燥、通风处保存，可以保存7~10日。

医生提示

- 勿空腹食用。
- 下痢初起不宜用，因为会抑制致病菌排出体外。
- 石榴根皮用于杀虫时，忌用油类泻下剂或饮用含有油类脂肪的食物，以免引起中毒。
- 多食石榴皮，伤肺生痰，损齿。

中医养生方

慢性鼻炎

【材料】石榴叶 12 克，茶叶 5 克，玉米叶 24 克。

【做法】以上材料洗净后用水煎，分 2 次服。

腹泻

【材料】石榴皮 15 克，翻白草 24 克，白头翁 24 克，大蒜 1 头。

【做法】以上材料洗净后加水煎服。

细菌性痢疾

【材料】石榴皮 12 克，黄糖 12 克。

【做法】先将洗净的石榴皮加水 1 碗半煎至 1 碗，去渣，加黄糖调匀，分 2 次服，连服 5 天。

小儿蛔虫病、绦虫病

【材料】干石榴皮 10 克，干槟榔 10 克。

【做法】二者共研细末，每次服 5 克，用开水送服，早晚各 1 次，连服 2 日。

鼻出血

【材料】鲜石榴花 24 克。

【做法】鲜石榴花洗净后用水煎服，或把石榴花晒干，研细末，每次用 0.3 克，吹入鼻孔内。

便血

【材料】石榴花 9 克，侧柏叶 9 克。

【做法】二者洗净后加适量水煎，分 2 次服，可以凉血止血。

前列腺增生

【材料】石榴花 15 克，山药 15 克，五倍子 12 克。

【做法】以上材料洗净后用水煎，分 2 次服，可以补阴益气、固肾缩尿。

肺结核

【材料】石榴花、夏枯草各 30 克。

【做法】二者洗净后水煎或加少量黄酒服；或研末，每次服 6 克，每日 3 次，用开水送服。

食疗小常识

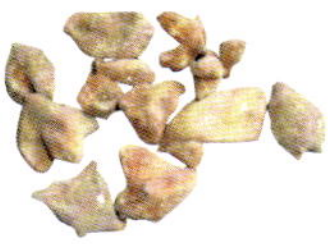

五倍子

敛肺降火，涩肠止泻，敛汗止血，收湿敛疮。用于肺虚久咳、肺热咳嗽、久泻久痢。

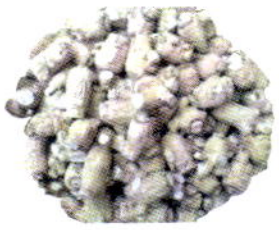

翻白草

止血，止痢，解毒。用于吐血、便血、崩漏、痢疾、疟疾、痈疖。

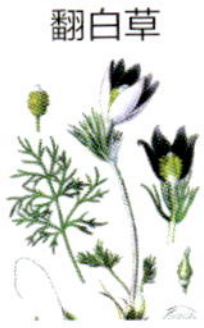

白头翁

清热解毒，凉血止痢。用于热毒血痢、阴痒带下、阿米巴痢疾。

蔬果小厨房

石榴苹果汁

材料：

苹果 1 个，石榴 1 个，柠檬 1 个，冰块适量。

做法：

石榴去皮，取出果实；苹果洗净，去核，切块；柠檬洗净，切片。将苹果、石榴和柠檬顺序交错地放进榨汁机榨汁，向果汁中加入冰块即可。

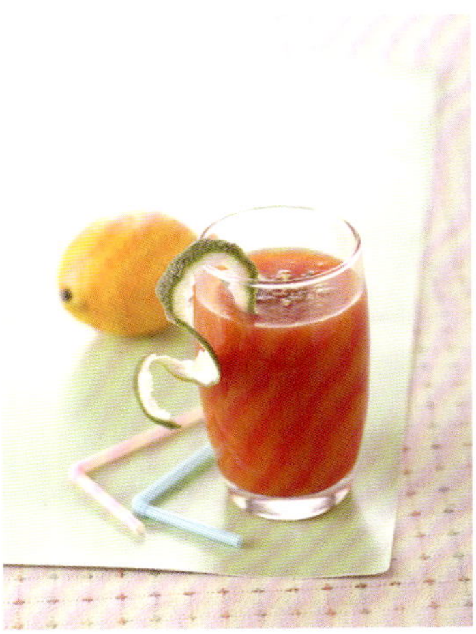

番茄

生津止渴 · 健胃消食

番茄并不只是一种美味的蔬菜，在欧洲有一句谚语"家中有番茄，就不会发生胃痛"，说明番茄还具有一定的药用价值。番茄能促进胃液分泌，帮助消化蛋白质。

营养成分（每 100 克番茄）

脂肪	0.2 克
碳水化合物	4 克
膳食纤维	0.5 克
烟酸	0.6 毫克
维生素 E	0.57 毫克
维生素 C	19 毫克
维生素 B_1	0.03 毫克
胡萝卜素	0.55 毫克

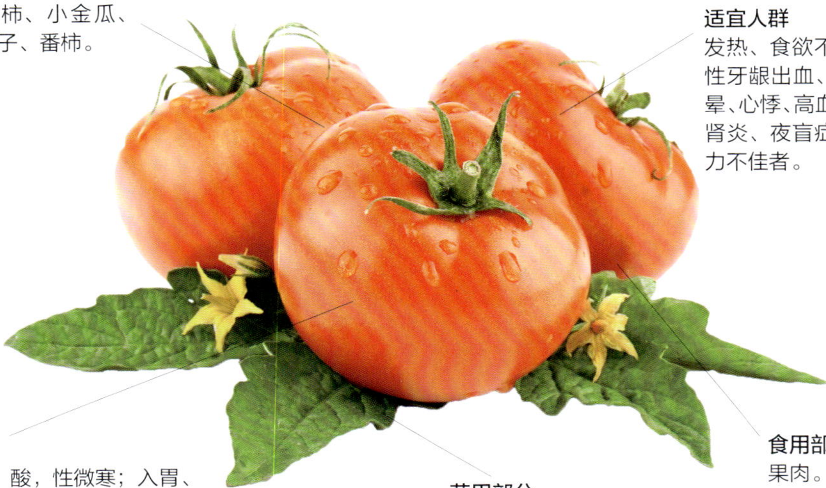

药用功效

果实 治高血压、心脏病、牙龈出血、中暑、胃热、口干舌燥、发热烦渴、夜盲、肝阴不足、目昏眼干、阴虚血热、鼻衄。

用量用法： 做水果生食，或做蔬菜炒食、炖汤等，也可做番茄酱食用。

叶 治头痛、下痢、肿毒。

用量用法： 15 克，煎汤或入丸、散内服。

外用： 捣敷或煎水熏洗。

藤 治甲状腺肿大。

用量用法： 6~12 克，水煎内服。

挑选及储藏建议

宜选外形圆润的番茄，呈棱形或表皮有斑点的不太好；用手轻轻捏一下番茄，皮薄有弹力、摸上去结实不松软的是好番茄；观察一下番茄的果蒂，如果圆圈较小则说明筋少、水分多、果肉饱满，而底部圆圈大的则筋多，口感较差。

番茄可以在常温下用塑料袋储存。首先选择果体完整、五六分熟的番茄，将其放入食品袋内后扎紧袋口，置于阴凉处，每天打开袋口1次，通风换气五六分钟；如果塑料袋内有水，可用毛巾擦干或换一个干爽的塑料袋，再扎紧袋口。这样保存的番茄会逐渐成熟，一般可保存30日左右。

医生提示

- 腹泻者少食。
- 未成熟的青色番茄含有有毒成分——龙葵素，不宜吃。
- 湿阻中焦、气滞食积者慎服。

中医养生方

夜盲症

【材料】番茄 180 克，猪肝 45 克。

【做法】番茄洗净切片，猪肝洗净切片，二者一同煮熟当菜吃，一日 1 次。

牙龈出血

【材料】番茄 45 克，白糖适量。

【做法】番茄洗净切片，蘸白糖吃，一日 2 次。

眼底出血

【材料】番茄 1~2 个。

【做法】番茄洗净，每日早晨空腹时生吃。

贫血

【材料】番茄 1 个，苹果 1 个，芝麻 12 克。

【做法】把番茄及苹果洗净，三者同生吃，1 次吃完，一日 1~2 次。

口干烦渴，食欲不振

【材料】番茄 90 克，猪瘦肉 30 克。

【做法】番茄洗净切成块，猪瘦肉洗净切成片，二者一同煮汤吃。

跌打肿痛

【材料】番茄 2 个，生姜汁少许。

【做法】将番茄绞汁，加生姜汁煮沸后饮用。

感冒发热

【材料】西瓜 600 克，番茄 240 克，白糖 45 克。

【做法】将西瓜切开，取瓤去子；番茄用开水浸烫去皮。将二者一同放入榨汁机中榨汁，加入白糖拌匀饮用，常饮。

小便不利

【材料】番茄、西瓜、黄瓜各 600 克，白糖 45 克。

【做法】将番茄用开水浸烫去皮，西瓜去皮及子，黄瓜去皮切丝。将三者一同放入榨汁机中榨汁，加入白糖拌匀，当茶常饮。

食疗小常识

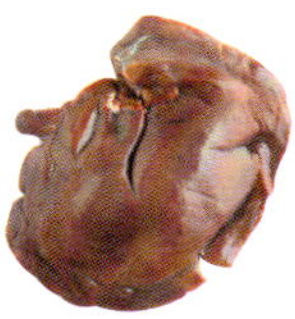

猪肝

补肝，养血，明目。治血虚萎黄、夜盲、目赤、浮肿、脚气。

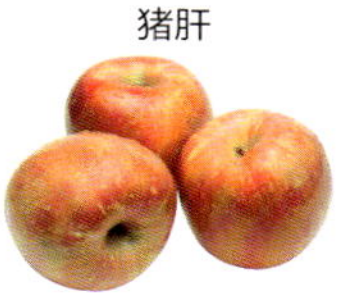

苹果

生津，润肺，除烦，解暑，开胃，醒酒。

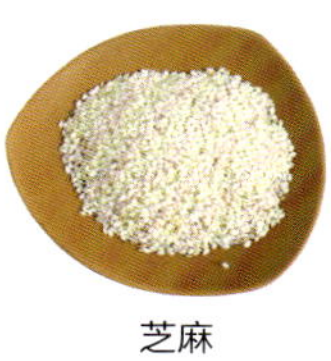

芝麻

补血明目，祛风，润肠，生津，通乳，益肝养发，补脑益智，强身体，抗衰老。

蔬果小厨房

番茄沙拉

材料：

番茄 50 克，猕猴桃 20 克，小黄瓜片 40 克，豌豆苗 30 克，沙拉酱 3 大匙。

做法：

番茄洗净切块，猕猴桃去皮切小块，小黄瓜片与豌豆苗分别洗净；将所有材料摆盘，淋上沙拉酱即可食用。

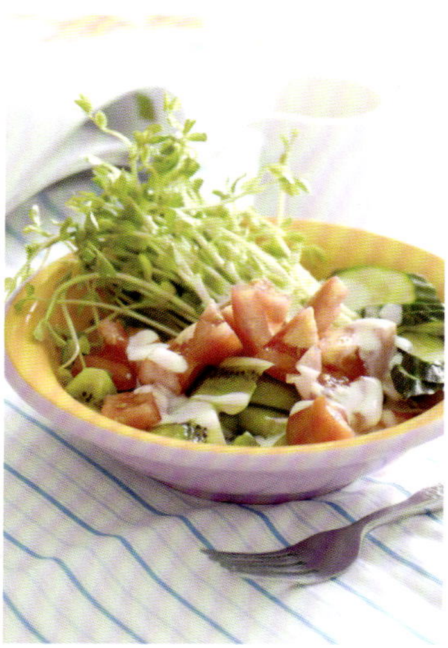

红薯

补脾益气 · 清肠通便

红薯有补虚乏、益气力、健脾胃、强肾阴、宽肠胃、通便、凉血止血、解毒的功效。红薯鲜品或干品能疏肝润肺、滋阴补脾、补气通便。红薯粉适用于中暑、发热、咳嗽、喑哑等症。

营养成分（每100克红薯）

脂肪	0.1克
碳水化合物	13.4克
膳食纤维	0.8克
烟酸	0.3毫克
镁	14毫克
维生素E	0.86毫克
维生素C	13毫克
维生素B_1	0.03毫克

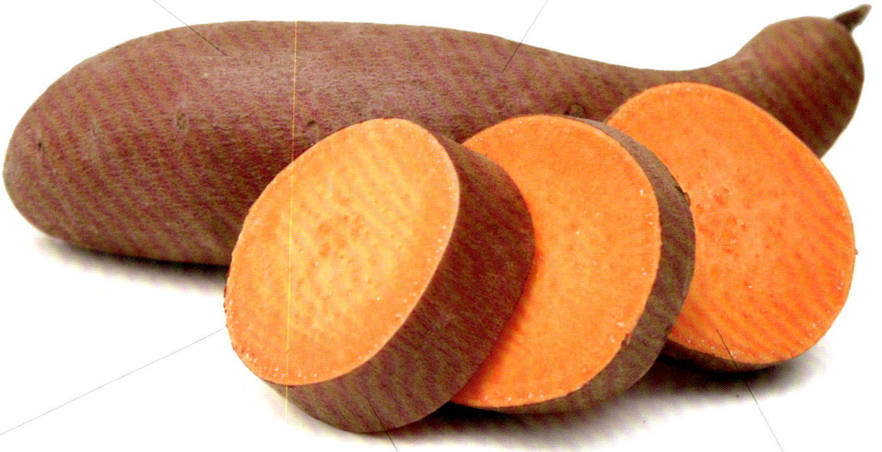

别名
甘薯、番薯、山芋、红山药。

适宜人群
一般人都可食用。

块根
味甘，性平；入脾、胃、大肠经。

食用部分
块根、茎叶。

药用部分
块根、茎叶、藤。

药用功效

块根 治病毒性肝炎、便秘、痢疾、感冒、湿热黄疸、冻疮、乳痈、脾虚水肿、疮疡肿毒。

用量用法：生食或煮食。

外用：捣敷。

茎叶 促进肠胃蠕动，预防便秘及痔疮。治霍乱、吐泻、便血、血崩、痈疮肿毒、小腿痉挛。

用量用法：15~60克，水煎服。

外用：捣敷。

藤 治吐泻、便血、血崩、乳汁不通。

用量用法：15~60克，水煎服。

外用：捣敷。

挑选建议

选择外表干净、光滑、坚硬的红薯；发芽、表面凹凸不平的红薯不要买，这种红薯已经不新鲜；若红薯表面有小黑洞，说明红薯内部已经腐烂；表面有伤的红薯也不要买，因为不容易保存，易腐烂。红薯一般是越放越甜，买回来后可以在阴凉干燥处放些日子，待红薯里的糖分充分积累后，口感会格外香甜。

医生提示

- 胃酸过多者不宜多食，否则会反酸。
- 腹胀满者勿食或少食，食后易壅塞不通。
- 生了黑斑病的红薯有毒，不可食用。
- 湿阻中焦或气滞食积者慎食。

中医养生方

痈疮肿毒

【材料】红薯叶嫩苗、空心菜嫩叶各适量，红糖适量。

【做法】将前二者洗净后一同捣烂，加红糖调匀，外敷在患处。

褥疮

【材料】红薯块根适量。

【做法】将红薯块根洗净去皮，切碎捣烂，外敷患处，每 2 小时换药 1 次。

甲沟炎

【材料】红薯叶、白糖各适量。

【做法】将红薯叶洗净捣烂，加上白糖调匀，外敷在患处，一日更换 1 次。

腹痛，腹泻

【材料】红薯藤 90 克，盐少许。

【做法】将红薯藤洗净，切段，加盐一同炒至变黄，再加水煎服。

产后乳汁不足

【材料】红薯叶 180 克，猪腩肉适量。

【做法】二者洗净后一同煎汤饮用。

糖尿病

【材料】红薯叶 45 克，冬瓜肉 90 克。

【做法】将二者洗净后一同炖烂服用，一日 2 次。

产后便秘

【材料】红薯块根 150 克，蜂蜜适量。

【做法】先将红薯洗净，去皮切小块，加适量水煮至熟烂，加蜂蜜调匀服用。

中暑吐泻

【材料】红薯茎叶 60 克。

【做法】将其洗净，加水煎服。

食疗小常识

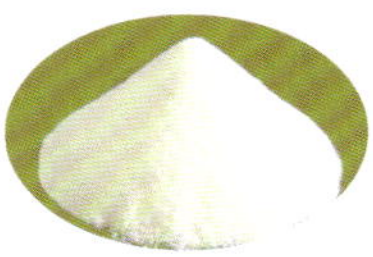

白糖

用于肺燥咳嗽，津液不足，口干渴，脾虚腹痛，或饮酒过度所致胃气不和。

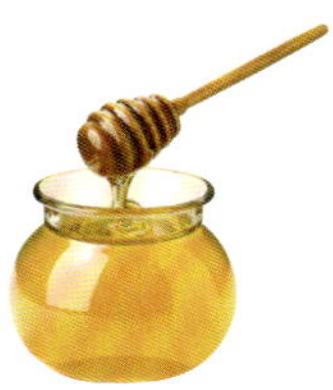

蜂蜜

治慢性便秘、慢性肝炎、消化性溃疡。

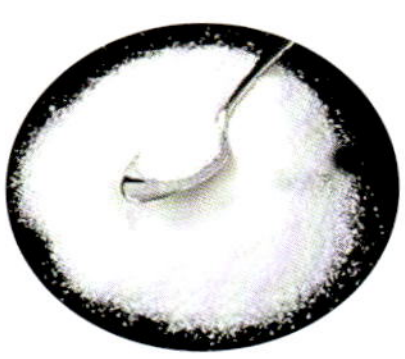

盐

助消化，清火，凉血，解毒。治食积上脘、心腹胀痛、胸中痰壅、二便不通。

蔬果小厨房

烤红薯

材料：

红薯 600 克。

做法：

红薯洗干净，用锡纸包好；烤箱 180℃预热好，将红薯放进烤箱中层，上下火 180℃烤 50 分钟即可。

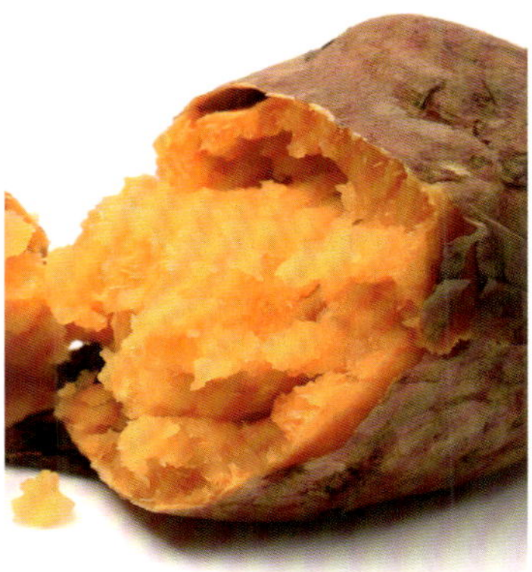

胡萝卜

营养成分（每 100 克胡萝卜）

脂肪	0.2 克
碳水化合物	8.8 克
膳食纤维	1.1 克
烟酸	0.4 毫克
维生素 E	0.41 毫克
维生素 C	13 毫克
维生素 B_1	0.04 毫克
维生素 B_2	0.03 毫克
胡萝卜素	4.13 毫克

养肝明目 · 利膈宽肠

胡萝卜如此受欢迎，主要是因为其含有大量的胡萝卜素，而胡萝卜素能有效防癌。胡萝卜素在人体内会转化成维生素 A，从而提高身体的抵抗力。

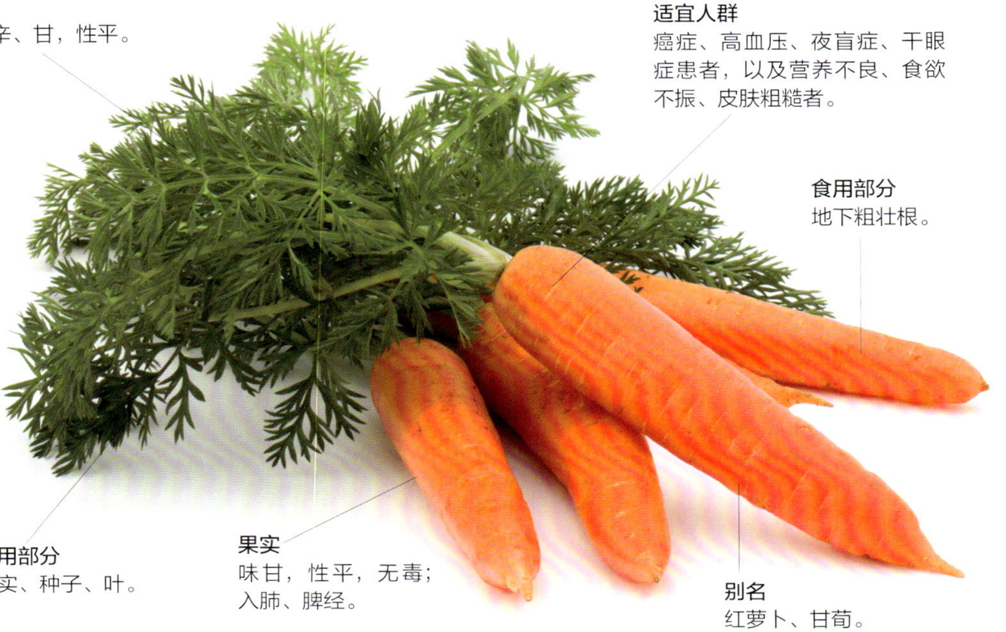

药用功效

果实 治心胸痛、肠胃不适、赤白痢疾、胃寒痛、脘闷气胀、消化不良、皮肤粗糙、贫血、偏头痛、高血压、冠心病、肝炎、夜盲症、白细胞减少症、疥疮、火伤、迎风流泪、小儿麻疹、水痘、痱子、声哑、咽炎。

用量用法： 30~90 克，水煎服；或生食，或煮食，也可捣汁服。

外用： 煮熟捣烂敷，或切片烧热敷。

种子 治胃痛、久痢、久泻、虫积、水肿、宫寒腹痛。

用量用法： 3~9 克，水煎服，或入散。

叶 治腹痛、水肿、小便不通、淋证、膀胱疾病、便血。

用量用法： 30~45 克，水煎服，或切碎蒸食。

挑选及储藏建议

挑选胡萝卜的时候用手掂一掂，较重的水分多，新鲜，甜度也会更好；在形状上，尽量选较匀称一些、个头中等的，太大的或太细的都不太好，尤其是太细的，可能还没成熟；最后看表皮，表皮完整无残，没有虫眼儿或破损的胡萝卜不但好吃，而且可以久放。

胡萝卜很耐储藏，把胡萝卜长叶的地方都削去，用一个塑料袋装起来，袋口封好后放在阴凉的地方即可。这样处理的胡萝卜可以保存很长时间。

医生提示

- 胡萝卜含能降低血糖的成分，糖尿病患者宜吃。
- 胡萝卜宜和油脂类食材炒熟食用。
- 胡萝卜多吃，有损肝脏，而且难消化。过量食用，会引起全身皮肤发黄。

中医养生方

大便秘结

【材料】胡萝卜 90 克，蜂蜜适量。

【做法】将胡萝卜洗净，切块，榨成汁，加蜂蜜调服，早晚各服 1 次。

肝炎

【材料】胡萝卜 45 克，香菜 24 克。

【做法】加适量水，将二者洗净后共煎汤，早晚各服 1 次，可起到辅助治疗肝炎的作用。

偏头痛

【材料】胡萝卜 150 克，鸡蛋壳 30 克，冰糖 15 克。

【做法】胡萝卜、鸡蛋壳洗净后，与冰糖一同煎汤，早晚各服 1 次。

肺结核

【材料】胡萝卜 150 克，红枣 12 枚。

【做法】在洗净的小块状胡萝卜和红枣中加入 3 碗水，待水煮至 1 碗即可。分 2~3 次服用，连服 7~10 日。

冠心病

【材料】胡萝卜 1 根，包心菜根 30 克，鱼腥草 30 克（后煎）。

【做法】将上述材料洗净后加适量水煎汤，早晚各服 1 次。

慢性咽喉炎

【材料】胡萝卜 1 根，芦根 30 克，冰糖 30 克。

【做法】将前二者洗净后一同煎汤，再加入冰糖调服，早晚各服 1 次。

小儿麻疹

【材料】胡萝卜 60 克，荸荠 60 克，香菜 30 克。

【做法】荸荠去外皮，与洗净的胡萝卜和香菜一同加水煎煮，一天内分次将汤服完。

水痘

【材料】胡萝卜 120 克，香菜 60 克，板栗 90 克。

【做法】将三者洗净后加水煎煮，代茶饮用。

食疗小常识

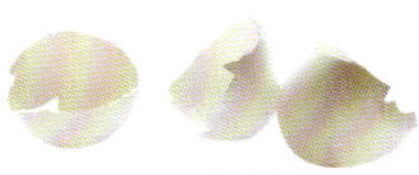

鸡蛋壳

收敛制酸，补钙。用于慢性胃炎、胃及十二指肠溃疡、佝偻病。

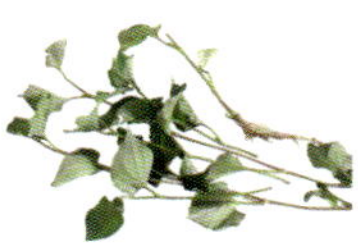

鱼腥草

清热解毒，消痈排脓，利尿通淋。用于肺痈吐脓、痰热喘咳、热痢、热淋、痈肿疮毒。

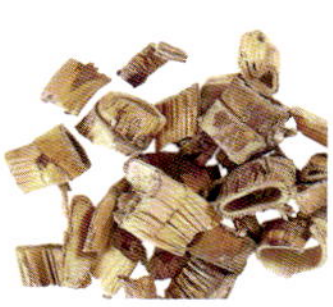

芦根

清热生津，除烦，止呕，利尿。用于热病烦渴、胃热呕哕、肺热咳嗽。

蔬果小厨房

胡萝卜菠萝汁

材料：

胡萝卜 150 克，菠萝 100 克，冰块少许，柠檬 1 个。

做法：

菠萝去皮切小块；胡萝卜洗净切块；柠檬洗净切片。将胡萝卜放入榨汁机榨成汁，再放入菠萝、柠檬榨汁。将果汁倒入杯中，加冰块即可。

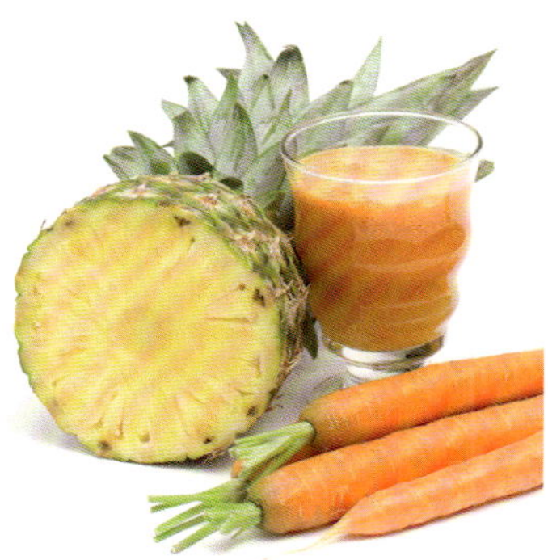

辣椒

散寒止痛 · 开胃消食

辣椒所含的辣椒碱和辣椒酊有促进食欲和改善消化功能的作用，可当健胃剂。辣椒素能刺激心脏泵血，加快血液循环，使人体发热出汗。辣椒外用，可以使皮肤局部血管扩张，促进血液循环，对风湿痛及冻伤有辅助治疗作用。

营养成分（每 100 克辣椒）

脂肪	0.4 克
碳水化合物	8.9 克
膳食纤维	3.2 克
烟酸	0.8 毫克
胡萝卜素	1.39 毫克
维生素 E	0.44 毫克
维生素 C	144 毫克
维生素 B_1	0.03 毫克
维生素 B_2	0.06 毫克

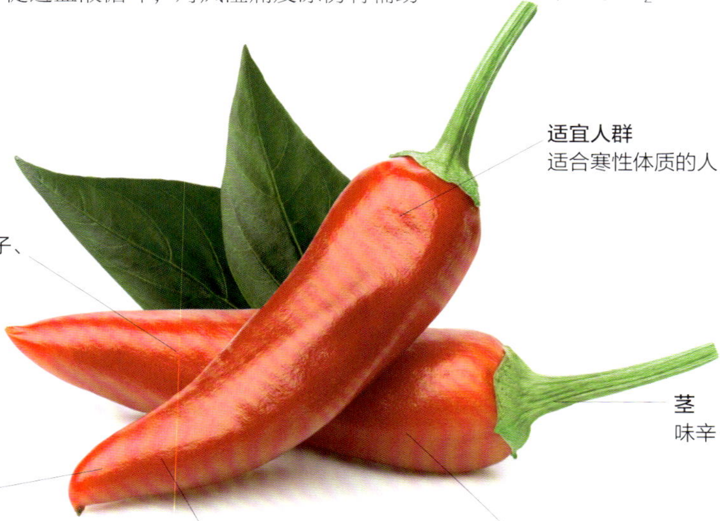

药用功效

果实 治风寒感冒、伤风头痛、腹泻、疝气、类风湿性关节炎、风湿性关节炎、关节肿痛、肩周炎、腰腿痛、冻疮、月经不调、腮腺炎、黄水疮。

用量用法： 入丸、散，内服 1~3 克。

外用： 煎水熏洗或捣敷。

叶 治慢性腰痛、中风、风湿冷痛。

外用： 取适量鲜品捣敷。

茎 治风湿冷痛、冻疮。

外用： 取适量煎水洗。

根 温里散寒。治虚寒性胃痛。

用量用法： 15 克，与 2~4 只鸡爪共水煎，饮汤。

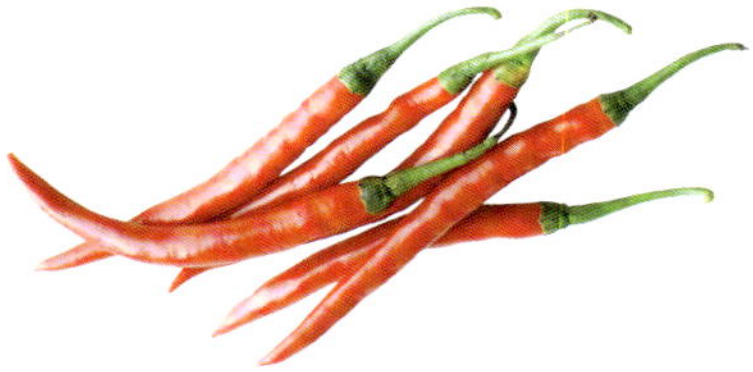

挑选及储藏建议

选辣椒时，以大小均匀、果皮坚实、肉厚质细、脆嫩新鲜、不裂口、无虫眼、无斑点的为好。购买尖椒时要选色泽嫩绿、表面光滑平整的；朝天椒则以外观红色或紫红色、辣味强、通体油亮为好；甜椒应该选外表光滑、色泽鲜艳、整体饱满、个大肉厚、有一定硬度的。

储藏时，选取完好无损的辣椒，分摊后放到透气的器皿中，如竹筐，切记不要挤压堆放；随后将竹筐放在阴凉处，这样处理的辣椒基本可保存一个月。也可将辣椒洗净后沥干水，用线自辣椒柄处将其穿起，悬挂晾晒至干后放在阴凉干燥处，这样可以延长辣椒的保存时间。

医生提示

- 消化道溃疡或有内热病症者不宜食用。
- 肺结核咯血或痔疮者忌食。
- 高血压、牙痛或风火目赤者不宜食用。
- 阴虚火旺者忌食。

中医养生方

肩周炎

【材料】辣椒1个，薏苡仁24克，红糖24克。

【做法】辣椒、薏苡仁洗净后与红糖加入适量水煎服，一日1~2次。

风湿性关节炎

【材料】辣椒粉适量，醋（酒）。

【做法】夏季用醋，冬季用酒，与辣椒粉调和后敷在患处。

慢性腰痛

【材料】辣椒叶24克，大黄24克。

【做法】将二者洗净后捣烂，外敷在患处。

功能性子宫出血

【材料】辣椒根30克，白鸡冠花12克，白扁豆花6克，乌贼骨9克。

【做法】将上述材料洗净后加水煎服，可辅助治疗功能性子宫出血。

风湿骨痛，跌打肿痛

【材料】辣椒15克，米酒500毫升，冰糖适量。

【做法】辣椒洗净，捣碎，用米酒浸泡10天，取汁，每次服用10毫升，并取少量涂抹患处。没有冰糖可用白糖代替。该方也可治疗冻疮。

心腹冷痛

【材料】辣椒3个，番茄1个，白酒、葱花、盐、香油各适量。

【做法】辣椒、番茄洗净，切丁，加适量水熬汤，加入白酒、葱花、盐、香油等调味即可服用。

冻疮

【材料】生姜、干辣椒各60克，95%的酒精300毫升。

【做法】将生姜、干辣椒放入酒精中浸泡10天，取出后外擦患处并轻轻按摩，每日2次。

偏头痛

【材料】辣椒根10个，白糖适量。

【做法】将辣椒根洗净，加水煎去渣，再放入白糖调服。或加白马骨30克，水煎去渣，加少许盐，分2次服用。

食疗小常识

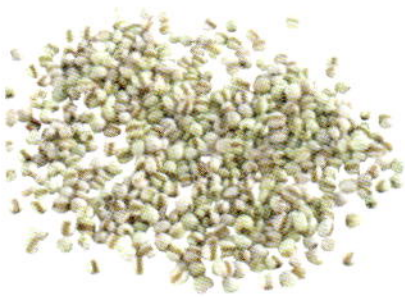

薏苡仁

健脾利湿，除痹止泻，清热排脓。用于水肿、脚气、小便不利、湿痹拘挛。

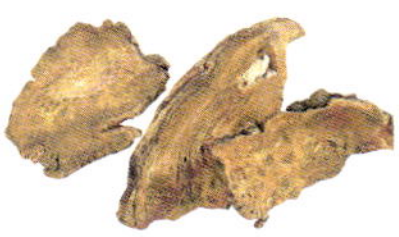

大黄

泻热通便，凉血解毒，逐瘀通经。用于实热便秘、积滞腹痛、泻痢不爽、湿热黄疸、血热吐衄。

蔬果小厨房

凉拌海参

材料：

海参100克，小黄瓜60克，辣椒1个，水果醋、橄榄油、酱油各适量。

做法：

海参处理好后和小黄瓜一起洗净，切块；海参放入开水中烫熟，捞起沥干；辣椒洗净，切成小丁，和水果醋、橄榄油、酱油拌匀，做成酱汁；把海参和小黄瓜拌匀，淋上酱汁即可食用。

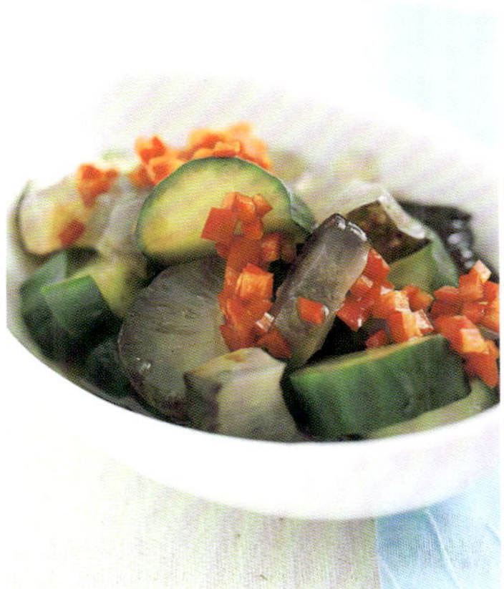

火龙果

瘦身美肤 · 清肺退火

火龙果是仙人掌科植物，原产美洲，有很高的经济价值。它集水果、花卉、蔬菜等为一体，被称为“无价之宝”。火龙果在夏季至秋季间的夜间至清晨开花，白天闭合，其花大，芳香美丽，可供欣赏，也可以鲜食或晒干后煮食。

营养成分（每 100 克火龙果）

蛋白质	1.1 克
碳水化合物	13.2 克
脂肪	0.2 克
膳食纤维	2 克
烟酸	0.31 毫克
维生素 E	0.14 毫克
维生素 C	3 毫克
维生素 B_1	0.03 毫克
维生素 B_2	0.02 毫克
维生素 B_6	0.04 毫克

别名
红龙果、青龙果、仙蜜果、玉龙果。

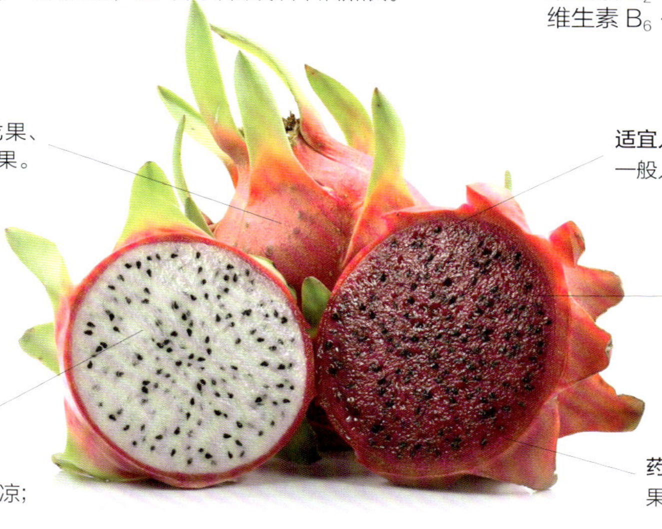

适宜人群
一般人群均可食用。

食用部分
果实、花。

果实
味甘、微酸，性凉；入胃、大肠经。

药用部分
果肉、花、茎。

药用功效

果肉 消暑降火，养颜明目，清宿便。治高血压、高脂血症、肥胖症，还可预防便秘和结肠癌。

用量用法：做水果，适量食用。

花 治高血压、高脂血症、糖尿病、血浊、肺炎、支气管炎、肺结核、淋巴结核。

用量用法：适量，鲜品炖服或与猪瘦肉、排骨共炖食，或与其他药材同用。

外用：鲜花捣烂外敷患处（花采后也可以晒干或脱水焙干备用）。

茎 治高尿酸血症、高脂血症、肾炎、高血压、便秘、腮腺炎、火烫伤。

用量用法：鲜品适量，煮汤饮服。

外用：鲜品捣汁外敷患处。

挑选及储藏建议

大体而言，红皮红肉的火龙果要比红皮白肉的甜度更高一些。挑选时首先看外表，表皮红色的地方越红越好，绿色的部分越绿代表火龙果越新鲜；若是绿色部分变得枯黄，就表示果子不新鲜了。尽量选择个大、饱满、中间浑圆凸起的；果皮像鳞片一样外翻的为上品；如果可以，轻捏一下，手感有一点点软的火龙果更甜。

未切开的火龙果可放在阴凉干燥的地方，避免阳光直射，新鲜的火龙果一般可存放一周左右。如火龙果已切开，室温下一般只能放置一天，放入冰箱冷藏室中，一般也就保存两天左右，所以，火龙果最好是现吃现切，这样能保证其新鲜度。

医生提示

- 身体虚冷者宜少吃火龙果，饭后饮用火龙果汁比较适宜。
- 腹泻时不宜吃鲜火龙果。
- 胃寒者少吃火龙果。
- 糖尿病患者宜少量食用火龙果。

中医养生方

养颜美白

【材料】火龙果 1 个，哈密瓜半个，蜂蜜半汤匙，冷开水半杯。

【做法】火龙果切开，剥去外皮，取用果肉，与哈密瓜块果肉搅碎打匀，再加入蜂蜜，用冷开水共同搅拌打匀后，即可饮用。

排毒，减肥

【材料】火龙果 1 个，梨 1 个，银耳 3 朵，黑木耳 3 朵，冰糖适量。

【做法】将银耳、黑木耳洗净，泡发好，火龙果取果肉切块，梨去皮及核后切成块状。将上述材料及冰糖放入锅中用小火炖 1 小时即可食用。

原发性高血压

【材料】火龙果花 30 克，玉米须 30 克，西瓜皮 15 克，香蕉皮 24 克。

【做法】将以上材料洗净后用水煎，分 2~3 次服。

高脂血症

【材料】火龙果干花 15 克，山楂 15 克，麦芽 12 克。

【做法】以上材料洗净后用水煎 2 次，汁液混合，早晚各服 1 次，连服半个月。

肥胖症

【材料】火龙果 1 个，盐少许。

【做法】火龙果切开，取果肉切块，蘸少许盐食用。

糖尿病

【材料】火龙果花适量。

【做法】火龙果花洗净，晒干备用，每次 30~60 克，以沸水冲泡代茶饮。

预防便秘、肠癌

【材料】火龙果 50 克，红薯 50 克，牛奶 250 毫升。

【做法】红薯洗净，切成小块，隔水蒸熟；火龙果去皮，切成同样的小块，和蒸熟的红薯一起装入碗中，最后淋上牛奶。

高尿酸血症

【材料】火龙果鲜茎适量，蜂蜜少许。

【做法】火龙果鲜茎洗净，切段，榨取汁液，加蜂蜜调服。

食疗小常识

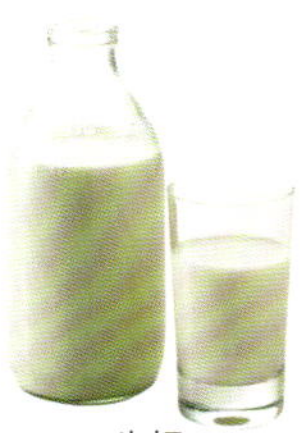

牛奶

补气血，益肺胃，生津润肠。用于久病体虚、气血不足、营养不良、噎膈反胃。

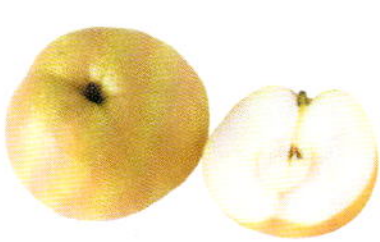

梨

治风热，润肺，清心，消痰，降火，解毒。

蔬果小厨房

火龙果酒

材料：

火龙果 600 克，冰糖 250 克，米酒 600 毫升。

做法：

把火龙果洗净，晾干后去皮，切成小块；按照一层火龙果块、一层冰糖的顺序放入广口玻璃瓶中；加入米酒，封紧瓶口。将其置于阴凉处，浸泡 3 个月便可开封，滤渣后饮用。

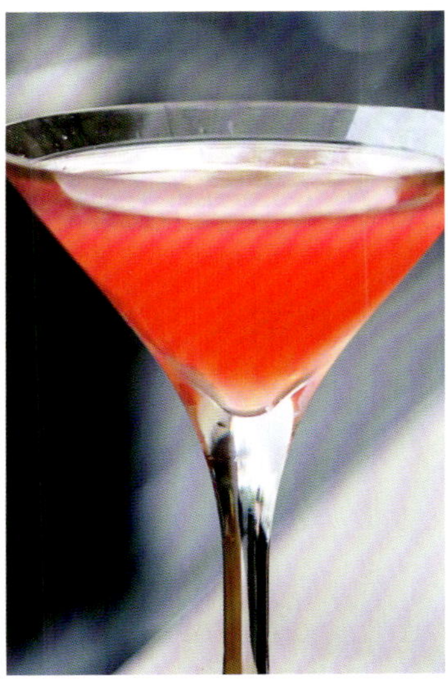

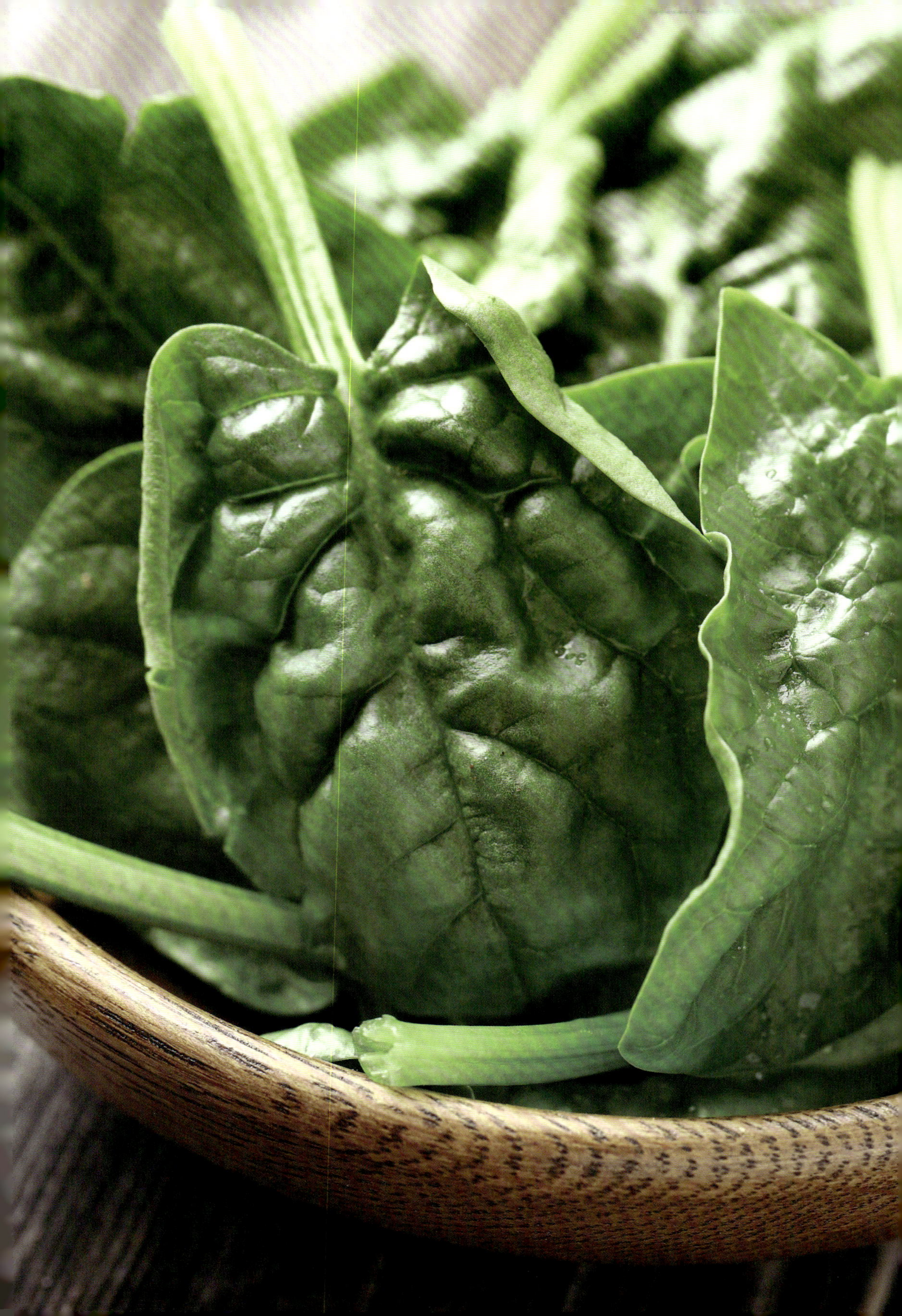

第二章

绿色蔬果：

疏肝强肝·润肠排毒

中医认为，绿色入肝，绿色食品具有疏肝强肝的功能，是人体“排毒剂”，还能起到调节脾胃、促进消化吸收的作用。绿色蔬果多含有叶绿素、叶酸、维生素C、钙等，多吃绿色食品可以给我们带来以下4种好处：

1. 强壮骨骼、牙齿
2. 补充维生素，增强免疫力
3. 降低患癌概率
4. 补充膳食纤维，防治便秘

猕猴桃

生津润燥 · 清热通淋

猕猴桃的果肉会随着果实的逐渐成熟而变软，还会散发出香气，由于拥有恰到好处的酸味及甜味，它受到大众的欢迎。猕猴桃富含维生素 C，食用 1 个猕猴桃，几乎可以摄取人体一天所需的维生素 C。

营养成分（每 100 克猕猴桃）

蛋白质	0.8 克
碳水化合物	14.5 克
脂肪	0.6 克
膳食纤维	2.6 克
胡萝卜素	0.13 毫克
维生素 E	2.4 毫克
维生素 C	62 毫克
维生素 B_1	0.05 毫克
维生素 B_2	0.02 毫克

别名
藤梨、苌楚、羊桃、毛梨、连楚。

适宜人群
癌症、高血压、冠心病患者，以及食欲不振、消化不良者。

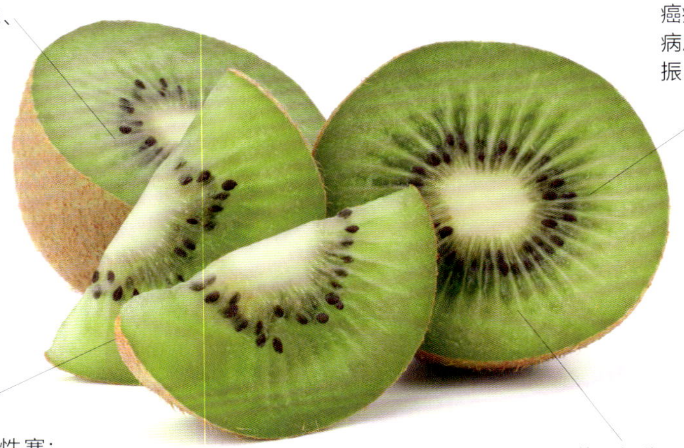

果实
味甘、酸，性寒；入胃、肝、肾经。

药用部分
果实、根、根皮、藤、枝叶。

药用功效

果实 治黄疸、痔疮、高脂血症、肝炎、心血管疾病、消化不良、石淋。

用量用法：鲜果做水果食用。

根、根皮 治肝炎、痢疾、消化不良、淋巴结肿大、水肿、带下异常、跌打损伤、风湿性关节炎、胃肠道肿瘤、痤疮、肿毒。

用量用法：取 30~60 克，煎汤内服。

外用：捣烂外敷于患处。

藤 治黄疸、消化不良、呕吐。

用量用法：15~30 克，水煎内服。

枝叶 治风湿性关节痛、乳痈、烫伤、外伤出血。

用量用法：3~6 克，研成细末，煎汤内服。

外用：捣烂，调成糊状，外敷于患处。

挑选及储藏建议

挑选猕猴桃时，以较硬者为佳，如果整体较软或局部较软则不经放；外形上，以饱满、颜色均匀、无伤无病的为好；颜色以果皮呈黄褐色、有光泽、隐约透出绿色的为佳；成熟的猕猴桃伴有香气，若果实质地坚硬，毫无香气，则说明尚未成熟。

猕猴桃不应放在通风处，否则其水分易流失，会变得越来越硬。理想的保存方式是将其放在箱中，挑选出软的、可食用的猕猴桃后，要将箱子盖好。未变软的猕猴桃放在冰箱冷藏室中则可保存2~3个月，想吃的时候，提前几天取出猕猴桃放在常温处，待其变软即可食用。

医生提示

- 脾胃虚寒者不宜多食，多食易伤脾胃。
- 先兆流产、月经过多或尿频者忌食。

中医养生方

高血压

【材料】猕猴桃 150 克，牛奶 200 毫升，蜂蜜适量。

【做法】先将猕猴桃去皮，切成片状；牛奶同蜂蜜拌匀，然后和猕猴桃片一起放进果汁机，搅拌成汁即可服用。

便秘

【材料】猕猴桃 2 个，梨 1 个，白开水、柠檬汁各适量。

【做法】猕猴桃剥皮，梨削皮去核。将猕猴桃切片，梨切块，二者一同放入果汁机中，加白开水打成果汁，放入柠檬汁即可饮用。

乳腺炎

【材料】鲜猕猴桃叶适量，红糖、米酒各少许。

【做法】鲜猕猴桃叶洗净，与红糖、米酒共捣烂，加热外敷患处（避开乳头），可起到辅助治疗作用。

偏坠（阴囊一侧肿大偏垂）

【材料】猕猴桃 30 克，金橘根 8 克，米酒 30 毫升。

【做法】将前二者洗净后水煎，去渣后调入米酒，分 2 次服。

食欲不振

【材料】猕猴桃 2 个，芒果 3 个，豆奶、蜂蜜、冰块各适量。

【做法】猕猴桃去皮切碎，芒果去皮及核，切块，猕猴桃和芒果放入果汁机中，加豆奶、蜂蜜及冰块，打成果汁饮用。

食道不适

【材料】鲜猕猴桃根 60 克，白花蛇舌草 24 克，白茅根 24 克，鲜野葡萄根 45 克，半枝莲 24 克，鲜水杨梅根 45 克。

【做法】将上述材料洗净后加水煎煮，分 2 次服，连服半个月，停 3 日再服。

胃溃疡

【材料】猕猴桃根 30 克，乌药 12 克。

【做法】二者洗净后用水煎，饭前各服 1 次。

消化不良

【材料】猕猴桃干果 45 克。

【做法】洗净后用水煎，分 2 次服。

食疗小常识

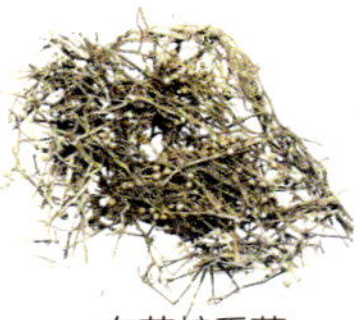

白花蛇舌草

清热解毒，活血，利尿。用于扁桃体炎、咽喉炎、尿路感染、盆腔炎、阑尾炎。

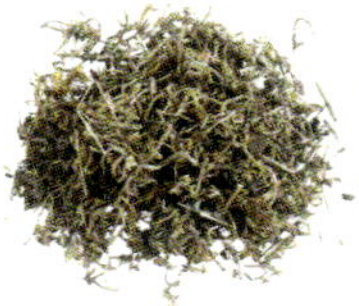

半枝莲

清热解毒，化瘀，利尿。用于疔疮肿毒、咽喉肿痛、毒蛇咬伤、跌仆伤痛、水肿。

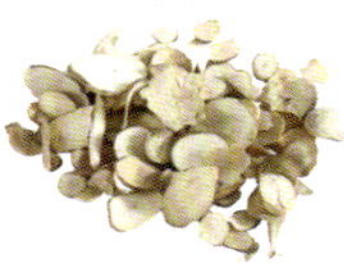

乌药

顺气止痛，温肾散寒。用于胸腹冷痛、气逆喘急、膀胱虚冷、遗尿尿频。

蔬果小厨房

猕猴桃柳橙汁

材料：

猕猴桃 1 个，柳橙 60 克，蜂蜜 15 毫升，冷开水 40 毫升，碎冰 80 克。

做法：

将猕猴桃洗净，对切后挖出果肉备用；柳橙取果肉切成小块；将碎冰、猕猴桃及其他材料放入果汁机内，高速搅拌 30 秒即可。

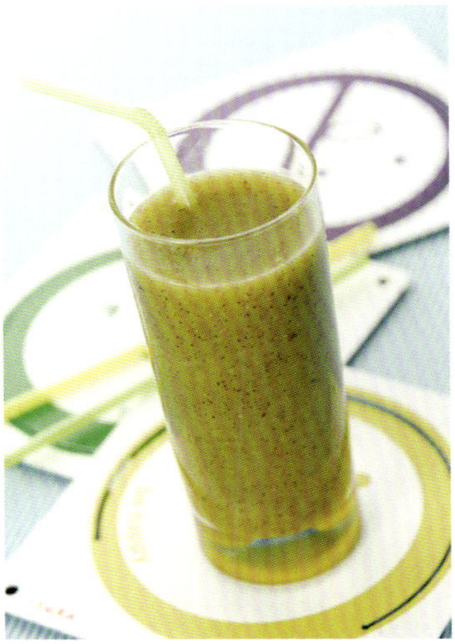

橄榄

清肺利咽 · 生津止渴

橄榄是南方特有的亚热带水果之一。橄榄鲜食味酸或甜，有的略带涩味，但回味甘甜，且有特殊的香气，深得人们喜爱。橄榄含有多种营养物质，对人体大有裨益。

营养成分（每 100 克橄榄）

蛋白质	0.8 克
碳水化合物	15.1 克
脂肪	0.2 克
膳食纤维	4 克
锌	0.25 毫克
钙	49 毫克
维生素 C	3 毫克
维生素 B_1	0.01 毫克
维生素 B_2	0.01 毫克

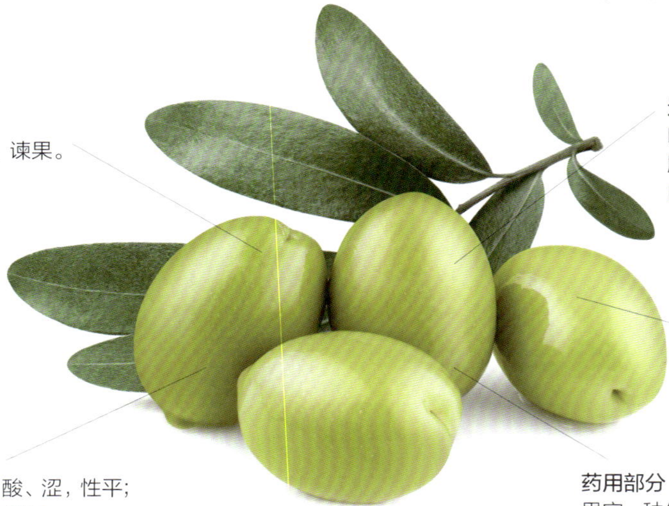

药用功效

果实 治咳嗽气喘、咽喉肿痛、暑热烦渴、宿醉、鱼蟹中毒。

用量用法：6~9 个，水煎服。

外用：研末撒或油调敷。

种仁 治口唇干裂疼痛、鱼蟹中毒。

用量用法：6 个，水煎服。

外用：研末外敷。

核 治咽喉肿痛、睾丸肿痛、口舌生疮、冻疮、疳疮。

用量用法：3~6 个，烧存性，研末服。

外用：外撒或调敷。

根 治风湿痹痛、手脚麻木、脚气、咽喉肿痛、白浊、哮喘。

用量用法：12~30 克，水煎服。

外用：煎水含漱。

逸文趣事

橄榄核雕又称榄雕，在汉族群体中源远流长，其造型秀丽、雅致，线条流畅、动静结合、细腻精微，总体艺术特色可以概括为：雕刻精细入微，形态小巧玲珑。技法以浮雕、圆雕、镂空雕为主。

明代《清秘藏》中记载，明代宣德年间有个叫夏白眼的技师，能于橄榄核上刻十六个娃娃，“眉目喜怒悉具。或刻子母九螭，荷花九鸶，其蟠屈飞走绰约之态，成于方寸小核”。

医生提示

- 橄榄油及橄榄有防治心脏病和胃溃疡的作用。
- 胃酸过多者慎用。
- 脾胃虚寒、腹痛、腹泻患者或大便秘结者慎服。
- 过量服用果核，易令人吐泄。

中医养生方

痔疮出血

【材料】鲜橄榄 5 个，藕节 75 克，猪瘦肉 75 克，盐适量。

【做法】鲜橄榄去核，同其他食材洗净后加入水及适量盐，煎服，一日 1 次。

预防流行性脑脊髓膜炎

【材料】橄榄 7 个，白萝卜 240 克。

【做法】将上述两味食材洗净，加适量水煎汤，代茶饮。

久咳不愈

【材料】鲜橄榄 5 个，冰糖适量。

【做法】鲜橄榄洗净后去核，与冰糖一同炖 30 分钟后饮服。

肺胃热毒

【材料】鲜橄榄 12 个，白萝卜 180 克。

【做法】二者洗净，白萝卜切片或切块，与鲜橄榄一同加水煎，分 2 次服。

胃痛不适

【材料】橄榄根 30 克，桂花根 30 克，狗尾草 30 克，猪瘦肉 60 克，酒适量。

【做法】将上述材料洗净后加适量水与酒（宜一半酒一半水）一同炖服。

肠炎

【材料】鲜橄榄 5 个，姜糖适量。

【做法】将鲜橄榄去核取果肉，加姜糖及适量水煎汤送服。

筋骨酸痛

【材料】鲜橄榄根 90 克，黄酒 120 毫升。

【做法】鲜橄榄根洗净后与黄酒加适量水炖服。

咽喉肿痛

【材料】鲜橄榄 15 个，白萝卜 150 克。

【做法】二者洗净，白萝卜切块，和鲜橄榄混合后加水煎服。

食疗小常识

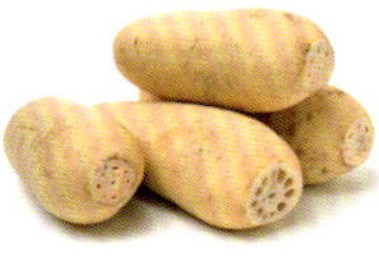

藕节

止血，消瘀。用于吐血、咯血、尿血、崩漏。

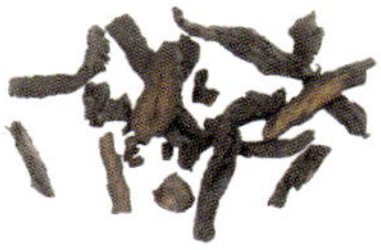

桂花根

祛风湿，散寒止痛。用于风湿筋骨疼痛、腰痛、牙痛。

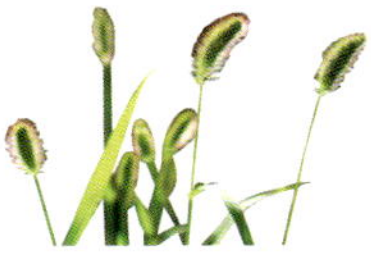

狗尾草

清热利湿，祛风明目，解毒，杀虫。主治风热感冒、黄疸、小儿疳积。

蔬果小厨房

橄榄萝卜汁

材料：

鲜橄榄 50 克，白萝卜 500 克。

做法：

二者洗净，将鲜橄榄捣烂，白萝卜切成块，捣碎，与橄榄泥拌匀，加水 500 毫升，用小火熬 20 分钟，滤汁饮用。

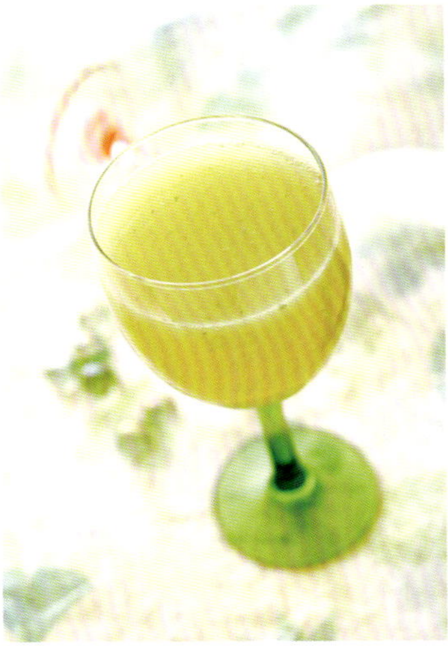

梅子

营养成分（每100克梅子）

蛋白质	0.9克
碳水化合物	6.2克
脂肪	0.9克
膳食纤维	1克
钙	11毫克
磷	36毫克
铁	1.8毫克

利咽生津 · 涩肠止泻

梅子是果梅树结的果，原产我国南方。初夏采收即将成熟的绿色果实，洗净鲜用，称青梅；以盐腌制、晒干用，称白梅；以小火炕至干燥均匀，色黄褐、起皱，再焖至色黑，称乌梅。

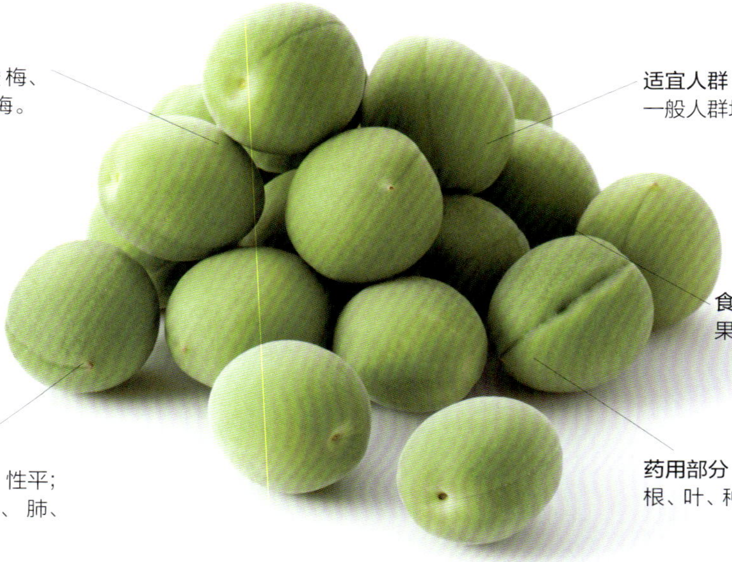

别名
梅实、酸梅、青梅、乌梅。

适宜人群
一般人群均可食用。

食用部分
果实。

果实
味酸、涩，性平；入肝、脾、肺、大肠经。

药用部分
根、叶、种仁、果实。

药用功效

根 治胃酸过多、下痢、瘰疬、胆囊炎、骨酸痛、肝风、咳嗽、风痹、肝肿大。

用量用法： 9~15克，水煎服。

外用： 研末调敷。

叶 治腹泻、功能性子宫出血。

用量用法： 6~12克，水煎服。

外用： 蒸热熏。

种仁 治筋膜炎、神经衰弱、肝吸虫病、暑热烦渴、烦热、视物不清。

用量用法： 2~6个，水煎服。

外用： 捣敷。

果实 治咽喉肿痛、喉痹、津伤口渴、筋骨疼痛、泻痢。

用量用法： 6~9个，水煎服，或水煎噙咽。

外用： 浸酒擦。

储存妙招

梅子的保存方式依其熟度的不同而不同，六七分熟的梅子适合做脆梅及腌梅，用塑料袋封好后直接放入冰箱冷藏保存，可延长梅子的脆度；八九分熟的梅子则建议装袋封好后直接放在阴凉处催熟。

医生提示

- 梅子中所含的柠檬酸能促进肠蠕动，因此便秘之人宜食之；梅子中还含有多种有机酸，有改善肝功能的作用，故肝病患者宜食之；此外，梅子中的酸性物质可软化血管，缓解血管硬化，具有防老抗衰的作用。
- 有实邪者不宜用。
- 多食则损牙齿、伤脾胃。
- 失眠者宜少食。
- 消化性溃疡者或胃酸过多者忌食。

中医养生方

皮肤湿疹

【材料】青梅 5 个，五倍子 30 克。

【做法】将青梅、五倍子洗净，青梅捣烂，加五倍子，水煎外洗患处。

胆囊炎

【材料】乌梅 8 个，金钱草 30 克，五味子 30 克。

【做法】材料洗净后用水煎，分数次服。

风火牙痛

【材料】白梅 1~2 个。

【做法】将白梅含口内，再吐出涎水，一日 4 次，有降火消肿作用。

夏季肠胃不和

【材料】青梅 180 克，米酒 1500 毫升。

【做法】青梅洗净后放米酒中浸泡 45 天，每次饮用 30 毫升。

白癜风

【材料】乌梅肉 45 克，补骨脂 45 克，白酒适量。

【做法】前二者洗净，放白酒中共浸泡半个月，以药酒外擦患处。

胃下垂，子宫脱垂

【材料】乌梅 4 个，黄芪 24 克，党参 6 克，升麻 6 克，小茴香 3 克，五倍子 6 克。

【做法】材料洗净后加水煎至 2 碗，空腹温服或分 2 次服。

鸡眼

【材料】乌梅肉适量，醋少许，盐水少许。

【做法】将乌梅肉捣烂，加入醋，用盐水调匀，敷在患处。

手脚癣

【材料】青梅 6 个，石榴果皮 30 克。

【做法 1】将青梅洗净捣烂，同石榴果皮共煎水，外洗患处，一日数次。

【做法 2】青梅去核，将青梅与石榴果皮共捣成果泥，敷于患处，一日换药 1 次。

食疗小常识

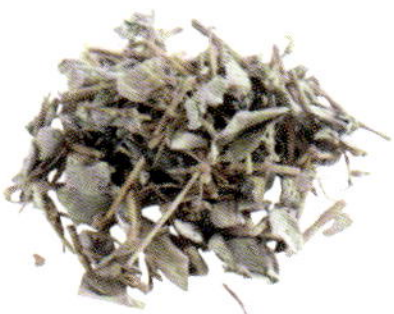

金钱草

清利湿热，通淋，消肿。用于热淋、石淋、尿涩作痛、黄疸、尿赤、痈肿疔疮。

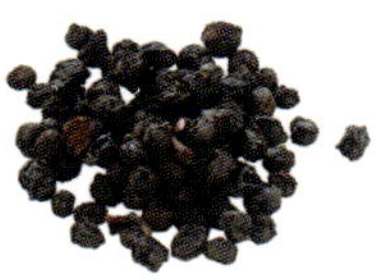

五味子

收敛固涩，益气生津，补肾宁心。用于久咳虚喘、梦遗滑精、遗尿、尿频。

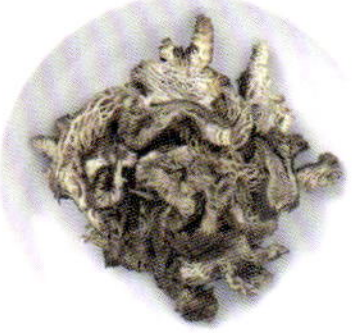

升麻

发表透疹，清热解毒，升举阳气。用于风热头痛、齿痛、口疮、咽喉肿痛、麻疹不透。

蔬果小厨房

梅子酒

材料：

青梅 600 克，冰糖 450 克，米酒 3 瓶。

做法：

用湿布擦拭青梅外皮，待其外皮干燥后即可加米酒及冰糖浸泡，浸泡后储存 1 个月即可启封饮用，视个人酒量而定。饭前饮用可增进食欲，饭后饮用能帮助消化。

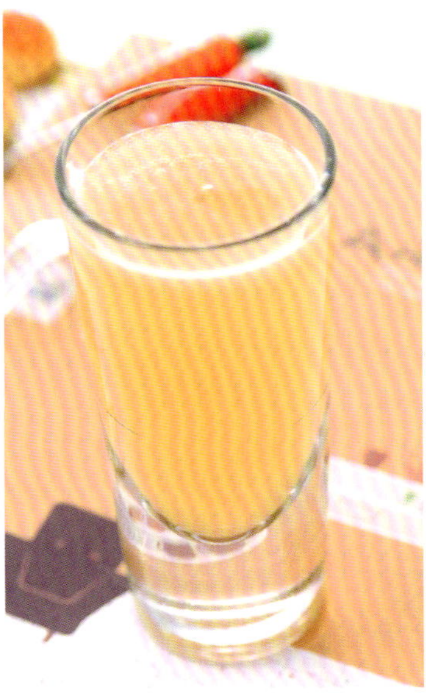

香瓜

消肿利尿 · 润燥解渴

香瓜是夏季清凉消暑、解烦渴的佳品。民间常用它来辅助治疗肾炎水肿、胃热烦渴、高血压。香瓜有利于人体心脏、肝脏及消化系统的生理活动，可调节内分泌，增强机体造血功能。生食香瓜，可润燥止渴，消除口臭。

营养成分（每 100 克香瓜）

蛋白质	0.4 克
碳水化合物	6.2 克
膳食纤维	0.5 克
烟酸	0.7 毫克
胡萝卜素	0.1 毫克
维生素 C	17 毫克
维生素 B_1	0.05 毫克
维生素 B_2	0.08 毫克

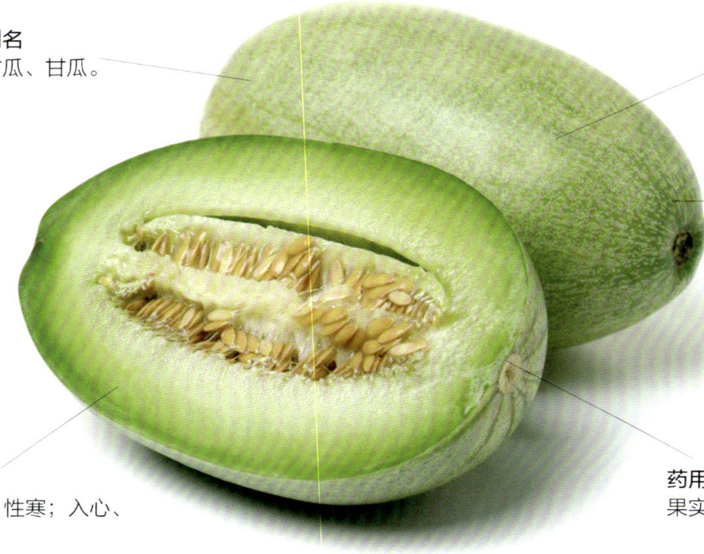

药用功效

果实 治暑热烦渴、暑热下痢腹痛、小便不利。生食可润燥止渴，除烦解热，利尿，润肺，除口臭，抗老化。

用量用法： 适量生食，或煎汤，或研末。

籽 治肺热咳嗽、热病口渴、大便燥结，可化痰，润肠。

用量用法： 9~12 克，水煎服；3~5 克，研末服。

蒂 治胸闷、恶心、下痢、食物中毒、喉痹、宿食不化、湿热黄疸。

用量用法： 3~6 克，水煎服。

外用： 研末调敷。

叶 治小儿疳积及跌打损伤。生品捣汁涂，可生发，祛瘀血。

用量用法： 9~12 克，水煎服。

外用： 捣敷或捣汁涂。

挑选建议

挑选香瓜时，首先看香瓜的瓜脐，瓜脐外圈越大越好；其次，瓜藤越绿说明香瓜越成熟，水分也越多；再次，看香瓜的表面有没有损伤，要挑表面光滑洁净的；然后，轻轻捏一下香瓜的果肉，按起来富有弹性的是熟香瓜，但不能太软，太软的可能变质了，太硬的则可能还没熟；最后闻一下，优质的香瓜带有淡淡的瓜香味。

医生提示

- 脾胃虚寒或腹胀便溏患者不可食用。
- 香瓜蒂有毒，生食过量，10~30 分钟后会出现恶心、呕吐、腹痛、下痢、血压降低、心跳加速、痉挛、呼吸困难等症状。
- 体虚或心脏病患者不宜食用。

中医养生方

肺结核

【材料】香瓜 180 克，冰糖适量。

【做法】将香瓜洗净，切成块（不去瓤及籽），加冰糖炖烂，早晚各服 1 次。

慢性肥厚性鼻炎

【材料】香瓜蒂适量。

【做法】香瓜蒂烧存性，研成粉末，亦可与细辛粉同用，取少许吹入鼻中，一日 3 次。

大便秘结

【材料】香瓜 180 克。

【做法】洗净（不去瓤及籽），早晚各吃 1 次。

肺水肿

【材料】香瓜子、冬瓜子各 90 克。

【做法】打碎，用纱布袋装入，加水煮汤，代茶饮。

热毒炽盛

【材料】香瓜汁、葡萄汁、李子汁各 15 毫升。

【做法】三味调匀，一次饮尽。

心烦口渴

【材料】香瓜子 8 克，天花粉、麦冬各 9 克。

【做法】三味混合，用水煎服。

口干咽燥

【材料】香瓜 150 克，莲藕 75 克，冰糖 24 克，绿茶少许。

【做法】香瓜洗净，去瓤，去籽，与洗净的莲藕共切片，与其他材料加水 3 碗共煮 3 分钟，再加入绿茶，分 3 次服。

肠痈，肺痈

【材料】香瓜子 30 克，野荞麦根 15 克，白糖适量。

【做法】前二者洗净，香瓜子捣烂，将上述材料加水一同煎服。

食疗小常识

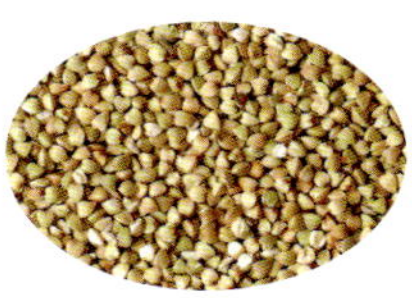

荞麦

健脾消积，下气宽肠，解毒敛疮。主治肠胃积滞、泄泻、痢疾、霍乱、白浊、带下异常、自汗。

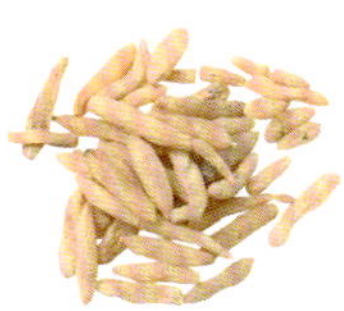

麦冬

养阴生津，滋补肺肾，清热除烦。可治疗阴虚发热、咳嗽吐血、肺痿。

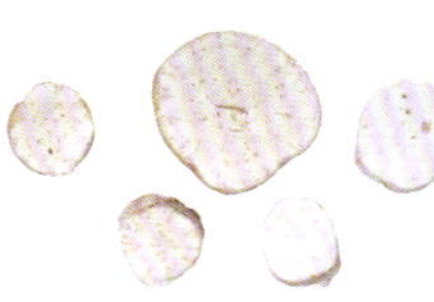

天花粉

清热泻火，生津止渴，消肿排脓。

蔬果小厨房

柠檬芹菜香瓜汁

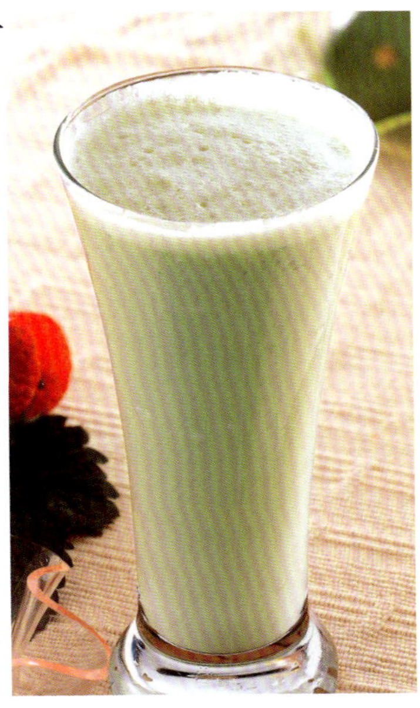

材料：

柠檬 1 个，芹菜 30 克，香瓜 80 克，冰块适量。

做法：

将柠檬洗净切片；香瓜对切为二，削皮，去籽切块；芹菜洗净备用。将芹菜整理成束，放入榨汁机，再放入香瓜、柠檬，一起榨汁。蔬果汁中加入冰块即可。

香菜

健胃理气 · 发汗透疹

香菜芳香健胃，祛风解毒，可透发麻疹及风疹，有促进血液循环的作用。

营养成分（每100克香菜）

蛋白质	1.8 克
碳水化合物	6.2 克
脂肪	0.4 克
膳食纤维	1.2 克
烟酸	2.2 毫克
维生素 E	0.8 毫克
维生素 C	48 毫克
维生素 B_1	0.04 毫克
维生素 B_2	0.14 毫克

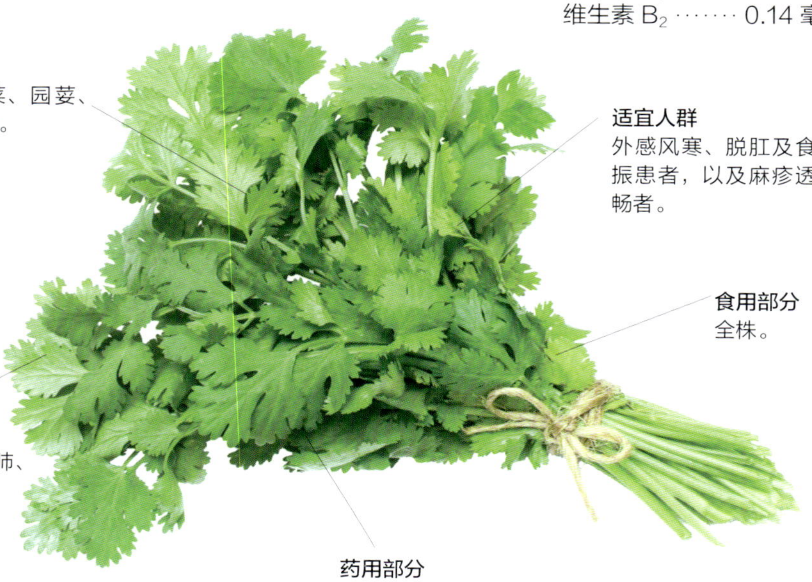

别名
香荽、胡菜、园荽、芫荽、胡荽。

适宜人群
外感风寒、脱肛及食欲不振患者，以及麻疹透发不畅者。

食用部分
全株。

全株
味辛，性温；入肺、脾经。

药用部分
全株、籽、花。

药用功效

全株 香菜辛香升散，能促进胃肠蠕动，有助于开胃醒脾、调和中焦，因此能治食物积滞、麻疹透发不快、风寒感冒、流行性感冒、咳嗽、消化不良、胃脘痛、呕吐、盗汗、高脂血症、肝炎、小儿痱子、大便出血、头痛、产后缺乳、小便不利、牙痛。

用量用法： 干品 12~15 克，或鲜品 12~30 克，加水煎服，或捣汁服。

外用： 煎汤洗，或捣敷。

籽 用于治疗感冒鼻塞、食欲不振、牙痛。

用量用法： 3~9 克，水煎服。

花 行气止痛，治疗消化不良、脘腹胀痛等。

用量用法： 15~30 克，水煎服。

储存妙招

将香菜洗净，切成合适长度后放在塑料袋里密封好，然后存放在冰箱冷冻室中。食用时直接取出，无须解冻，香菜不会坏，味道也不会变。

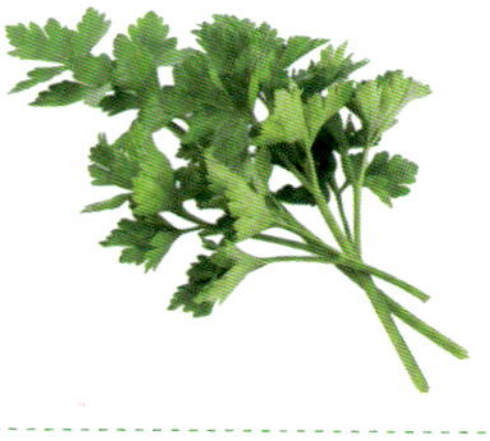

医生提示

- 本品不宜久煎。
- 多吃香菜会耗血伤气。
- 气虚者不宜多食；麻疹已透、消化性溃疡、皮肤瘙痒者不宜食用。
- 眼病、口臭或狐臭者慎用。
- 服食补药等中药时忌食。

中医养生方

流行性感冒

【材料】香菜 30 克，黄豆 12 克。

【做法】二者洗净后加水煎服，连服数日。

痛经

【材料】香菜 9 克，艾叶 15 克。

【做法】二者洗净后加水煎服，一日 2 次。

高脂血症

【材料】香菜 24 克，葱须 24 克，黑木耳 15 克。

【做法】将上述材料洗净后加适量清水煎服，早晚各服 1 次。

麻疹透发不畅

【材料】香菜 6 克，紫草 9 克，川红花 3 克。

【做法】将三者洗净后加水煎服。

感冒咳嗽

【材料】香菜 30 克，饴糖 15 克，米汤半碗。

【做法】将洗净的香菜和饴糖放在碗内，加米汤，等饴糖蒸溶化后服之，一日 3 次。

咽喉炎

【材料】香菜花 45 克，鸡蛋 1 个。

【做法】香菜花洗净，加 2 碗水煎至 1 碗时去渣，再打入鸡蛋调匀服用。

消化不良

【材料】香菜籽 6 克，苍术 9 克，陈皮 6 克。

【做法】将三者洗净后加水煎服，或取鲜香菜 30 克用水煎服。

水肿

【材料】香菜适量，鲫鱼 1 条，香油适量。

【做法】香菜洗净备用，鲫鱼去肠杂后洗净，将香菜放入鲫鱼腹中，用香油煎食。

食疗小常识

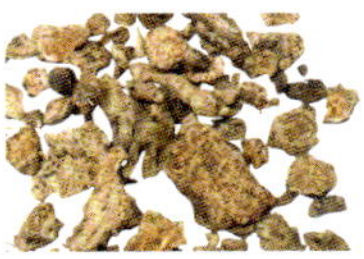

苍术

健脾燥湿，祛风，散寒，明目。用于脘腹胀满、泄泻、水肿、脚气病。

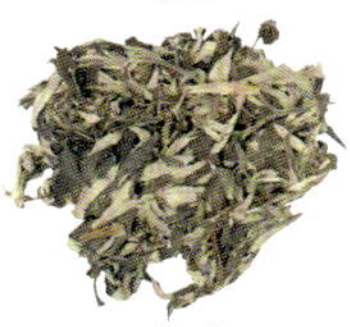

艾叶

散寒止痛，温经止血。用于小腹冷痛、月经不调、宫冷不孕、吐血。

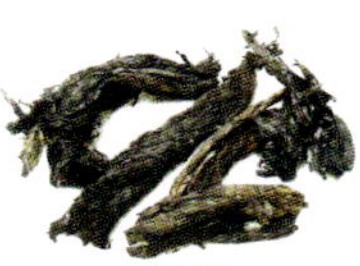

紫草

凉血，活血，解毒透疹。用于血热毒盛、斑疹紫黑、麻疹不透。

蔬果小厨房

蔬菜精力汁

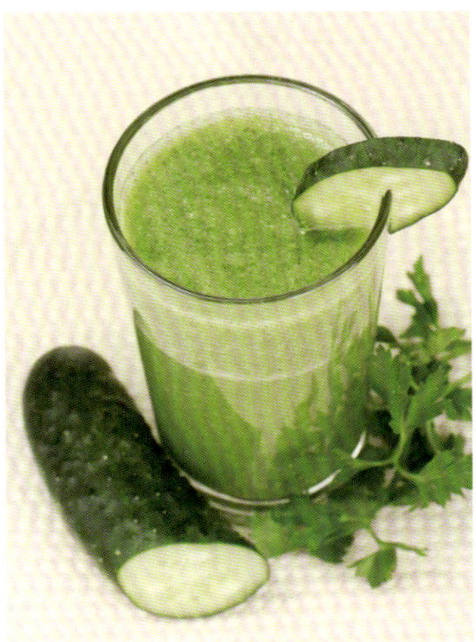

材料：

黄瓜 50 克，香菜 10 克，冰糖适量。

做法：

黄瓜洗净，切片，香菜洗净，切段。将黄瓜、香菜和适量冰糖一起放入果汁机内，加 300 毫升冷开水，搅打成汁即可。

香椿

营养成分（每 100 克香椿）	
蛋白质	1.7 克
碳水化合物	10.9 克
脂肪	0.4 克
膳食纤维	1.8 克
烟酸	0.9 毫克
维生素 E	0.99 毫克
维生素 C	40 毫克
维生素 B_1	0.07 毫克
维生素 B_2	0.12 毫克

健脾益胃 · 涩肠止血

香椿含有丰富的营养物质，适量食用对身体可起到补益作用。香椿具有抗癌、降血糖等功效。通常的吃法有蛋炒香椿、蛋煮香椿汤、香椿拌豆腐、盐渍生香椿等。

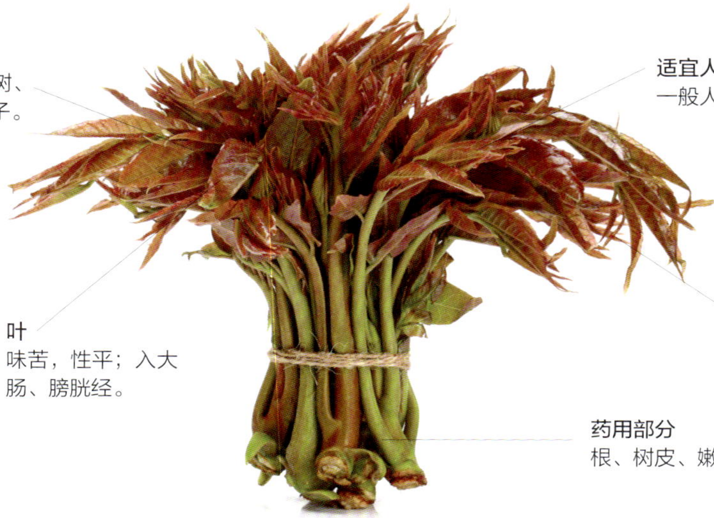

别名
红椿、椿芽树、椿花、香铃子。

适宜人群
一般人群均可食用。

叶
味苦，性平；入大肠、膀胱经。

食用部分
嫩芽叶。

药用部分
根、树皮、嫩芽、子。

药用功效

根、树皮 主治白带异常、产后血不止、月经过多、胃溃疡、腹泻、尿路感染、风湿性关节炎、疮疖肿痛、跌打损伤、滴虫性阴道炎、子宫出血、肠出血、白浊。

用量用法： 15~60 克，水煎服。

外用： 煎水洗，或研末调敷。

嫩芽 治细菌性痢疾、心肌炎、慢性腰痛、丝虫病、荨麻疹、褥疮、脱发、肠炎、子宫炎症、尿道炎。

用量用法： 24 克，水煎服。

外用： 煎水洗或捣敷。

子 治风湿痹痛、疝气痛、膀胱炎、慢性胃炎、胃及十二指肠溃疡、筋骨疼痛、风寒感冒、腹泻、虚火头晕、尿道炎、便血、遗精、百日咳。

用量用法： 6~15 克，水煎服，或研末冲服。

挑选建议

香椿芽一般4月初上市，4月中下旬就开始变老。首先，香椿芽在挑选时要选短的，还要仔细看它的粗细，特别是梗，梗粗的代表是新长出来的嫩芽，细的则较老；其次，如果香椿芽的叶子轻轻一碰就掉，说明已经摘下来很长时间，不新鲜了，最好不要买；最后，闻一下香椿芽有没有一种清香，有香味的香椿芽较新鲜。

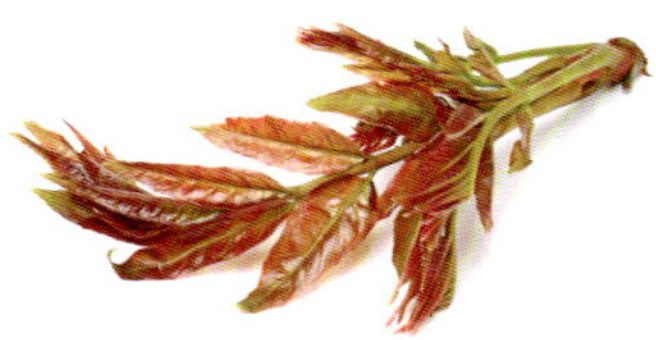

医生提示

- 香椿芽多食动风，熏十二经脉、五脏六腑，令人神志不清，有慢性疾病者应少食或不食。
- 香椿频繁与猪肉同食，会致人腹部胀满，因此不宜过量食用。
- 泻痢初起或脾胃虚寒者慎食香椿。
- 气虚汗多者慎食香椿。

中医养生方

腹泻

【材料】香椿树皮30克，干姜9克，甘草6克。

【做法】香椿树皮与甘草洗净焙干后，与干姜一同研成细末，每次服用3克，一日3次。

胃溃疡

【材料】香椿树根皮30克，红枣5枚。

【做法】将二者洗净后加适量水煎，分2次服用，连服5日。

荨麻疹

【材料】香椿叶9克，苍耳子6克。

【做法】二者洗净后苍耳子炒后去刺，与香椿叶加水煎，分2次服。

尿路感染

【材料】香椿树皮24克，车前草24克，含壳草24克，白茅根24克。

【做法】四者洗净，加适量水煎服。

病毒性心肌炎

【材料】香椿叶12克，生姜24克，制半夏18克，茯苓12克。

【做法】香椿叶、生姜洗净后，四者加水煎服。对病毒性心肌炎有辅助疗效。

类风湿性关节炎

【材料】香椿树根皮、楤木根皮各15克，黄金桂、红藤各9克。

【做法】四者洗净后混合，加适量酒与水（各一半）煎服，早晚各服1次。

慢性腰痛

【材料】香椿叶、生姜各90克。

【做法】二者洗净后一同捣烂，外敷在腰部。

眩晕

【材料】香椿子12克，菊花9克。

【做法】将二者洗净后加水煎服，一日2次。

食疗小常识

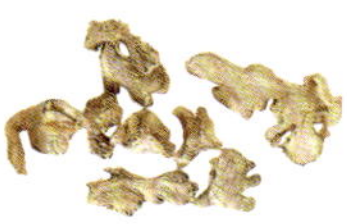

干姜

温中散寒，回阳通脉，燥湿化痰。用于脘腹冷痛、呕吐泄泻、肢冷脉微。

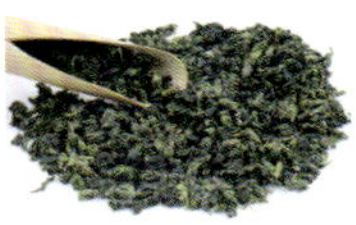

黄金桂

解毒，消食，美容，减脂，抗衰老。

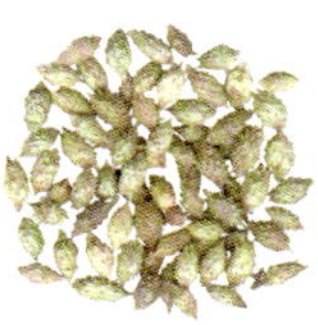

苍耳子

散风湿，通鼻窍。用于风寒头痛、鼻渊流涕、风疹瘙痒、湿痹拘挛。

蔬果小厨房

香椿芽炒胡豆

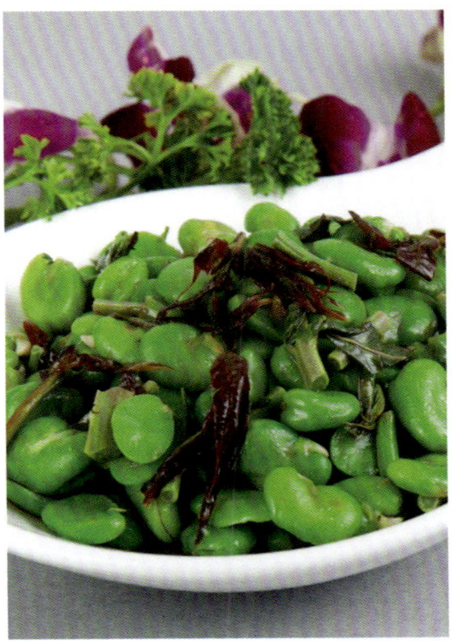

材料：

胡豆500克，香椿芽150克，盐适量。

做法：

胡豆洗净后冷水下锅，水开后略煮即关火，捞出晾凉后去壳备用；香椿芽洗净，切成段；锅里放油，油热后倒入胡豆翻炒，加盐；加入香椿段，翻炒半分钟即可出锅。

瓠瓜

清热润肺 · 利水通淋

瓠瓜是一年生草本蔬菜，我国自古栽培。江南生产较多，是南方夏季主要蔬菜之一。瓠瓜以幼嫩果供食，果色绿白，味淡如冬瓜，肉质柔嫩多汁，清鲜而美。老熟后，皮壳坚硬，肉略有苦味，不堪食用。

营养成分（每100克瓠瓜）

蛋白质	0.7克
碳水化合物	3.5克
脂肪	0.1克
膳食纤维	0.8克
烟酸	0.4毫克
胡萝卜素	0.04毫克
维生素C	11毫克
维生素B_1	0.02毫克
维生素B_2	0.01毫克

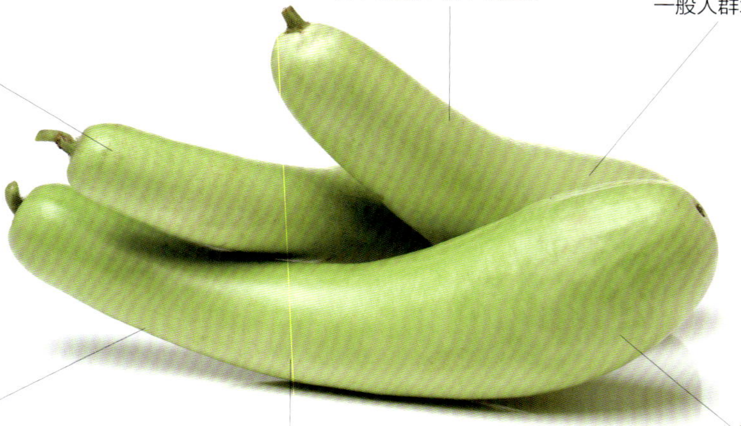

药用功效

果实 治肺热咳嗽、黄疸、湿热、小便不利、目赤、尿黄、肾炎水肿。

用量用法： 30~90克，水煎服，或煅存性，研末。

瓤 治疮、疥、癣。

用量用法： 30~90克，水煎服。

果皮 调治脚气、肿胀、腹水、面部浮肿。

用量用法： 30~90克，水煎服。

藤 治虚劳烦闷、五脏积热、热淋。

用量用法： 30~90克，水煎服。

种子 治阑尾炎、牙痛。

用量用法： 9~15克，水煎服。

花 治瘘疮。

用量用法： 6~30克，水煎服，或烧存性，研末。

挑选建议

挑选瓠瓜时，首先看皮色，皮色浓绿的瓠瓜味道也较浓，品质好；皮色浅绿色的味道则淡一些，品质稍差。其次，看形状，应该选择上下匀称、绒毛完整、圆润光滑的。最后，用手触摸，手感柔软有弹性的较好。

医生提示

- 苦瓠瓜含有一种植物毒素——碱糖苷毒素，该毒素在加热后也不易破坏，误食则可引起食物中毒。一般在误食苦瓠瓜数小时后，轻度中毒者会出现口干、头晕、恶心、乏力、嗜睡等症状；重度中毒则表现为呕吐、腹绞痛、腹泻、便带脓血等症状，严重的甚至有生命危险。
- 阳热亢盛者少用瓠瓜皮、藤或种子。
- 脾胃虚寒者不可多食瓠瓜。
- 不宜多食瓠瓜，否则易导致腹泻。

中医养生方

湿热黄疸

【材料】瓠瓜 1 个，蜂蜜适量。

【做法】先将瓠瓜洗净，再削皮切块，然后捣烂绞取汁液，每次 1 碗，加蜂蜜调匀服用。

上呼吸道感染

【材料】瓠瓜种子、蒲公英各 15 克，万点金、叶下红各 24 克，鱼腥草 15 克（后下煎）。

【做法】将以上材料加水煎，鱼腥草后下，分 2~3 次服，一日 1 剂，连服 5~7 日。

肿胀

【材料】瓠瓜皮 15 克，鲜白茅根 30 克，白花蛇舌草 24 克，车前草 15 克。

【做法】将上述材料洗净后加水煎服。

肺热咳嗽，烦渴

【材料】瓠瓜 400 克。

【做法】将瓠瓜洗净削皮，切块，再煎汤服用，一日 2~3 次。

小便不利，水肿

【材料】瓠瓜果肉、西瓜皮各 90 克，冬瓜皮 45 克，玉米须 15 克。

【做法】将上述材料洗净后加水煎，分 2~3 次服用。也可把瓠瓜（400 克）绞成汁服用。

肾炎

【材料】瓠瓜瓤 1 个，黄芪、枸杞子、党参各 9 克。

【做法】将以上四者洗净后加水煎服，一日 2 次。

瘘疮

【材料】瓠瓜花 9 克，南瓜叶 6 克，生石膏少许。

【做法】瓠瓜花、南瓜叶洗净，三者加水煎服。

阑尾炎

【材料】瓠瓜种子 15 克，红藤 24 克，大蓟 45 克。

【做法】以上材料洗净后加水煎服，一日 1 剂。

食疗小常识

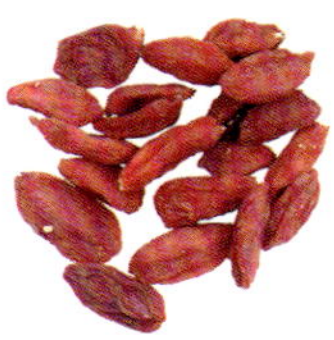

枸杞子

滋补肝肾，益精明目。主治目眩昏暗、多泪、肾虚腰酸等症。

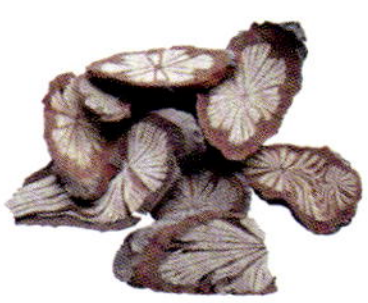

红藤

清热解毒，活血通络，败毒散瘀，祛风杀虫。用于肠痈腹痛、跌打损伤、痛经、风湿关节疼痛。

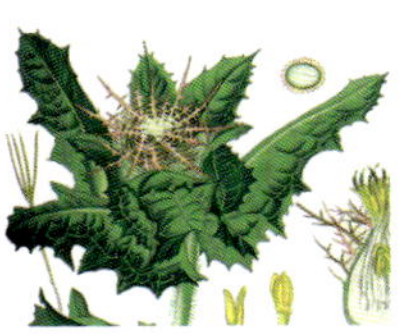

大蓟

凉血止血，祛瘀消肿。用于衄血、吐血、尿血、便血、崩漏下血、外伤出血、痈肿疮毒。

蔬果小厨房

破布子炒瓠瓜

材料：

瓠瓜 200 克，胡萝卜 80 克，橄榄油 1 小勺，破布子、水、盐各适量。

做法：

瓠瓜去皮切块，胡萝卜洗净切片，焯水后捞起，沥干；热油锅，加入瓠瓜块略炒，再加胡萝卜片和其他材料，小火焖煮 15 分钟即可起锅。

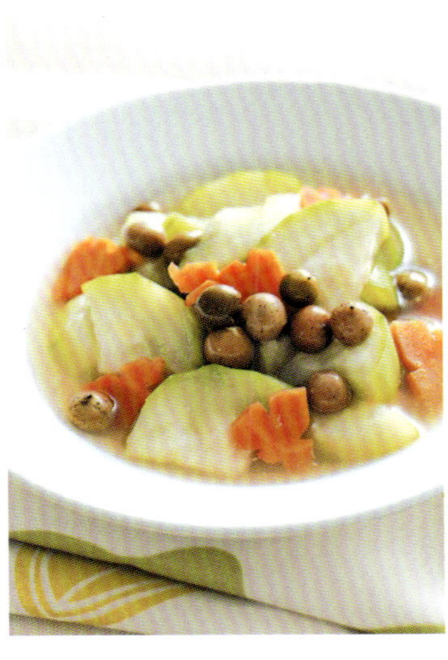

苦瓜

清热解暑 · 清心明目

苦瓜在我国约有600年的栽培历史，除供观赏外，还可食用。苦瓜虽有特殊的苦味，但仍然受到大众的喜爱，这是因为它风味独特，更因为它具有一般蔬菜无法比拟的养生功效。

营养成分（每100克苦瓜）

蛋白质	1克
碳水化合物	4.9克
脂肪	0.1克
膳食纤维	1.4克
烟酸	0.4毫克
维生素E	0.85毫克
维生素C	56毫克
维生素 B_1	0.03毫克
维生素 B_2	0.03毫克

别名
凉瓜、癞瓜、锦荔枝、癞葡萄。

适宜人群
糖尿病、癌症患者及易生痱子者。

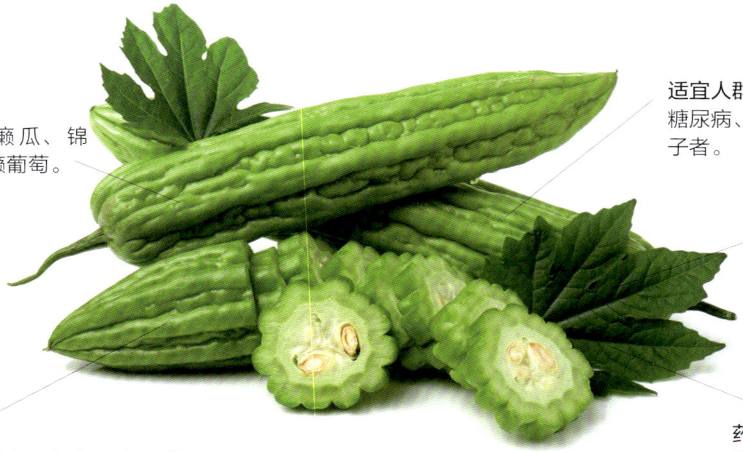

食用部分
果肉。

果实
味苦，性寒；入心、脾、肺经。

药用部分
果实、籽、叶、花。

药用功效

果实 治暑热烦渴、消渴、赤眼疼痛、痢疾、疮痈肿毒、中暑、感冒、便血、伤寒、神经衰弱、牙痛、水肿、恶疮、丹毒、痱子、酒糟鼻、慢性结膜炎、鼻衄，还可抑制口腔癌、鼻咽癌。

用量用法： 干品6~15克，鲜品30~60克，水煎服。

外用： 捣敷或取汁涂。

籽 治肾阳不足、遗尿、遗精、阳痿。

用量用法： 9~12克，水煎服。

叶 治痈疮肿毒、梅毒、痢疾、胃痛、蛔虫病、湿疹。

用量用法： 干品9~15克，鲜品30~60克，水煎服。

外用： 煎水洗，或捣汁涂。

花 治胃气痛、眼痛。

用量用法： 6~9克，水煎服，或焙焦研末入散或煅为末，治胃气痛时以开水送服，治眼痛时以灯草汤送服。

挑选及储藏建议

挑选苦瓜时，先看外形，纹路密而多、疙瘩颗粒大并且饱满丰厚的苦瓜肉厚，味道更加浓郁；其次，看颜色，翠绿色的更为新鲜，若苦瓜表面泛黄则不宜购买。整体而言，两头尖尖、瓜身较直的苦瓜质量较好。

想长时间保存苦瓜，可将新鲜苦瓜挖瓤后切片；锅中烧水，待水开后放入切好的苦瓜片，煮半分钟左右捞出，立刻放入凉水盆里；待苦瓜变凉后沥干水分，将其装在保鲜袋内，可按照每次备餐的分量装袋；扎紧袋子，放进冰箱冷冻室，想吃的时候直接取出即可，这样能够在很大程度上保存苦瓜的营养与风味。

医生提示

- 脾胃虚寒者食苦瓜后，易吐泻。
- 腹痛或血糖较低者不宜多食苦瓜。
- 女性经期不宜食用苦瓜。
- 皮肤长痘、肥胖、糖尿病、高脂血症、便秘者可多食苦瓜。

中医养生方

肝热上炎所致目赤肿痛

【材料】苦瓜 240 克。

【做法】将苦瓜洗净，去瓤，切片，炒熟吃。也可用水煎煮，早晚各服 1 次。

慢性结膜炎

【材料】苦瓜片 15 克，木贼 12 克，青葙子 6 克。

【做法】将上述材料洗净后加适量水煎汤，然后饮汤吃苦瓜，一日服用 1 次。

迎风流泪

【材料】苦瓜 30 克，小蓟 24 克，蒲公英 24 克。

【做法】苦瓜洗净，去瓤后切片，三者一同煎汤服用，早晚各服 1 次。

神经衰弱

【材料】苦瓜 30 克，炙甘草 6 克，杏仁 9 克，灵芝 3 克。

【做法】苦瓜洗净，去瓤后切片，四者加水煎汤，分 2 次服用。

暑热烦渴，心烦

【材料】苦瓜 240 克，猪瘦肉 60 克。

【做法】苦瓜洗净，去瓤，切片，与洗净的猪瘦肉一同煎汤服，或炒熟食。

感冒

【材料】苦瓜 1 根，生姜 3~5 片。

【做法】将苦瓜与生姜洗净，苦瓜去瓤切片，二者蒸熟服用，早晚各 1 次，可起到预防作用。

呕吐

【材料】苦瓜根 60 克，生姜 15 克，白糖适量。

【做法】将苦瓜根、生姜洗净，加水煎汤，去渣，加白糖调匀，代茶饮服。

痱子

【材料】苦瓜 90 克，猪瘦肉 75 克，调味料少许。

【做法】苦瓜洗净，去瓤后切片，猪瘦肉洗净切块，二者加调味料一同煲汤，食肉饮汤。

食疗小常识

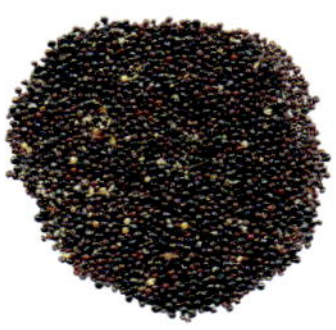

青葙子

清肝，明目，退翳。用于肝热目赤、眼生翳膜、视物昏花、肝火眩晕。

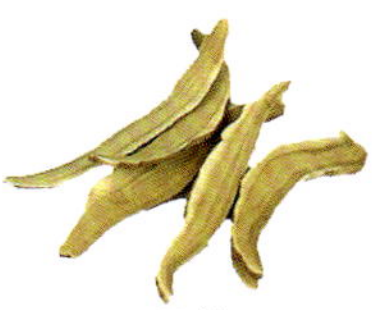

灵芝

滋补强壮，安神，利尿，益肾。

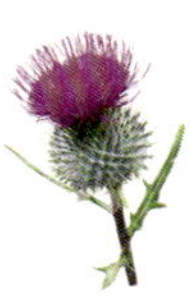

小蓟

凉血止血，祛瘀消肿。用于衄血、吐血、尿血、便血、崩漏下血、外伤出血、痈肿疮毒。

蔬果小厨房

香蕉苦瓜苹果汁

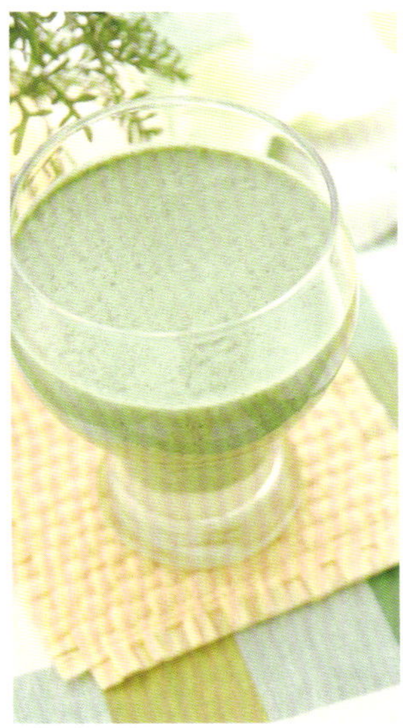

材料：

香蕉 1 根，苦瓜 100 克，苹果 50 克，水 100 毫升。

做法：

香蕉去皮，切成块；苹果洗净，去皮，去核，切块；苦瓜洗净，去籽，切成大小适当的块。将全部材料放入果汁机内搅打成汁即可。

黄瓜

营养成分（每 100 克黄瓜）

蛋白质	0.8 克
碳水化合物	2.9 克
脂肪	0.2 克
膳食纤维	0.5 克
烟酸	0.2 毫克
维生素 E	0.49 毫克
维生素 C	9 毫克
维生素 B_1	0.02 毫克
维生素 B_2	0.03 毫克

清热利水 · 解毒消炎

黄瓜是在完全酷热的环境中长成的，是非常适合夏季食用的蔬菜。在东方医疗中，自古它就被作为消暑散热、改善夏季食欲不振的食疗佳蔬。黄瓜还具有极高的利尿效果，有很好的养生功效 。

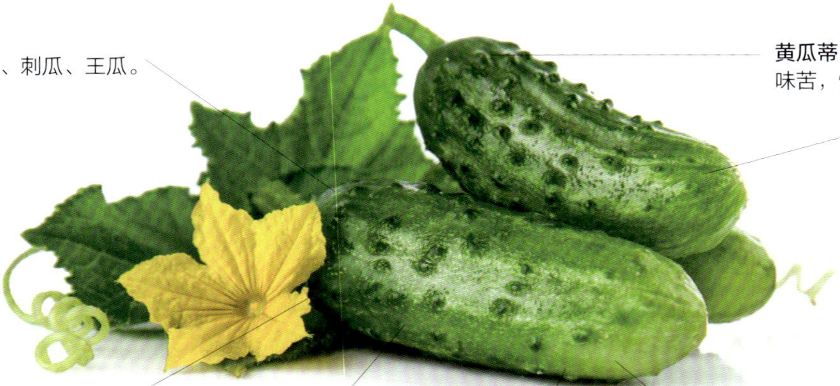

药用功效

果实 治热病口渴、小便短赤、水肿尿少、汗斑、痱疮、水火烫伤、湿热痢疾、咽痛、高脂血症、冠心病、火眼、小便出血、新生儿黄疸、低眼压。

用量用法：适量煮熟，或绞汁服。

外用：生擦或捣汁涂。

籽 治骨折筋伤、风湿痹痛、老年痰喘、呕血。

用量用法：3~9 克，研末服。

外用：研末调敷。

叶 治湿热泻痢、脚气、无名肿毒、偏头痛、视力减退、盗汗、麻疹、惊风、发热及流行性感冒。

用量用法：9~15 克，水煎服，鲜品加倍，或绞汁服。

外用：捣敷或绞汁涂。

果皮 治水肿、肥胖症。

用量用法：9~15 克，水煎服。

常见类别

南亚黄瓜，分布于南亚各地，茎叶粗大，易分枝，果实大。

华南黄瓜，分布于中国长江以南及日本各地，茎叶较繁茂，耐湿热，果实较小。

华北黄瓜，分布于中国黄河流域以北及朝鲜、日本等地，嫩果为棍棒状，绿色，瘤密，多白刺；熟果为黄白色，无网纹。

医生提示

- 《本草纲目》中记载，黄瓜有清热、解渴、利水、消肿之功效。黄瓜肉质脆嫩，汁多味甘，生食可生津解渴，且有特殊芳香。
- 胃虚寒或腹痛吐泻者不宜食或慎食黄瓜。
- 病后体虚者不宜食黄瓜，不易消化。
- 黄瓜适宜热病、肥胖症、高血压、癌症患者或嗜酒者多食，也是糖尿病患者首选的蔬菜之一。

中医养生方

冠心病

【材料】黄瓜绞汁30毫升，荷叶绞汁15毫升，生姜汁3毫升。

【做法】将三者混合均匀服用，早晚各1次。

头痛

【材料】黄瓜藤15克，百合9克，枇杷叶12克。

【做法】枇杷叶刷去毛，与黄瓜藤和百合一同加水煎，一日分2次服用。

高血压，高脂血症

【材料】黄瓜藤15克，野菊花24克，山楂30克，冬桑叶15克，金银花12克。

【做法】将上述药材一同烘干，研成粗末，每次用24克（装入纱布袋），用开水冲泡，可冲2次，一日服3次。

风湿痛

【材料】黄瓜、胡萝卜、苹果各90克，蜂蜜1小匙，柠檬汁少许。

【做法】将黄瓜、胡萝卜洗净切块；苹果去皮，去核，切成块状；将所有食材放入果汁机内榨取原汁，加蜂蜜、柠檬汁拌匀，1次喝完。

肾炎水肿，小便不利

【材料】老黄瓜皮（或干黄瓜皮）、冬瓜皮、白茅根各30克，玉米须15克。

【做法】将上述材料加水煎煮，一日分2次服。

偏头痛

【材料】黄瓜叶45克，桑叶24克，茶叶（或绿茶叶）6克。

【做法】将三者加水煎汤，早晚各服1次。

小儿暑热泄泻

【材料】鲜黄瓜叶、根各45克，车前草15克，白糖适量。

【做法】将前三者加水煎煮，再去渣，加白糖调服。

小儿夏季口渴、多饮

【材料】黄瓜250克，豆腐500克。

【做法】将二者煎汤，代茶饮。

食疗小常识

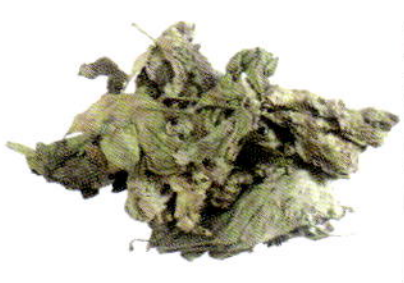

桑叶

疏散风热，清肺润燥，清肝明目。主要用于风热感冒，或肺部郁热所致燥咳。

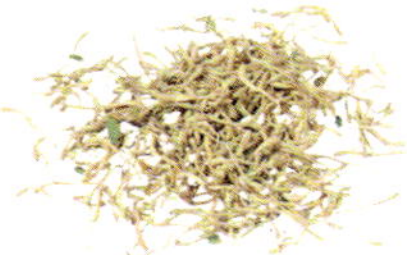

金银花

清热，解毒。可治温病发热、热毒血痢、痈疡肿毒、风热感冒、痔漏等病症。

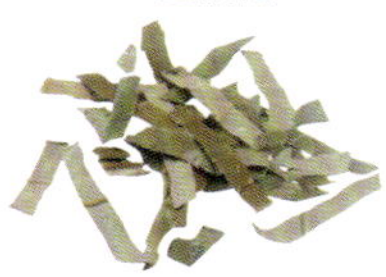

枇杷叶

清肺止咳，降逆止呕，主要用于肺热所引起的咳喘、痰多。

蔬果小厨房

黄瓜苹果柠檬汁

材料：

黄瓜250克，苹果200克，柠檬半个，冰糖少许。

做法：

黄瓜洗净，切开，去皮，切成小块；苹果洗净，去皮，去核，切块；柠檬洗净，切成片。以上食材放入榨汁机榨汁，再加入冰糖拌匀即可。

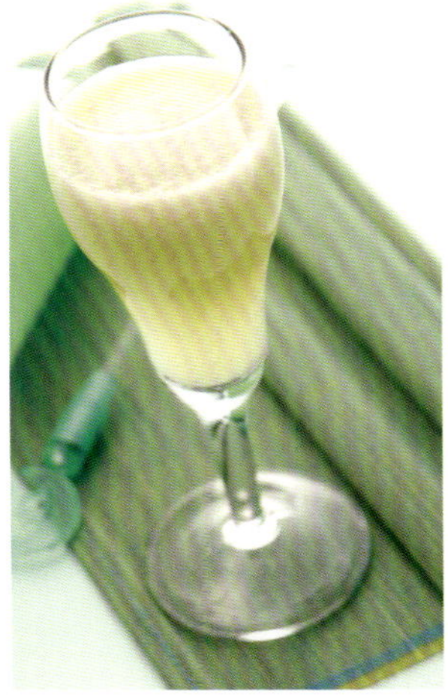

丝瓜

清热解毒 · 活血通络

丝瓜含有丰富的营养物质，它所含的蛋白质、钙、磷、铁、胡萝卜素、维生素 C 等在瓜类蔬菜中都是较多的。丝瓜可用于预防维生素 C 缺乏症。

营养成分（每 100 克丝瓜）

蛋白质	1 克
碳水化合物	4.2 克
脂肪	0.2 克
膳食纤维	0.6 克
烟酸	0.4 毫克
维生素 E	0.22 毫克
维生素 C	5 毫克
维生素 B_1	0.02 毫克
维生素 B_2	0.04 毫克
胡萝卜素	0.3 微克

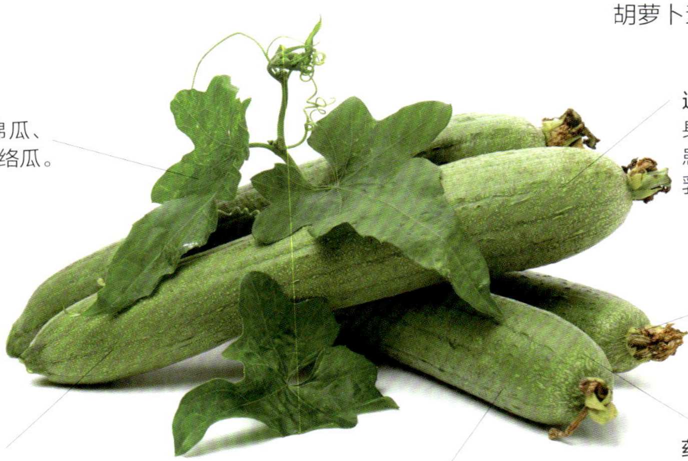

别名
天罗、绵瓜、布瓜、天络瓜。

适宜人群
身体疲乏者，痰喘咳嗽患者，月经不调及产后乳汁不通的妇女。

食用部分
果肉。

果实
味甘，性凉；入肺、肝、胃、大肠经。

果皮
味甘，性凉。

药用部分
果实，丝瓜络、叶、根、藤。

药用功效

果实 主治身热烦渴、痘疮、咳嗽多痰、咽喉肿痛、肠风、痔疮出血、血淋、乳汁不通、青光眼、白带异常、疮毒脓肿、手脚冻疮、水肿、无名肿痛。

用量用法： 干品 9~15 克，鲜品 30~90 克，水煎服，或烧存为散，每次服 3~8 克。

外用： 捣汁涂，或捣敷，或研末调敷。

丝瓜络 治胸肋疼痛、热痹、经脉拘挛、乳汁不通、肺热咳嗽、水肿、腹水、无名疮疖、湿疹、风湿痛、关节不利、跌打损伤、小便不利。

用量用法： 6~15 克，水煎服，或烧存性，研末，每服 2 克。

外用： 煅存性，研末调敷。

挑选及储藏建议

无论是挑选普通丝瓜还是有棱丝瓜，都应选择头尾粗细均匀的。挑选有棱丝瓜时，还要注意其皱褶间隔是否均匀，越均匀表示味道越好。

想长时间储藏丝瓜时，可以采用以下方法：不要清洗丝瓜，用塑料袋将其装好，在袋子上戳几个孔通风；将袋子平放在阴凉的地面，尽量不要叠压放置，这样可以令丝瓜保存半个月不坏。还可以用报纸将丝瓜裹起来，放进塑料袋中绑好，放入冰箱冷藏，这样也可延长丝瓜的存放时间。

医生提示

- 脾虚泄泻者不宜食用丝瓜。
- 阳痿者不宜多食丝瓜。
- 孕妇慎服丝瓜子。
- 脾胃虚弱者慎服丝瓜蒂。
- 男性素体阳虚者不宜多食丝瓜皮，以免引起滑精。
- 身体乏力、痰喘咳嗽者或月经不调、产后乳汁不通的女性宜多食丝瓜。

中医养生方

流行性腮腺炎

【材料】鲜丝瓜叶、鲜鸭跖草各 30 克。

【做法】将两者洗净，捣烂，外敷在患处，一日 2 次。

无名肿毒，疖肿

【材料】鲜丝瓜叶或嫩丝瓜适量。

【做法】将其洗净后捣烂，外敷在患处，一日 2 次。

小儿百日咳

【材料】鲜丝瓜汁 30 毫升，白糖 9 克。

【做法】将丝瓜汁加白糖调匀服下，早晚各服 1 次。

肾虚腰痛

【材料】连根丝瓜藤适量，黄酒适量。

【做法】将丝瓜藤焙干研成细末，每次服 3~5 克，用黄酒送服，一日 2 次。

咽喉肿痛

【材料】丝瓜 120 克，蜂蜜适量。

【做法】将丝瓜洗净，切段，捣烂绞汁，每次服用半茶杯，加入蜂蜜，用温水冲服。

青光眼

【材料】丝瓜 1 根，白鸡冠花 24 克，玄参 12 克。

【做法】上述材料洗净，加适量水煎汤，早晚各服 1 次。

咽喉炎

【材料】丝瓜叶 15 克，紫茄子叶或白茄子叶 6 克，杏仁 12 克。

【做法】上述材料洗净，加适量水一同煎成汤汁，早晚各服 1 次。

牙周炎

【材料】丝瓜根 30 克，甘草 6 克，野菊花 24 克。

【做法】将三者洗净后一同煎汤，早晚各服 1 次。

食疗小常识

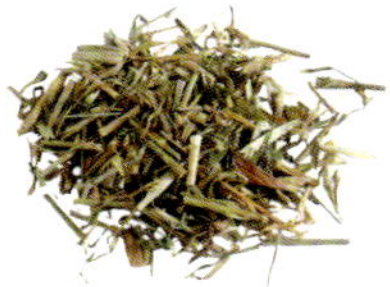

鸭跖草

清热解毒，利水消肿。用于风热感冒、高热不退、咽喉肿痛、水肿尿少、热淋涩痛、痈肿疔毒。

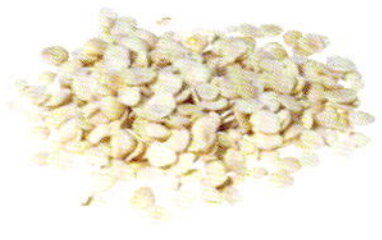

杏仁

祛痰止咳，平喘，润肠。治外感咳嗽、喘满、肠燥便秘。

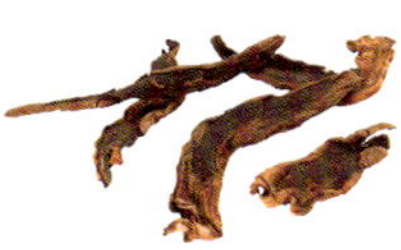

玄参

凉血滋阴，泻火解毒。用于热病伤阴、舌绛烦渴、温毒发斑、津伤便秘。

蔬果小厨房

通草丝瓜草虾汤

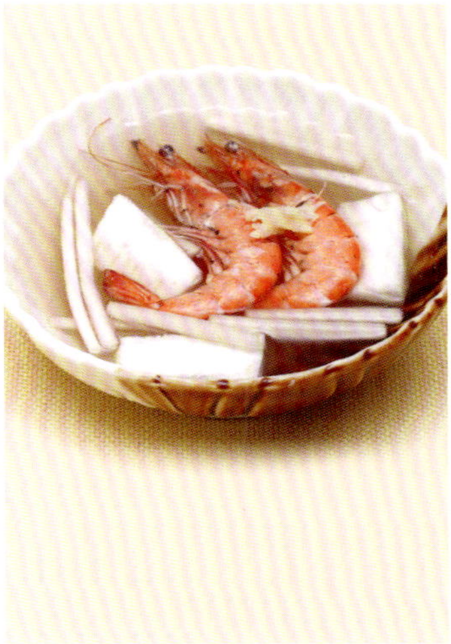

材料：

草虾 2 只，通草 6 克，去皮丝瓜 10 克，香油、生姜片、蒜、盐各适量。

做法：

丝瓜切块，草虾去泥肠；通草、丝瓜、草虾洗干净，入锅加水煮汤；下生姜片、蒜、盐，用中火煮至将熟时，放入香油，煮沸即可。

白菜

益胃生津 · 通利肠胃

中国是白菜的原产地。白菜含有多种营养物质，主要为维生素 C，其含量十分丰富，不过与水果相比，略逊于柑橘类水果。白菜甘甜味较淡，热量也较低。

营养成分（每 100 克白菜）

蛋白质	1.5 克
碳水化合物	3.2 克
脂肪	0.1 克
膳食纤维	0.8 克
烟酸	0.6 毫克
维生素 E	0.76 毫克
维生素 C	31 毫克
维生素 B_1	0.04 毫克
维生素 B_2	0.05 毫克

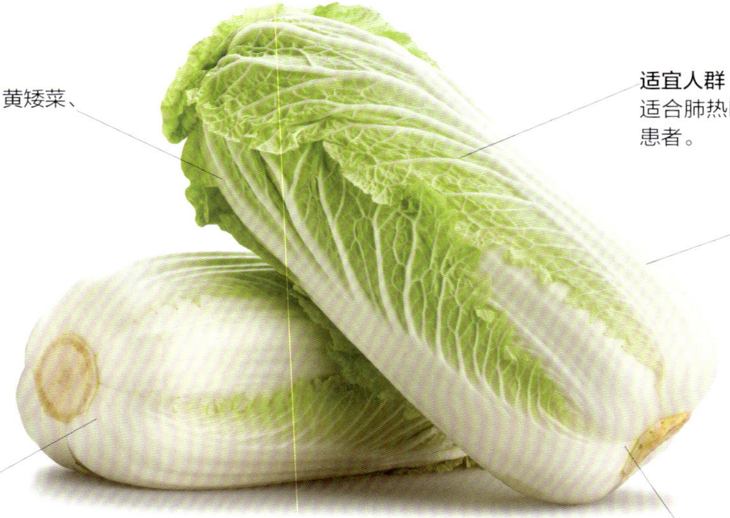

别名
结球白菜、黄矮菜、黄芽菜。

适宜人群
适合肺热咳嗽、便秘、肾病患者。

食用部分
全株。

白菜
味甘，性微寒；入肺、胃、大肠经。

药用部分
叶、根、花。

药用功效

叶 益胃生津，通利肠胃，清热除烦，解酒、解渴，消食下气，利大小便，治瘴气，可用于治疗咳嗽、咽喉肿痛等症。白菜叶中含有的微量元素钼，能阻断亚硝胺等致癌物质在人体内的生成，是很好的防癌佳品；女性经常吃些白菜，可以降低患乳腺癌的风险。

用量用法： 30~75 克，水煎服。

根 清热利水，养阴清热。主治鼻出血、肺热咳嗽、胃热、烦渴。

用量用法： 24~90 克，水煎服。

花 治感冒、咳嗽、咽炎、肝炎、慢性鼻炎、胃痛、头痛、百日咳、痔疮、糖尿病、眩晕。

用量用法： 30~75 克，水煎服。

挑选建议

白菜尽量选色白的，会甘甜一些，口感更好；不同体积的白菜，个儿大些的好，而同样体积的白菜，沉一些的更好；一般要挑卷得紧实一些的白菜，注意看看根部，根部小一点的口感更好。

医生提示

- 白菜性微寒，具有养胃生津、除烦解渴、利尿通便、清热解毒之功效。冬季是吃白菜的黄金季节。因冬季空气干燥，寒风对人的皮肤伤害较大，白菜中的维生素 C 和维生素 E 能起到很好的护肤养颜功效。
- 白菜不宜久煮，以免有效成分流失。
- 肺寒咳嗽者少吃白菜。
- 女性适量进食白菜，有益健康。
- 白菜性偏寒，胃寒腹痛、大便溏泻或寒痢者不可多食。

中医养生方

清肝泄热，和胃止痛

【材料】白菜2棵，白糖适量。

【做法】将白菜洗净，绞成白菜汁1杯，加入白糖调服，一日1次。

麻疹

【材料】白菜根24克，绿豆15克。

【做法】将二者洗净，加适量水煎服，一日2次。

流行性腮腺炎

【材料】白菜24克，蒲公英、金银花、绿豆各45克。

【做法】将上述材料洗净，加适量水煎服，4小时后继服第二剂。

眩晕

【材料】白菜花45克，杏仁8克，绿豆12克，冰糖15克。

【做法】将前三种材料洗净，加适量水煎，再加冰糖服，一日2次。

风热头痛

【材料】白菜根2个，白萝卜90克。

【做法】将二者洗净，白萝卜切块，同白菜根一起加适量水煎服，一日2~3次。

水痘

【材料】白菜根24克，丝瓜藤6克，绿豆6克。

【做法】将上述材料洗净，加水煎服，一日2次。

咯血

【材料】白菜花45克，银耳12克，冰糖15克。

【做法】将白菜花与银耳洗净，加适量水煎煮，再加入冰糖服用，一日2~3次。

便秘

【材料】白菜帮1片，食用油、酱油、糖、醋、淀粉各适量。

【做法】白菜帮洗净，切薄片，用食用油炒至八成熟，将酱油、糖、醋、淀粉调成汁，倒入锅内，拌炒均匀即可。

食疗小常识

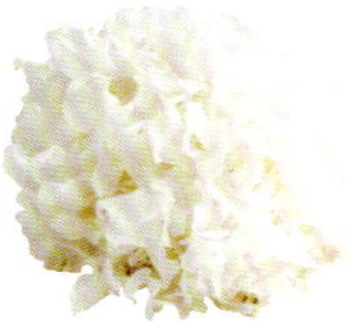

银耳

补肺益气，养阴润燥。用于病后体虚、肺虚久咳、痰中带血、崩漏、大便秘结、高血压。

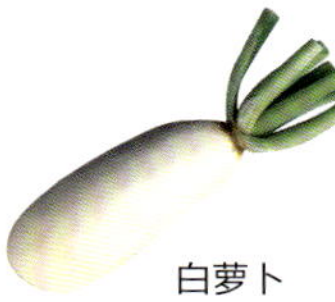

白萝卜

清热生津，凉血止血，下气宽中，消食化滞，健脾开胃，顺气化痰。

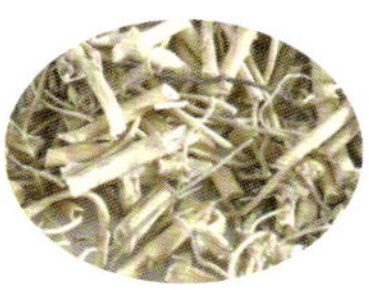

丝瓜藤

舒筋活血，止咳化痰，解毒杀虫。主治腰膝酸痛、肢体麻木、月经不调、咳嗽痰多、鼻炎、牙痛。

蔬果小厨房

苹果白菜柠檬汁

材料：

苹果1个，白菜100克，柠檬半个，冰块少许。

做法：

苹果洗净，去核，切块；白菜洗净，卷成卷；柠檬洗净，连皮切成3块。先把带皮的柠檬用榨汁机压榨成汁，再放入白菜和苹果块榨成汁，在果汁中加入冰块即可。

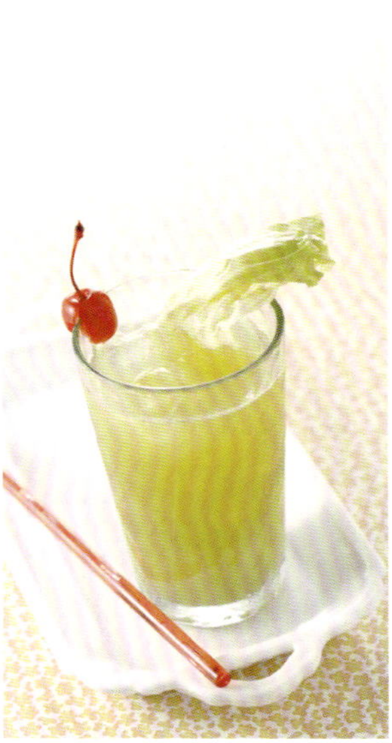

青椒

温中散寒 · 开胃消食

青椒属于茄科蔬菜，与辣椒同属一族。越成熟的青椒含有越多的辣椒素，会从绿色变成红色。不过因品种改良的关系，市面上已经出现红、橙、黄等多种颜色的青椒。青椒中含有丰富的维生素，常食有益健康。

营养成分（每 100 克青椒）

蛋白质	1 克
碳水化合物	5.4 克
脂肪	0.2 克
膳食纤维	1.4 克
烟酸	0.9 毫克
维生素 E	0.59 毫克
维生素 C	72 毫克
维生素 B_1	0.03 毫克
维生素 B_2	0.03 毫克

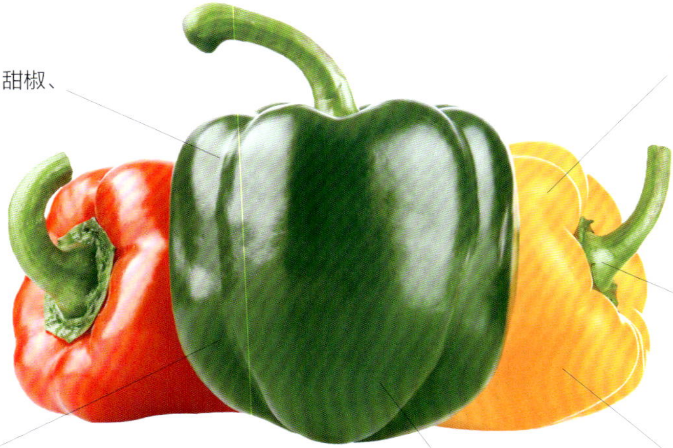

别名
青柿子椒、菜椒、甜椒、翠椒、海椒。

适宜人群
一般人群均可食用。

青椒茎
味辛，性热。

青椒
味辛，性热；入心、脾经。

食用部分
果肉。

药用部分
根、根皮、果肉。

药用功效

根 祛风散寒。用于风湿麻木、风寒咳嗽。外用治跌打损伤。

用量用法： 9~15 克，水煎服。

外用： 适量，捣烂敷患处。

根皮 理气止痛。用于胃痛、腹痛。

用量用法： 内服，入丸、散，1~3 克。

外用： 适量，煎水熏洗或捣敷，研粉冲服。

果肉 解热镇痛，温中散寒，预防癌症，增加食欲，促进消化，降脂减肥。主治寒滞腹痛、呕吐、泻痢、冻疮、脾胃虚寒、伤风感冒等症。

用量用法： 适量食用。

外用： 适量，捣烂敷患处。

挑选建议

成熟的青椒外观光滑、厚实、明亮；顶端的柄，即花萼部分呈鲜绿色。新鲜青椒在轻压下会变形，但能很快回弹；不新鲜的青椒则呈皱缩或疲软状，颜色晦暗。另外，选购时应避免挑选表面有损伤的青椒，因为带伤青椒易腐烂。

医生提示

- 青椒能增强人的体力，缓解因工作、生活压力造成的疲劳。其特有的味道和所含的辣椒素能有效刺激唾液和胃液分泌，可增进食欲、帮助消化、促进肠蠕动、防止便秘。此外，青椒能够通过发汗而降低体温，并缓解肌肉疼痛，因此具有一定的解热镇痛作用。
- 消化性溃疡、食道炎、咳喘、咽喉肿痛或痔疮者忌食青椒。
- 吃辣味重的青椒容易引发胃肠炎症，所以辣的青椒要少吃。
- 阴虚火旺者和高血压、肺结核患者慎食青椒。

中医养生方

贫血

【材料】青椒、鸭肝、番茄、盐、食用油各适量。

【做法】青椒、番茄洗净，切块；鸭肝洗净，切块；青椒块、鸭肝块、番茄块入热油锅爆炒，加盐调味。

皮肤粗糙

【材料】番茄 150 克，青椒 180 克，蜂蜜 9 克，温开水 250 毫升。

【做法】将番茄和青椒分别洗净后捣碎取汁，与蜂蜜一起兑入温开水中饮用。

糖尿病

【材料】黄鳝 150 克，芹菜、青椒各 90 克，蒜末 9 克，盐 3 克，食用油适量。

【做法】黄鳝去骨去内脏，洗净后切成丝；芹菜、青椒洗净，切丝。待油热后放入黄鳝丝炒散后取出，将青椒丝和芹菜丝下锅炒出香味，把黄鳝丝放入锅内炒匀，出锅前放入蒜末、盐即可。

润肤，延缓衰老

【材料】苦瓜 300 克，青椒 3 个，盐、料酒、食用油各适量。

【做法】将苦瓜洗净，剖成两半，去瓤去籽，斜切成厚片，放入沸水中稍煮去苦味；青椒去蒂，去籽，洗净切片。锅内放食用油烧热，放入苦瓜、青椒片煸炒，烹入料酒，放入盐炒匀即可起锅装盘。

健脾消食

【材料】干香菇 5 克，青椒 2 个，胡萝卜 1 根，食用油、白糖、黄酒、盐、水淀粉、鲜汤、香油各适量。

【做法】将干香菇水发洗净，挤干水分，切成细条；胡萝卜、青椒洗净切丝。油锅烧热时，将三种菜入锅煸炒，放黄酒、白糖煸炒，然后加鲜汤、盐，待汤烧沸后，用水淀粉勾芡，淋上香油，盛盘即可。

益气宽中，生津润燥

【材料】豆腐 1 块，青椒 2 个，香菜 9 克，香油、盐各适量。

【做法】豆腐用开水烫透，捞出晾凉，切成 1 厘米见方的小丁；青椒洗净，用沸水焯一下，切碎；香菜洗净切末。将豆腐、青椒、香菜加香油、盐搅拌均匀，盛盘即可。

食疗小常识

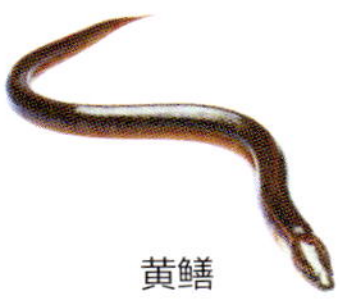

黄鳝

补五脏。主治虚劳、身体消瘦、湿热、身痒、疥疮、肠风痔漏。

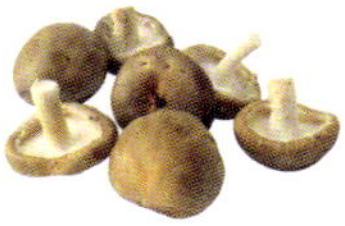

香菇

补肝，益肠胃，抗癌。治肝病、抵抗力下降。

蔬果小厨房

葡萄猕猴桃汁

材料：

葡萄 120 克，青椒 1 个，菠萝 100 克，猕猴桃 1 个。

做法：

葡萄去皮去籽；猕猴桃去皮切小块；菠萝去皮切小块；青椒洗净，去籽后切小块。将所有材料放入果汁机内搅打成汁即可。

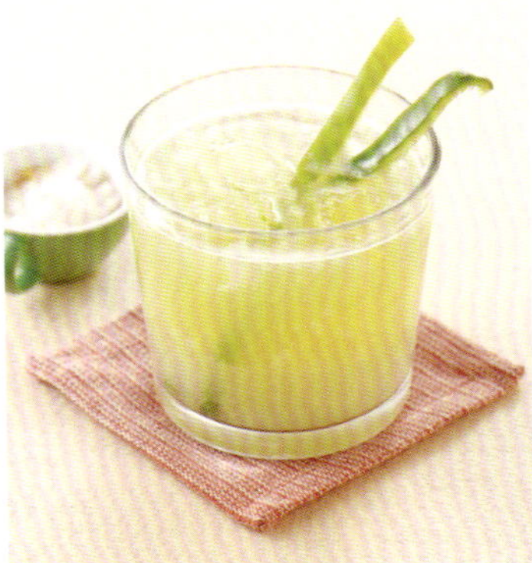

苋菜

凉血解毒 · 清热利湿

苋菜的嫩苗和嫩茎叶皆可食用，而且富含多种人体需要的维生素和矿物质，易被人体吸收。此外，苋菜还富含蛋白质、脂肪、碳水化合物等。

营养成分（每 100 克苋菜）

营养成分	含量
蛋白质	2.8 克
碳水化合物	5.9 克
脂肪	0.4 克
膳食纤维	1.8 克
烟酸	0.6 毫克
胡萝卜素	1.49 毫克
维生素 E	1.54 毫克
维生素 C	30 毫克
维生素 B_1	0.03 毫克
维生素 B_2	0.1 毫克

别名
青香苋、米苋、野刺苋、赤苋、雁来红、荇菜、玉米菜。

适宜人群
一般人都可食用，尤其适合老、幼、女性、减肥者食用。

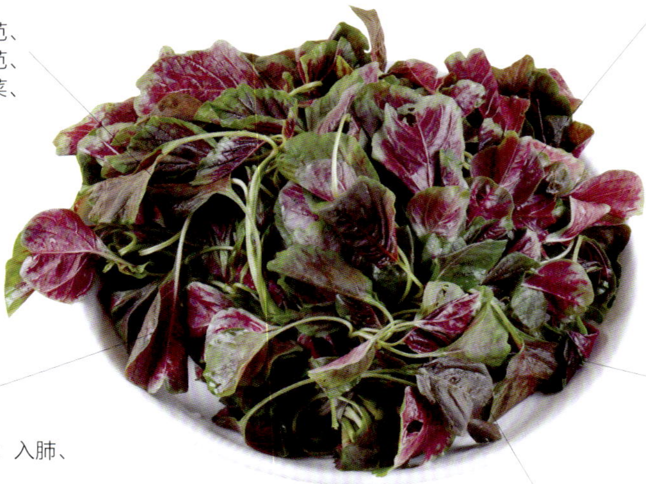

苋菜
味微甘，性寒；入肺、大肠经。

食用部分
嫩苗、嫩茎叶。

药用部分
茎叶、种子、根。

药用功效

茎叶 治湿热所致的腹泻及肝火上炎所致的目赤目痛、咽喉红肿。

用量用法： 茎叶 15~30 克，水煎后服用。

外用： 煎水洗或捣敷。

种子 清肝明目，用于角膜薄翳、目赤肿痛。

外用： 9~12 克，水煎后熏洗患处。

根 凉血解毒，止痢。用于细菌性痢疾、肠炎、红崩、白带异常、痔疮。

用量用法： 15~30 克，水煎服用。

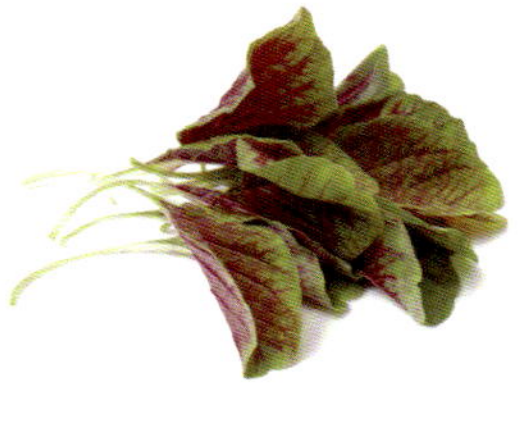

品种鉴别

苋菜有不同的品种，大体而言，叶片厚、发皱的较老；叶片薄，平整的较嫩。具体而言，红苋叶片呈紫红色，吃起来软糯；青苋叶片呈绿色，口感较硬；彩苋又名观音米苋，叶脉附近是紫红色，叶片边缘是绿色，口感也较软糯。

医生提示

- 苋菜能补气、清热、明目、利肠，对牙齿和骨骼的生长起到促进作用，还能维持正常的心肌活动，防止肌肉痉挛。此外，苋菜还具有促进凝血的作用，能增加血红蛋白含量并提高其携氧能力，有一定的养血效果；也可减肥清身，防止便秘。
- 适合高血压患者、脑力劳动者、贫血者或骨折患者食用。
- 苋菜性寒，脾胃虚寒者不宜多食。

中医养生方

慢性风湿性关节炎

【材料】蕨菜适量。

【做法】将蕨菜洗净后加水煎服。

食嗝

【材料】蕨菜适量（干、鲜品均可）。

【做法】洗净后炒食或者煮汤。

肠风热毒

【材料】蕨菜根 30 克。

【做法】洗净后加水煎服。

痢疾

【材料】蕨菜粉 150~200 克，红糖适量。

【做法】蕨菜粉用冷开水调匀，加红糖后以开水冲服。

祛痰湿，减肥

【材料】蕨菜 90 克，葱花、生姜末各少许，盐、香油各适量。

【做法】将洗净、焯好的蕨菜切末，放入清水锅中煮沸，再加盐、葱花、生姜末煮 20 分钟，捞出后淋上香油即可。

健脾祛湿

【材料】蕨菜、黄瓜各 90 克，葱末少许，盐、香油各适量。

【做法】蕨菜洗净切段，黄瓜洗净切片，放入清水上火煮沸，再加盐、葱末煮 20 分钟，捞出后淋上香油即可。

虚劳羸瘦，纳呆食少

【材料】蕨菜 90 克，鸡胸肉、虾仁、口蘑各 30 克，面包渣 50 克，鸡蛋 2 个，葱花 20 克，盐、水淀粉、食用油各适量。

【做法】以上除鸡蛋和面包渣外各物洗净切碎放入碗内，调盐拌成馅；鸡蛋磕入碗内，加入水淀粉和面包渣调匀，用鸡蛋液将馅裹住，放入热油锅内炸至金黄即可。

顺气化痰，清热通便

【材料】蕨菜 240 克，蒜、盐各适量。

【做法】将蕨菜洗净，放入沸水锅煮熟，捞出切段；蒜洗净，捣成泥。蕨菜段中放入盐、蒜泥拌匀即可。

食疗小常识

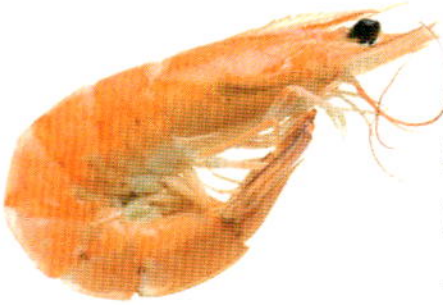

补肾壮阳，通乳，养血固精，化瘀解毒，益气，通络止痛。

虾

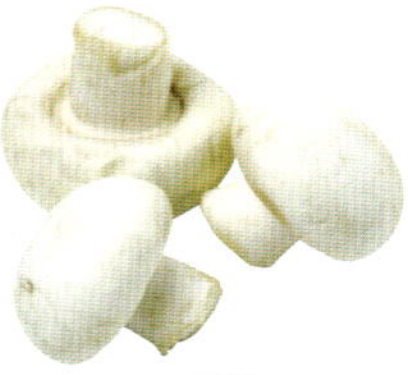

消食，强身补虚，平肝阳。主治消化不良、高血压。

口蘑

蔬果小厨房

凉拌蕨菜

材料：

蕨菜 100 克，芹菜段 30 克，胡萝卜 45 克，葱、生姜、彩椒各 10 克，盐、香油、胡椒粉各适量。

做法：

胡萝卜、葱、生姜、彩椒洗净后切丝；蕨菜焯水沥干后切段；芹菜段洗净备用。将所有材料放入碗中搅拌均匀。

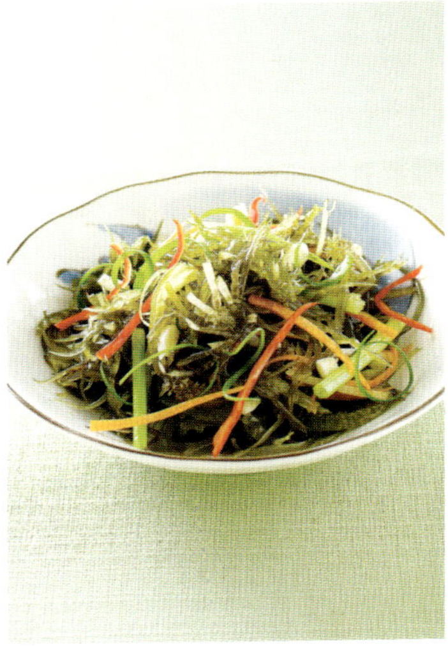

芸薹

凉血散血 · 解毒消肿

芸薹，在我国最早栽培于青海、甘肃、新疆、内蒙古一带，后来逐步在黄河流域、长江流域推广种植。作为一种常见的油料作物，菜籽油富含芥酸及多种维生素，其所含的营养物质容易被人体吸收，特别适宜高血压、高血糖、高脂血症人群食用。现今，芸薹已不只是作为一种经济作物来栽种，芸薹花还成为人们早春踏青时必不可少的一道风景。

营养成分（每100克芸薹）

营养成分	含量
蛋白质	1.8克
碳水化合物	3.8克
脂肪	0.5克
膳食纤维	1.1克
胡萝卜素	0.62毫克
维生素E	0.88毫克
维生素C	36毫克
维生素B_1	0.04毫克
维生素B_2	0.11毫克

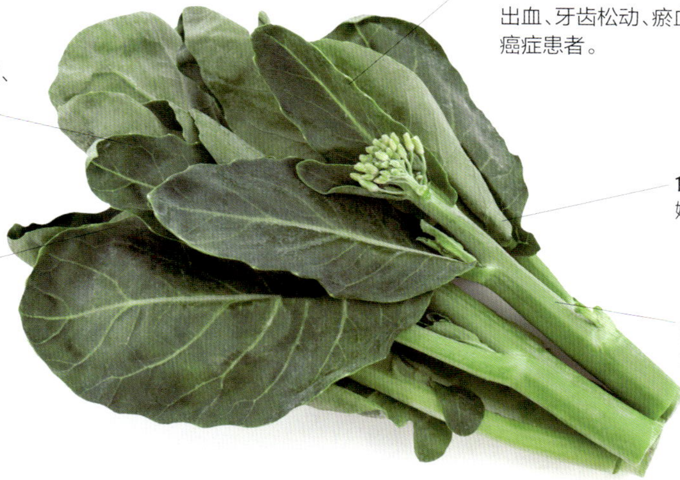

适宜人群
特别适宜口腔溃疡、齿龈出血、牙齿松动、瘀血腹痛、癌症患者。

别名
芸苔、寒菜、胡菜、苔芥、油菜。

食用部分
嫩茎。

芸薹
味辛、甘，性平；入肝、脾、肺经。

药用部分
芸薹、籽、菜籽油。

药用功效

芸薹 治便血、心肌炎、产后血瘀腹痛、白细胞减少症、炭疽、无名肿毒、丹毒、便秘、痢疾、便血、高血压、高脂血症。

用量用法： 30~150克，煮食；20~100克，捣汁服。

外用： 煎水洗或捣敷。

籽 治疟疾、慢性子宫颈炎、小儿丹毒、遗精、不孕症、疖肿丹毒、产后恶露不尽、瘀血腹痛、痛经、肠风下血、便秘、粘连性肠梗阻、风湿性关节肿痛。

用量用法： 30~90克，水煎服。

外用： 研末调敷。

菜籽油 治虫入耳内、血风疮、疖肿、便秘、烫火灼伤。

用量用法： 内服10~15毫升。

外用： 涂擦。

挑选及储藏建议

选择芸薹时，首先看颜色，青翠欲滴、没有黄叶的才新鲜；现在不少商家为了蔬菜看上去漂亮，会往菜上洒水，如果想多存放几天，就要避免买洒过水的芸薹；叶子大、茎干短的芸薹比茎干长的味道更好。

买回家若不立即烹煮，可用报纸包住芸薹放入塑料袋中，再放入冰箱冷藏室中保存。如没有冰箱则要选择阴凉的地方摊开晾放。一般而言，芸薹在常温下可保存1~2日，冰箱内可保存3日左右。

医生提示

- 麻疹、疥疮或目疾患者不宜食用芸薹。
- 血虚者禁用芸薹籽。
- 便溏者慎服菜籽油。
- 有狐臭者可食用芸薹。

中医养生方

跌打损伤

【材料】鲜韭菜 15 克，黄栀子 5 枚，生姜、葱白各 9 克，白胡椒 10 粒，面粉 60 克，红糖 30 克。

【做法】将上述材料一同捣烂，摊成饼状，外敷伤处并包扎固定。

关节扭伤

【材料】韭菜根（鲜品）75 克，面粉 24 克，米酒少许。

【做法】将韭菜根洗净，切碎，加面粉捣成泥状，加米酒调成糊状，敷在患处，一日 1 次。

风湿性关节痛

【材料】韭菜籽 12 克，艾叶 9 克，小茴香 9 克。

【做法】将上述三者洗净后加适量水煎服。

胸痹胸痛

【材料】韭菜籽 24 克，瓜蒌子 9 克，黄酒适量。

【做法】将前两味共炒黄（文火炒），研成细末，每次 2 克，用黄酒送服，一日 2 次。

高脂血症

【材料】韭菜 24 克，桃仁 12 克，山楂、女贞子各 15 克。

【做法】将上述材料洗净后加水煎煮，分 2 次服，连服 1 个月。

牙齿松动

【材料】韭菜籽 15 克，杜仲、炙甘草各 9 克。

【做法】将上述材料洗净后加适量水煎煮，早晚各服 1 次。

贫血

【材料】韭菜 45 克，桑葚子 24 克，生姜 3 片。

【做法】将上述三者洗净后加水一同煎煮，分 2 次服用。

遗精

【材料】韭菜籽 24 克，菟丝子 15 克。

【做法】二者洗净，一同研成细末，每次服用 6 克，用白开水送服，一日 3 次。

食疗小常识

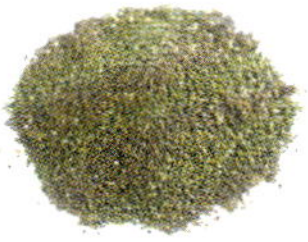

菟丝子

补肝固肾，益精髓，明目。可治腰膝酸痛、遗精、消渴、尿有余沥、目暗。

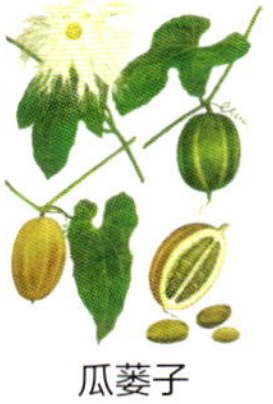

瓜蒌子

润肺，化痰，滑肠。治痰热咳嗽、燥结便秘、痈肿、乳少。

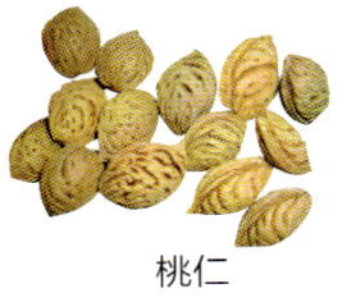

桃仁

活血，祛痰，润肠通便。用于闭经、痛经、症瘕积聚、跌打损伤、肠燥便秘。

蔬果小厨房

莓凤葡萄柚汁

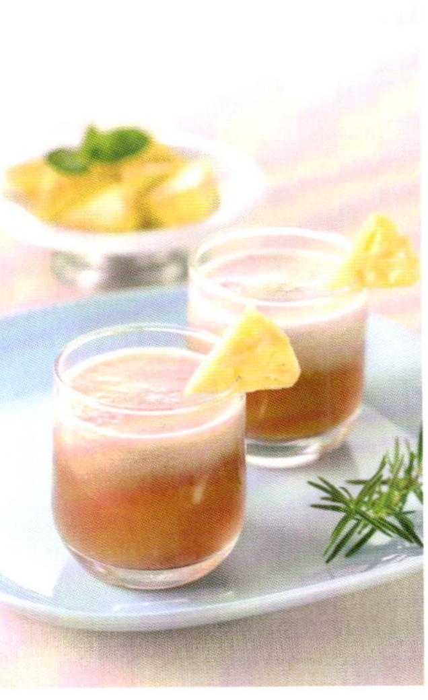

材料：

草莓5个，韭菜50克，菠萝100克，葡萄柚半个，冰块少许，柠檬半个。

做法：

草莓洗净，去蒂；菠萝去皮，切块；葡萄柚去皮，去籽；韭菜洗净备用；柠檬洗净，切块；草莓、菠萝、葡萄柚、柠檬放入榨汁机榨汁；韭菜折弯，放入榨汁机内榨汁，再加入少许冰块即可。

菠菜

补血止血 · 滋阴平肝

菠菜中含有的铁元素在所有蔬菜中名列前茅，可以用来预防贫血。但植物中所含的铁元素被称为非血红素铁，与动物中所含的铁元素（血红素铁）相比较，吸收率不高。要促进铁元素的吸收，就必须同时摄取蛋白质、柠檬酸和维生素 C。

营养成分（每 100 克菠菜）

蛋白质	2.6 克
碳水化合物	4.5 克
脂肪	0.3 克
膳食纤维	1.7 克
胡萝卜素	2.92 毫克
维生素 E	1.74 毫克
维生素 C	32 毫克
维生素 B_1	0.04 毫克
维生素 B_2	0.11 毫克
铁	1.8 毫克

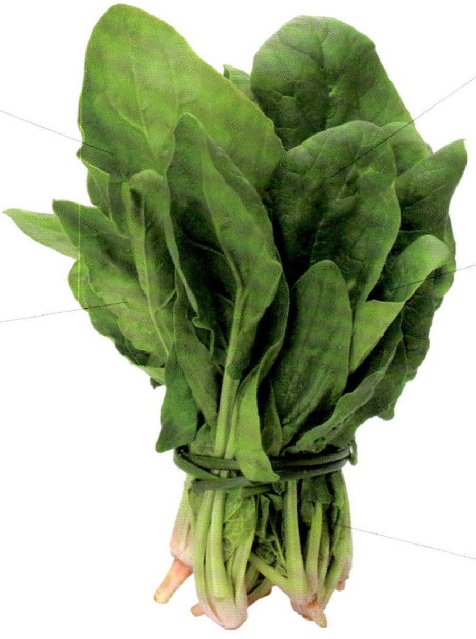

别名
菠棱、赤根菜、波斯草、鹦鹉菜。

适宜人群
特别适合老、幼、病及体弱者。

食用部分
茎叶。

菠菜
味甘，性凉，无毒；入大肠、小肠、胃、肝经。

药用部分
茎叶、种子、根。

药用功效

茎叶 治高血压、头痛、目眩、消渴、目赤、慢性便秘、痔疮、唇舌炎、口角溃疡、夜盲症、高脂血症、妊娠便秘、迎风流泪、脱发、贫血、风湿性关节炎。

用量用法：适量，煮食，或捣汁饮。

种子 治胆囊炎、咳嗽、肺结核、慢性支气管炎、风火赤眼、肝炎、黄疸。

用量用法：6~15 克，水煎服，或研末。

根 治白发增多、糖尿病、高血压。

用量用法：取新鲜菠菜根放沸水中略烫，用香油拌食。

野菠菜 凉血，解毒，杀虫。主治咯血、痔疮出血、痈疮肿毒、疥癣、皮肤瘙痒。

用量用法：9~15 克，煎汤，鲜品用量加倍。

外用：适量，捣敷；或煎水洗。

挑选建议

挑选菠菜时，先观察菠菜的外观，植株健壮、整体较整齐、没有损伤或茎干折断的菠菜质量较好；再看菠菜的叶子，叶子厚且大，用手托住菠菜根部，叶子能很好伸展开的菠菜是比较新鲜的；颜色上，尽量选叶子浓绿色且根部是红色的，这种菠菜的口感较好。

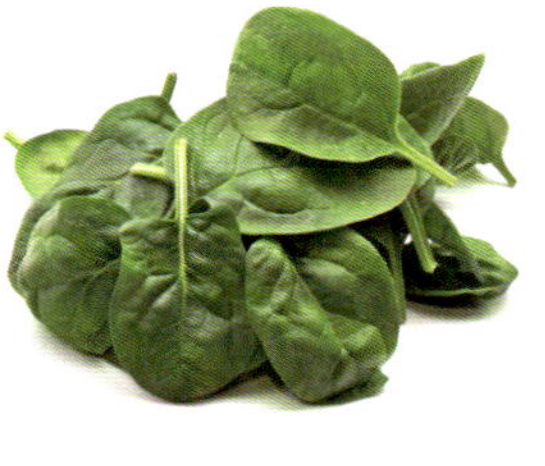

医生提示

- 肠胃虚弱者不可生食菠菜。
- 骨折、结石等患者不宜多食菠菜。

中医养生方

消化不良

【材料】鲜菠菜根 90 克，鸡内金 9 克，大米 30 克。

【做法】先将菠菜根洗净，切碎，加水同洗净的鸡内金共煎煮 40 分钟，然后下大米煮成粥，一日 2 次，菜与粥一同服用。

高血压

【材料】鲜菠菜、芹菜各 150 克，香油、盐各适量。

【做法】将鲜菠菜和芹菜分别洗净，芹菜去叶和根后，二者各放于沸水中烫 2 分钟，捞出切段，放入小盆中，加香油、盐拌匀即可。

夜盲症

【材料】菠菜 150 克，猪肝 150 克，食用油、盐各少许。

【做法】先将菠菜洗净，切成段；猪肝洗净，切薄片，二者一同放入热油锅内，炒熟后调入盐食用，一日 1 次。

便秘

【材料】鲜菠菜 360 克，猪血 180 克，调味料适量。

【做法】将菠菜洗净，切成段；猪血切成块，氽水去浮沫后捞出，与菠菜加适量的水煮汤，加调味料后服用，隔天 1 次，连服 3 次。

目赤

【材料】菠菜籽 15 克，野菊花 15 克。

【做法】二者洗净后加水煎服，连服数日。

白发增多

【材料】菠菜根 15 克，黑豆 24 克，茄子外皮 15 克。

【做法】三者洗净后加入清水一同煎服。

糖尿病

【材料】菠菜根 120 克，黄芪 6 克，生地黄 6 克。

【做法】三者洗净后加水煎，分 2~3 次服用。

病毒性心肌炎

【材料】菠菜 15 克，蒲公英 24 克，金线草 12 克。

【做法】将以上药材洗净后加水煎，分 2 次服用。

食疗小常识

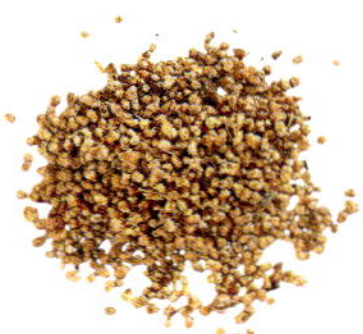

野菊花

清热解毒。用于疔疮痈肿、目赤肿痛、头痛眩晕。

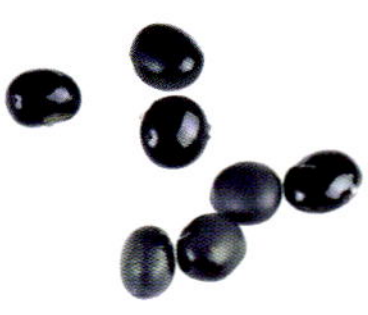

黑豆

祛风除热，调中下气，解毒，利尿。可以有效地缓解尿频、腰酸、白带异常。

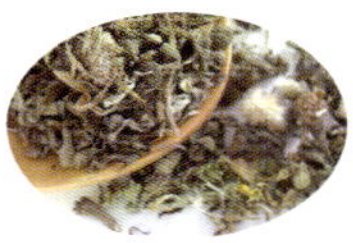

蒲公英

清热，解毒，利尿，排脓。治久咳痰喘、尿道炎、膀胱炎、痈疽疔疮。

蔬果小厨房

菠菜西芹汁

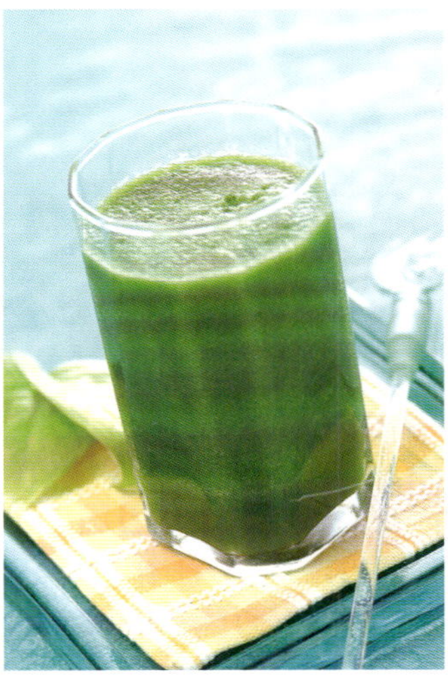

材料：

菠菜 100 克，卷心菜 2 片，西芹 60 克。

做法：

菠菜洗净，去根，切成小段；卷心菜洗净，撕成小块；西芹洗净，切成小段。将准备好的材料放入榨汁机中榨汁即可。

芹菜

清热利湿 · 平肝降压

芹菜中含有酸性的降压成分，具有平肝降压的作用，临床上对原发性、妊娠期及更年期高血压均有疗效，可以辅助治疗高血压及其并发症，而且对血管硬化和神经衰弱患者也有辅助治疗作用。

营养成分（每100克芹菜）

蛋白质	0.8克
碳水化合物	3.9克
脂肪	0.1克
膳食纤维	1.4克
胡萝卜素	0.06毫克
维生素E	2.21毫克
维生素C	12毫克
维生素B_1	0.01毫克
维生素B_2	0.08毫克

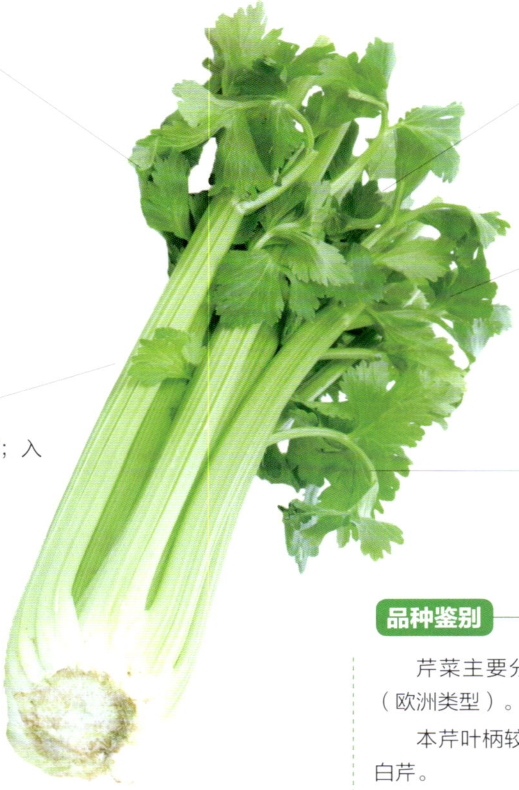

别名
芹、药芹菜、胡芹。

适宜人群
高血压、动脉硬化、高血糖、缺铁性贫血、便秘患者。

食用部分
嫩根茎、叶。

芹菜
味甘、辛，性凉；入肺、胃、肝经。

药用部分
茎叶、根。

品种鉴别

芹菜主要分两种，本芹（中国类型）和洋芹（欧洲类型）。

本芹叶柄较细长，按叶柄颜色又可分为青芹和白芹。

洋芹叶柄肥厚宽扁，多实心，味淡。

芹菜根据生长地点的不同分为水芹和旱芹。

药用功效

茎叶 治咳嗽痰喘、呕血、高血压、头风、眩晕、中风、尿血、肾炎、泌尿系统结石、糖尿病、阑尾炎、面神经麻痹、荨麻疹、扭伤、盗汗、湿疹。

用量用法：选取适量用作蔬菜生食或者炒食、煮汤等。

根 治反胃呕吐、肺结核咳嗽、气管炎、神经衰弱、高血压、高脂血症、失眠、丝虫病、产后出血、肺源性心脏病、乳糜尿。

用量用法：30克，水煎内服。

医生提示

- 芹菜能调节体液平衡，有报告指出，芹菜中含有调整体液平衡的钾；因芹菜中含有抗关节炎的物质，因此关节炎患者也可常吃芹菜；也有研究表明，芹菜具有轻微的镇静作用，情绪起伏大、容易焦虑的人可常食芹菜。
- 脾胃虚寒者勿用芹菜。
- 水芹菜所含细毛有毒，不宜食用。
- 本品不宜久煎。
- 旱芹与水芹功能相近，但药用以旱芹为好。

中医养生方

高脂血症

【材料】鲜芹菜根 75 克，红枣 10 枚。

【做法】二者洗净后加适量水煎，分 2 次服用，10 天为一个疗程。

神经衰弱，失眠

【材料】芹菜根 45 克，百合 24 克，生地黄 9 克。

【做法】将上述材料洗净后加适量水煎煮，睡前服用。

高血压

【材料】芹菜根 45 克，苦瓜 75 克。

【做法】先将芹菜根洗净后切段；苦瓜洗净，去瓤后切片，二者用水煎，分 2 次服用。

肺结核咳嗽

【材料】芹菜根 24 克，蜂蜜少许。

【做法】先将芹菜根洗净，切碎，加水煎汤，调入蜂蜜，一日服用 2~3 次。

耳鸣

【材料】芹菜 75 克，槐花 15 克，车前子 15 克（包煎）。

【做法】将上述材料洗净后加适量水一同煎服，一日 2 次。

头发脱落

【材料】芹菜、桑葚、黑豆各 24 克，红枣 10 枚。

【做法】芹菜洗净，切段，与洗净的其他三味加水一同煎汤服，连服 15~20 天。

头风痛

【材料】芹菜适量，鸡蛋 1~2 个，食用油适量。

【做法】将芹菜洗净，捣烂，再把鸡蛋打入芹菜汁中，搅匀后以摊鸡蛋的方式煎熟服用，一日 2 次。

流鼻血

【材料】芹菜 24 克，香菜 12 克，鸡蛋 2 个。

【做法】先将芹菜、香菜洗净后切段，与鸡蛋一同加适量水煎汤，喝汤吃蛋，一日 1 次。

气管炎

【材料】芹菜根 1 把，橘皮 9 克，麦芽糖 24 克。

【做法】将芹菜根洗净，切段备用，把麦芽糖放在锅中化开，将芹菜根、橘皮放入锅内炒至微焦后加水煎汤，温服，一日 2 次。

月经不调，崩漏带下

【材料】鲜芹菜 30 克，茜草 6 克，六月雪 12 克。

【做法】将芹菜洗净，切段，与茜草、六月雪一同放入锅中加水煎汤，一日 1 次。

食疗小常识

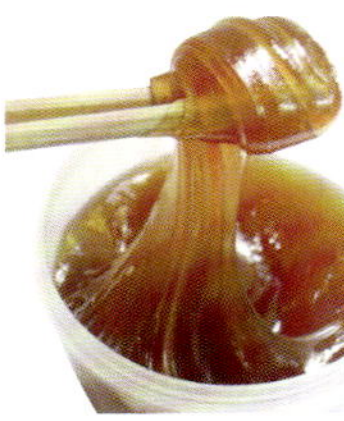

麦芽糖

用于虚劳里急、心悸、腹中痛、梦遗精滑、四肢酸疼、手足烦热、咽干口燥。

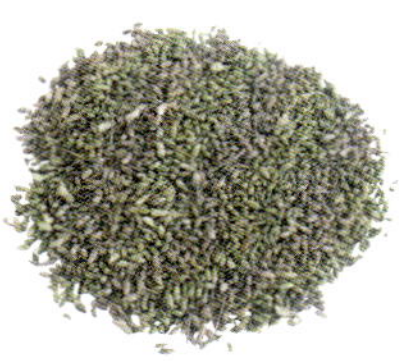

槐花

凉血止血，清肝泻火。用于便血、痔血、血痢、崩漏、吐血、衄血、肝热目赤、头痛眩晕。

蔬果小厨房

芹菜柠檬汁

材料：

芹菜 100 克，柠檬半个，冰糖适量。

做法：

芹菜洗净，切成段；柠檬洗净外皮，切成块。将所有材料倒入果汁机内搅打成汁。

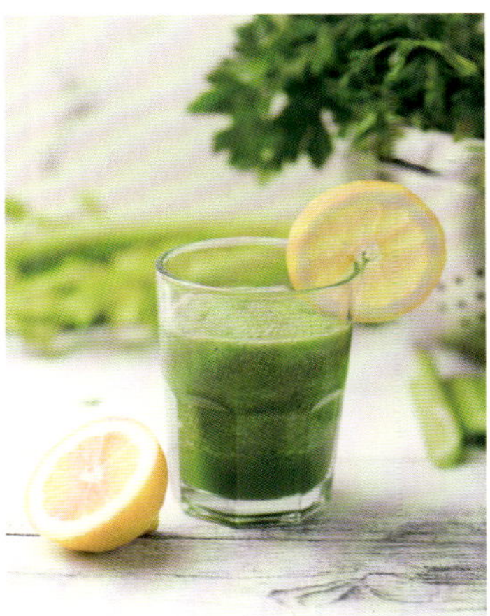

空心菜

营养成分（每 100 克空心菜）

蛋白质	2.2 克
碳水化合物	3.6 克
脂肪	0.3 克
膳食纤维	1.4 克
胡萝卜素	0.15 毫克
维生素 E	1.09 毫克
维生素 C	25 毫克
维生素 B_1	0.02 毫克
维生素 B_2	0.02 毫克

清热凉血 · 利尿除湿

空心菜学名蕹菜，原产我国，主要分布在长江以南地区。空心菜是夏秋季节主要绿叶菜之一，富含维生素、胡萝卜素和膳食纤维。常食空心菜有助于增强体质、防病抗病。

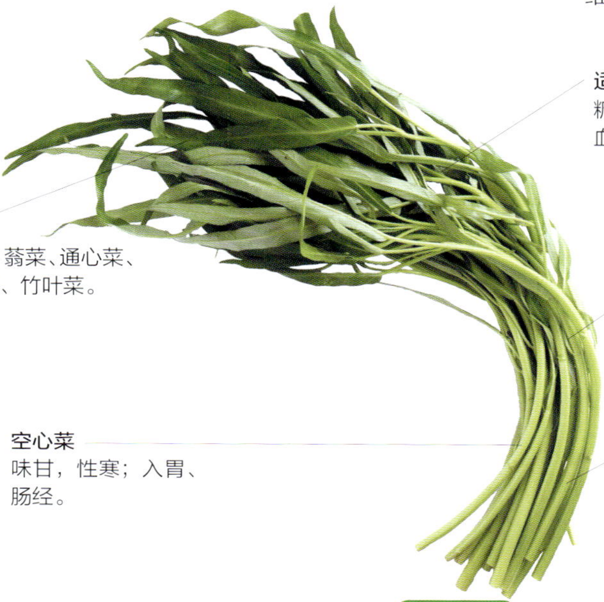

适宜人群
糖尿病、高胆固醇、高脂血症、口臭患者。

别名
蕹蕹菜、蕹菜、蓊菜、通心菜、瓮菜、空筒菜、竹叶菜。

食用部分
茎叶。

空心菜
味甘，性寒；入胃、肠经。

药用部分
茎叶、根。

药用功效

茎叶 主治流鼻血、尿急、尿频、小便不畅、便秘、痔疮、淋浊、肺热咳嗽、食物中毒、小儿夏季热、腹泻、湿疹。

用量用法：煮食，或炒食，适量食用。

外用：适量。

根 治鼻衄、白带异常、龋齿痛、白浊、劳淋。

用量用法：60~240 克，水煎服。

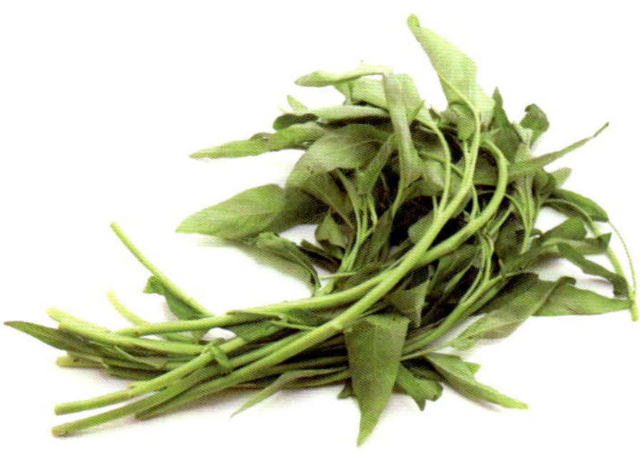

挑选建议

空心菜宜选整株完整、无须根、无黄叶或破损的。叶子越绿的越新鲜，且叶子以宽大为好。另外，挑选的时候可看一下空心菜的梗，梗细小的吃起来会嫩一些。

医生提示

- 空心菜除了能通便，还有排毒的作用。空心菜含有的木质素能够提高巨噬细胞吞噬细菌的活力，因此常食空心菜能提高机体免疫力。空心菜中的果胶还能加速体内有毒物质的排出。
- 服用降血糖药者慎用空心菜，否则可能会使血糖降至过低。
- 肾气不固的患者最好少食或不食空心菜。
- 空心菜生熟皆宜，荤素俱佳，宜大火快炒，避免营养流失。

中医养生方

流鼻血不止

【材料】空心菜根 60~120 克，冰糖适量。

【做法】将空心菜根洗净后加适量水煎，再加入冰糖调服。

白带异常

【材料】空心菜根 150 克，干木槿花 30 克，猪瘦肉 120 克。

【做法】将上述材料洗净后一同炖服。

无名肿毒，跌打肿痛

【材料】鲜空心菜、酒各适量。

【做法】将鲜空心菜和酒捣成泥，外敷患处，包扎固定。

湿疹

【材料】鲜空心菜 90~150 克。

【做法】将鲜空心菜洗净，加水煎，等微温时外洗患处。

口角生疮，舌炎

【材料】空心菜 100 克，葱白 50 克。

【做法】二者洗净后加水煎服，每日 2 次。

劳淋

【材料】空心菜 90 克，杜仲叶 9 克。

【做法】将二者洗净后加水煎汤服。

肺热咳嗽，流鼻血，尿血

【材料】空心菜根 120 克，白萝卜 90 克，蜂蜜适量。

【做法】将空心菜根洗净，切段；白萝卜洗净，切成块。二者共榨汁 1 杯，调蜂蜜服。

风火牙痛

【材料】鲜空心菜根 90 克，醋适量。

【做法】水、醋各一半，加洗净的鲜空心菜根合煎，然后含漱。

食疗小常识

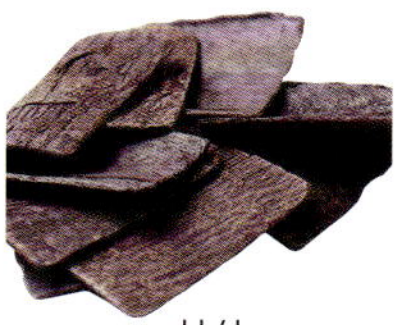

杜仲

补肝肾，强筋骨，安胎。用于腰痛、胎动不安、腰腿酸痛。

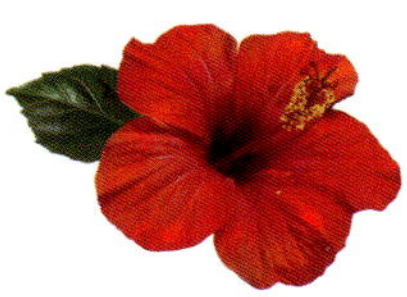

木槿花

清热凉血，解毒消肿。治咳喘、吐血、腹泻、赤白痢疾、痔血、带下异常、烫伤。

蔬果小厨房

清炒空心菜

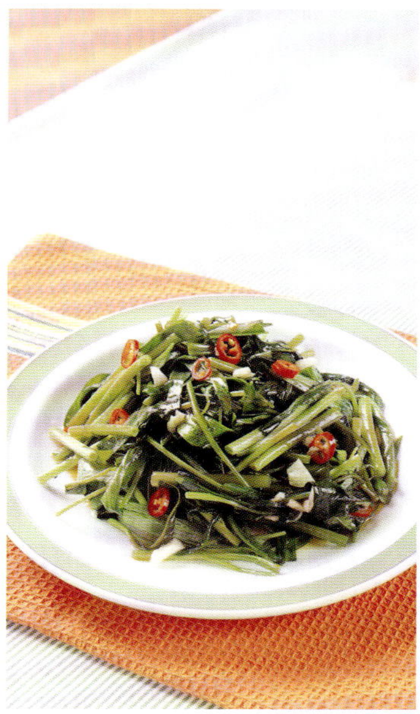

材料：

空心菜 500 克，食用油、盐、葱、蒜、红辣椒圈、酱油各适量。

做法：

空心菜择洗干净，沥干后切段；葱洗净切碎；蒜洗净切片。油锅置火上烧热，放入葱、蒜和红辣椒圈爆香，加入空心菜翻炒数下，放入盐、酱油炒至断生，炒匀即可装盘。

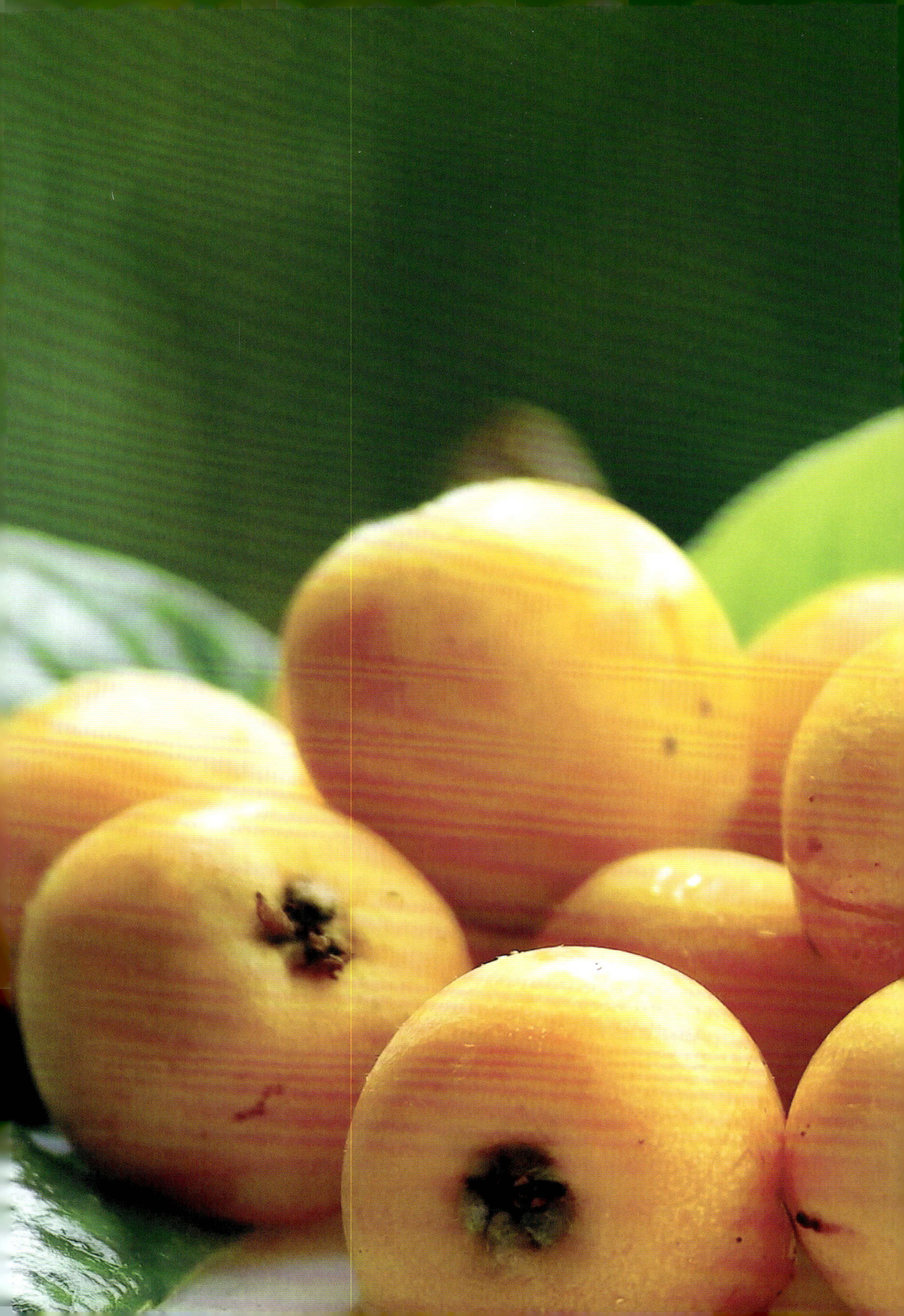

第三章

黄色蔬果：养胃益脾·延缓衰老

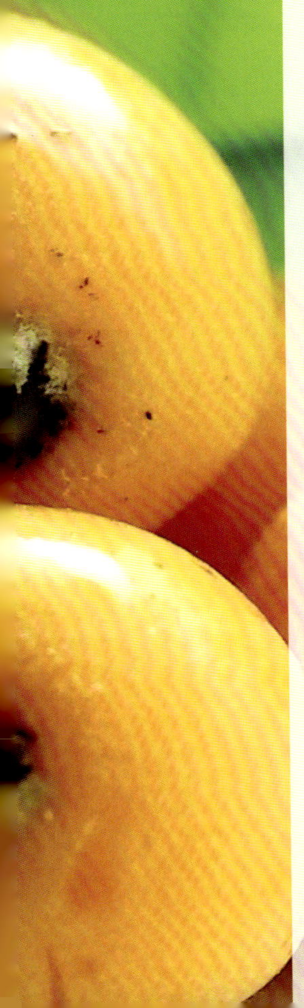

中医认为，黄色入脾。黄色食物被摄入后，其营养物质易集中在脾胃，可以养脾胃。

在餐桌上，黄色蔬果容易被忽略，往往被当作配菜食用。现代医学研究证明，黄色蔬果可以促进体内垃圾排出，其富含的维生素A、维生素D、胡萝卜素对身体有四大好处：

1. 治疗脾胃疾病
2. 保护心血管
3. 保护视力
4. 调节人体内分泌

枇杷

营养成分（每100克枇杷）

蛋白质	0.8克
碳水化合物	9.3克
脂肪	0.2克
膳食纤维	0.8克
烟酸	0.3毫克
维生素E	0.24毫克
维生素C	8毫克
维生素B_1	0.01毫克
维生素B_2	0.03毫克

润肺止咳 · 和胃降逆

枇杷果肉中所含的苦杏仁苷是抗癌物质，可辅助治疗各种咳嗽。枇杷中的有机酸能刺激消化腺的分泌、增进食欲、助消化，还能止渴、解暑。枇杷含有丰富的B族维生素，有保护视力及滋润皮肤的作用。

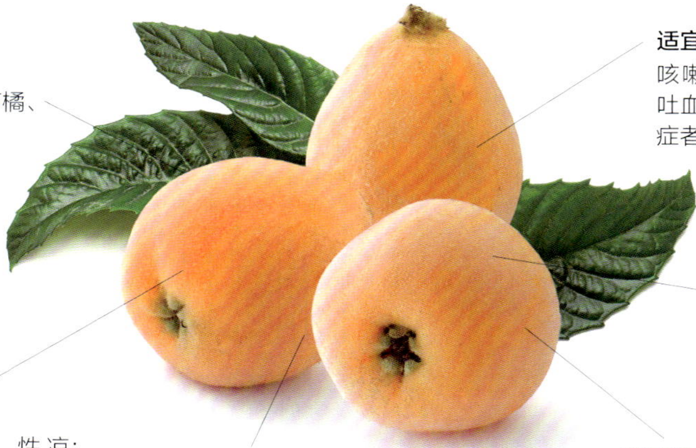

别名

腊兄、金丸、卢橘、粗客。

适宜人群

咳嗽、胸闷多痰、劳伤吐血者及维生素C缺乏症者尤其适合食用。

食用部分

果实。

果实

味甘、酸，性凉；入脾、肺经。

核

味苦，性平；入肺、肝经。

药用部分

果实、叶、根、核。

药用功效

果实 治感冒咳嗽、肺热咳嗽、肺燥咳嗽、虚热、胃热口渴、中暑、呕吐、食欲不振、衄血。

用量用法：24~45克，生食，或煎汤。

叶 治肺热咳嗽、气逆喘息、慢性气管炎、呃逆、呕吐、中暑、跌打损伤、脚气、咳血、衄血。

用量用法：干品9~12克、鲜品15~30克，水煎服。

根 治肺虚久咳、咳血、关节痛、肝炎。

用量用法：3~24克，鲜品可用90克。

外用：适量捣敷。

核 治咳嗽痰多、疝气、水肿、瘰疬。

用量用法：6~15克，水煎服。

外用：适量，研末调敷。

挑选建议

挑选枇杷时首先看枇杷大小，过大或过小的都不好，过大的往往甜度不够，过小的则可能会较酸；其次果实外形要匀称，一些畸形的枇杷可能发育不良，口感不太好；再看表皮，茸毛完整的枇杷才新鲜，如果茸毛脱落则说明枇杷不新鲜了；最后，如果表面颜色深浅不一，则枇杷很有可能已变质了，也不要选购。

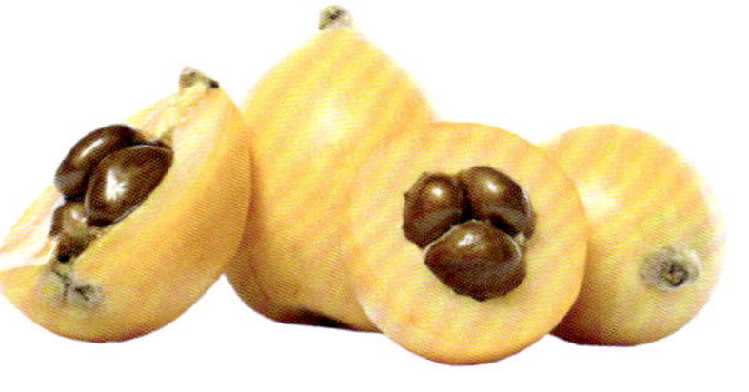

医生提示

- 小儿脾虚弱者忌食枇杷。
- 便溏或腹泻者不宜食用枇杷。
- 枇杷多食会助湿生痰。

中医养生方

喘咳不止

【材料】枇杷核 15 克，蜂蜜 24 克。

【做法】枇杷核洗净，捣烂，加水煎，去渣，加蜂蜜调服。

气管炎

【材料】嫩枇杷叶 24 克，款冬花 7.5 克，甘草 4.5 克。

【做法】嫩枇杷叶去毛，与其他药材洗净后一同用水煎，早晚各服 1 次。

伤风感冒，发热，鼻塞，呕吐

【材料】枇杷叶 6 克，灯芯草、山薄荷各 12 克，紫苏叶 6 克。

【做法】将上述材料洗净后用水煎，分 3 次服，每次喝 1 碗。

风热感冒，咳嗽痰稠

【材料】鲜枇杷叶、鸭公青各 15 克，酢浆草 30 克，野菊花 12 克。

【做法】鲜枇杷叶刷去毛，与其他材料洗净后一同用水煎，分 2 次服，连服 3~5 剂。

肺结核咳嗽

【材料】鲜枇杷根 45 克，桑白皮、杏仁各 9 克。

【做法】以上材料洗净，水煎服，早晚各 1 次。

声音沙哑

【材料】鲜枇杷叶 24 克，淡竹叶 12 克。

【做法】鲜枇杷叶去毛，与其他药材洗净后共水煎 2 次，早晚各服 1 次。

跌打损伤

【材料】枇杷根 45 克，牛膝 24 克，酒少许。

【做法】枇杷根和牛膝洗净后以水煎，去渣，加酒服。

咳嗽

【材料】枇杷核 12 克，生姜 3 片。

【做法】二者洗净，枇杷核捣烂，加生姜，用水煎服，早晚各 1 次。

食疗小常识

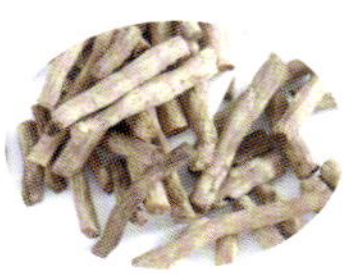

牛膝

补肝肾，强筋骨，逐瘀通经，引血下行。用于腰膝酸痛、筋骨无力、闭经。

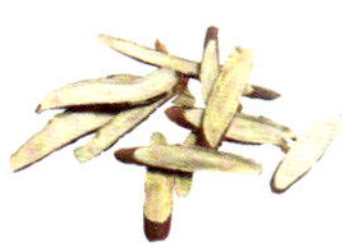

甘草

补脾益气，清热解毒，祛痰止咳，缓急止痛。用于脾胃虚弱、倦怠乏力、心悸气短、咳嗽痰多。

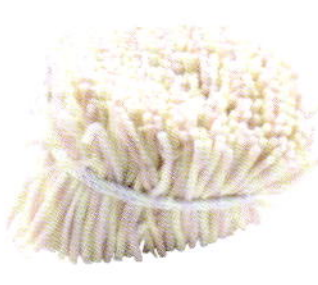

灯芯草

清心火，利小便。用于心烦失眠、尿少涩痛、口舌生疮。

蔬果小厨房

枇杷苹果汁

材料：

枇杷 3 个，苹果 1 个，柠檬 1 个，冰块适量。

做法：

苹果洗净，去核，切小块；枇杷剥皮，除核；柠檬洗净，切片。将枇杷、苹果、柠檬按次序放入榨汁机榨汁。倒入杯中，加冰块即可。

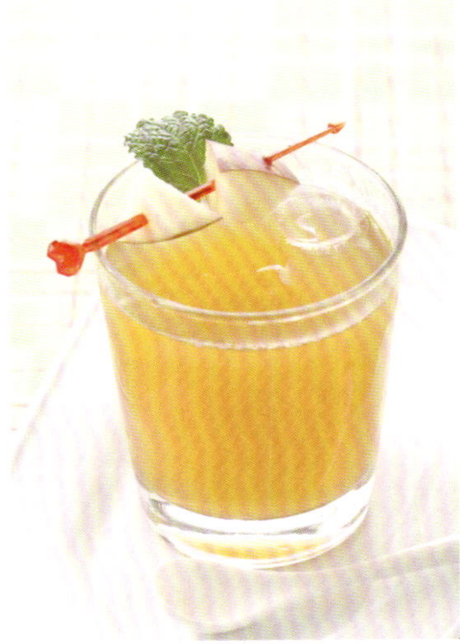

哈密瓜

清热利尿 · 消暑解渴

哈密瓜被人们称为“瓜中之王”，其形态各异，味道多样，有的带奶油味，有的含柠檬香，但都甘甜如蜜，香味袭人，备受人们喜爱。哈密瓜含糖量高，富含果糖、葡萄糖和蔗糖。

营养成分（每100克哈密瓜）

蛋白质	0.5克
碳水化合物	7.9克
脂肪	0.1克
膳食纤维	0.2克
胡萝卜素	0.92毫克
磷	19毫克
锌	0.13毫克
维生素C	12毫克
维生素B_2	0.02毫克

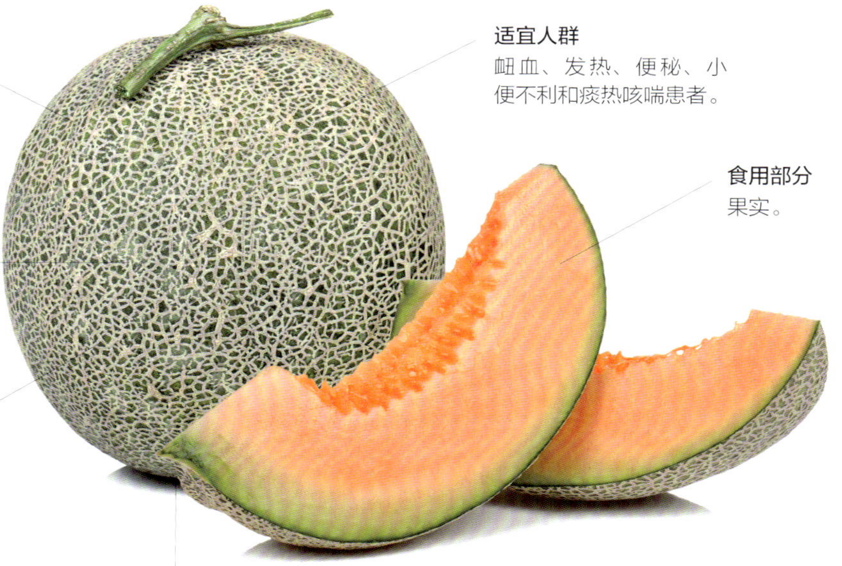

别名
甜瓜、甘瓜、库洪。

适宜人群
衄血、发热、便秘、小便不利和痰热咳喘患者。

食用部分
果实。

药用部分
瓜皮、果实。

果实
味甘，性寒；入心、胃经。

瓜皮
清热消肿。

药用功效

瓜皮 有清热、消肿、通便、利尿、解渴、消暑的作用。用于发热、水肿、便秘等症。

用量用法： 30~60克，水煎服。

果实 清暑热，利便，益气，清肺热，止咳。治中暑、便秘、衄血、牙龈出血、发热口渴、小便不利、口鼻生疮。

用量用法： 适量，鲜食、榨汁或煮食。

挑选建议

哈密瓜有很多品种，挑选时先看瓜皮颜色，成熟的哈密瓜色泽鲜艳，常见的有绿色带网纹、金黄色、花青色几种，一般颜色深一些的，代表瓜也更成熟，如选黄色可以考虑深黄色的，比浅色的会甜一些；再看果柄，有网纹的哈密瓜成熟时，果柄处略凹陷且光滑，网纹密布，无网纹或半网纹的哈密瓜成熟时果柄处色泽鲜艳且花斑明显；最后闻一闻，成熟度适中的哈密瓜，可闻到浓郁香味，无香味或香味淡薄的则成熟度较差。

医生提示

- 泄泻便溏、肾功能衰竭、咽痒或痰少寒咳者不可食用哈密瓜。
- 哈密瓜性寒，不宜多吃，以免引起腹泻。

中医养生方

清热降火

【材料】哈密瓜 1 个，苹果 1 个，牛奶 100 毫升，蜂蜜适量。

【做法】哈密瓜洗净，去皮及瓤；苹果洗净，去外皮及核。与牛奶和蜂蜜一同放入果汁机打匀饮用。

小便不畅

【材料】哈密瓜 1 个，猪瘦肉 30 克，盐适量。

【做法】将哈密瓜和猪瘦肉洗净，切片，一同煮汤，加盐调味食用，一日 2~3 次。

便秘

【材料】鲜哈密瓜 1 个。

【做法】去皮，去瓤后生食。

衄血，牙龈出血

【材料】哈密瓜 1 个。

【做法】洗净，去外皮，绞汁含服。

暑热烦渴

【材料】哈密瓜 1 个，甘草盐少许。

【做法】将哈密瓜取果肉，蘸甘草盐食用。

暑热，中暑，小便不利

【材料】哈密瓜 1 个，西瓜 150 克。

【做法】将二者去皮，哈密瓜去瓤，西瓜去子，绞汁饮用，一日 2~3 次。

养阴润燥

【材料】哈密瓜 1 个，响螺肉 150 克，鸡爪 4 对，猪瘦肉 90 克，生姜 3 片，盐适量。

【做法】将上述材料分别洗净，哈密瓜去皮，去瓤，切块；响螺肉用盐洗净，切片；鸡爪去甲，用刀背敲裂；猪瘦肉切片。所有处理好的材料与生姜一同放入锅内，加入清水 2500 毫升（约 10 碗量）煮食，调入适量盐即可。

脱发

【材料】甘蓝、菠菜、苹果各 60 克，哈密瓜 90 克，柠檬 30 克，凉开水 30 毫升。

【做法】将苹果去皮，去核；哈密瓜去皮，去瓤；柠檬洗净取汁；甘蓝、菠菜洗净后与苹果和哈密瓜加凉开水一起打成汁，最后在蔬果汁内滴进柠檬汁。

食疗小常识

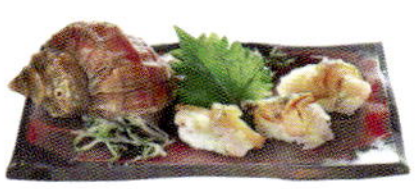

响螺肉

明目，清热消滞，滋补养颜。

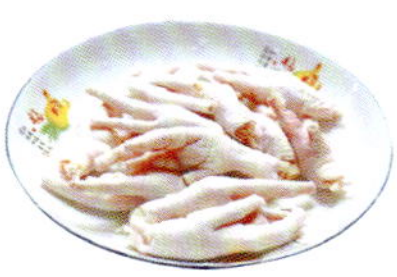

鸡爪

保护血管，养颜护肤。

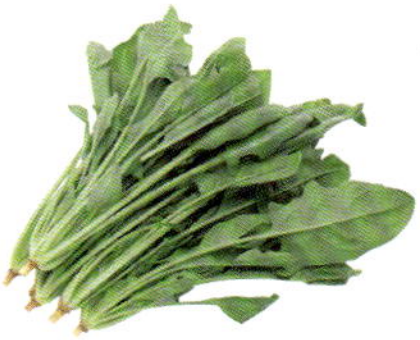

菠菜

补血止血，利五脏，通肠胃，调中气，活血脉，止渴，润肠，敛阴润燥，滋阴平肝，助消化。

蔬果小厨房

哈密瓜猕猴桃汁

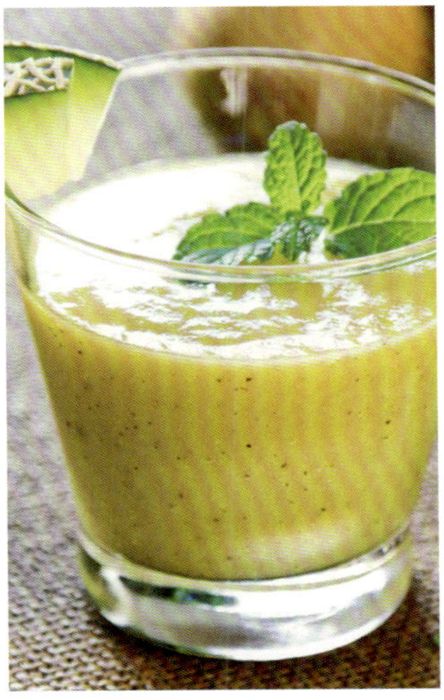

材料：

哈密瓜 40 克，猕猴桃 1 个，鲜奶 90 毫升，蜂蜜 8 毫升，碎冰、薄荷叶各适量。

做法：

哈密瓜洗净，去皮，去瓤，切小块；猕猴桃洗净，去皮，对半切开；薄荷叶洗净。将除碎冰和薄荷叶外的其他材料放入榨汁机内高速搅打 30 秒，再倒入杯中，加入碎冰和薄荷叶即可。

菠萝

清暑解渴 · 消食止泻

菠萝中含有的菠萝蛋白酶、生物碱，能防止血液凝块（血栓）形成。由冠状动脉血管堵塞而致心脏病患者，常吃菠萝有缓解作用，因此菠萝是冠心病患者的食疗佳品。

营养成分（每100克菠萝）

营养成分	含量
蛋白质	0.5克
碳水化合物	10.8克
脂肪	0.1克
膳食纤维	1.3克
烟酸	0.2毫克
胡萝卜素	0.02毫克
维生素C	18毫克
维生素B_1	0.04毫克
维生素B_2	0.02毫克

别名
番梨、露兜子、凤梨。

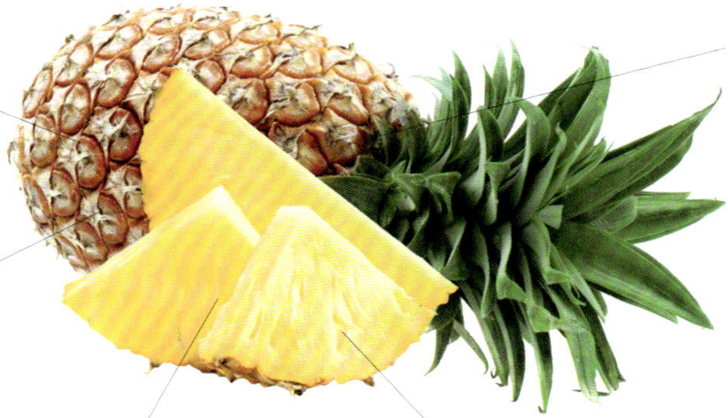

适宜人群
消化不良、身热烦躁者及肾炎、高血压、支气管炎、冠心病患者。

果肉
味甘、酸，性平；入肾、胃经。

食用部分
果肉。

药用部分
果肉、皮、叶。

药用功效

果肉 预防胃肠癌，解暑，解酒，助消化，降血压。

用量用法：鲜食或煮食。

皮 利尿，止泻，治痢疾。

用量用法：30~60克，水煎服。

叶 清暑解渴，消食，止泻。

用量用法：30克，水煎取汁，去渣后饮服。

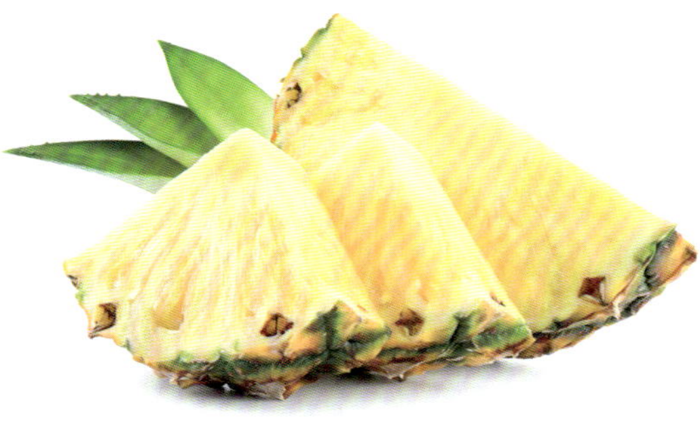

挑选建议

挑选菠萝时先看形状，优质的菠萝呈圆柱形或两头稍尖的椭圆形，大小适中，果形端正，芽眼数量少；再看看颜色，颜色呈淡黄色或亮黄色的是成熟菠萝，可以直接食用，淡黄色或微带青绿光泽的一般是八分熟，如果不着急吃，可以买后者；再次，用手轻轻按压菠萝，坚硬而无弹性的是生菠萝，挺实而微软的是成熟度较好的，柔软甚至凹陷者为成熟过度的菠萝；最后用鼻嗅，未成熟的菠萝没什么味道，如果闻起来有淡淡清香，切开后香气扑鼻的则是成熟的菠萝，表皮闻起来就有浓郁香气的则是过度成熟的。

医生提示

- 胃寒者宜煎汤饮用。
- 菠萝含蛋白酶及生物碱，有些人食用后，口腔中会有麻感。
- 鲜菠萝食用前宜先用盐水浸洗。
- 过敏体质者食菠萝后会有腹痛、腹泻或发痒的症状，应慎食。
- 患湿疹或疮疖者忌食菠萝。

中医养生方

肠炎腹泻

【材料】菠萝叶 30 克。

【做法】菠萝叶洗净，用水煎服。

水肿

【材料】菠萝果肉 180 克。

【做法】切片吃，一日 2 次。

低血压引起眩晕

【材料】菠萝果肉 180 克，鸡肉片 60 克，食用油、盐、胡椒粉各适量。

【做法】将菠萝果肉洗净，切片；鸡肉片洗净备用。锅内放食用油，油热后倒鸡肉片，翻炒至七成熟时加入菠萝片，翻炒至熟，调入盐和胡椒粉即可。两天 1 次。

中暑

【材料】菠萝果肉 90 克，蜂蜜 30 毫升。

【做法】将菠萝果肉洗净，切块，加适量水，用小火煎汁，调入蜂蜜，饮汤吃菠萝，早晚各 1 次。

肾炎

【材料】菠萝果肉 60 克，白茅根 30 克。

【做法】菠萝果肉洗净后切成块，白茅根洗净，加水 5 碗煮至 2 碗，分 2 次食用。

热病口渴

【材料】菠萝 1 个，冷开水适量。

【做法】菠萝洗净，去皮，捣烂绞汁，每次服半杯，用冷开水冲服。

小便不利

【材料】菠萝果肉适量。

【做法】菠萝果肉洗净，加适量水煎煮成汁。每次服 25 毫升。

肺热咳嗽

【材料】菠萝果肉 90 克，枇杷叶 24 克，蜂蜜 30 毫升。

【做法】枇杷叶去毛洗净，与洗净的菠萝果肉和蜂蜜一起加水煎汤饮用。

食疗小常识

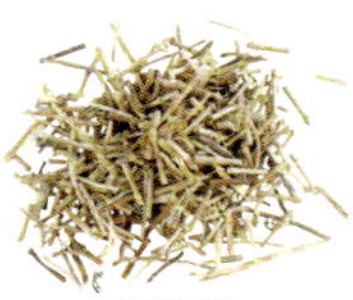

白茅根

凉血止血，清热利尿。用于血热吐血、衄血、尿血、热病烦渴。

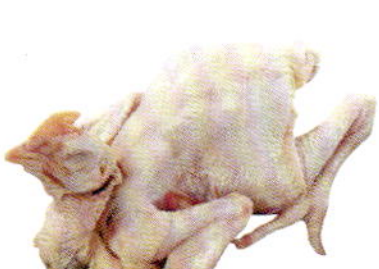

鸡肉

温中，益气，填精益髓。治虚劳羸瘦、泄泻、痢疾、消渴、水肿。

蔬果小厨房

菠萝酒

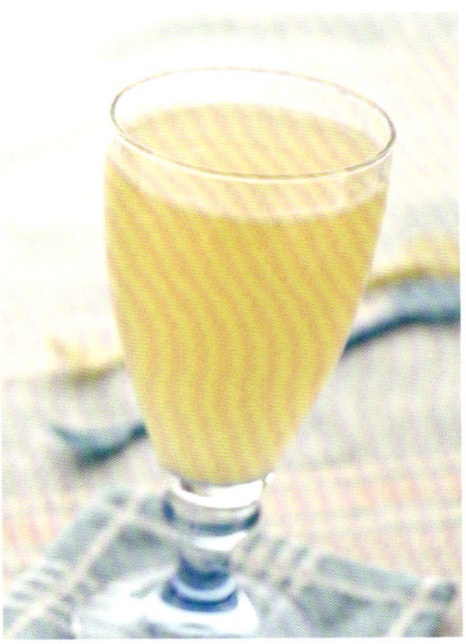

材料：

菠萝 1 个（300 克左右），冰糖 210 克，白酒 2 瓶。

做法：

菠萝去皮，切块后置玻璃容器中；容器中加入白酒及冰糖；将容器密封后储存于阴凉处，1 个月后即可启封饮用。长期保存其品质不变。

柚子

营养成分（每 100 克柚子）

蛋白质	0.8 克
碳水化合物	9.5 克
脂肪	0.2 克
膳食纤维	0.4 克
烟酸	0.3 毫克
胡萝卜素	0.01 毫克
镁	4 毫克
磷	24 毫克
维生素 C	23 毫克
维生素 B_2	0.03 毫克

理气化痰 · 清热解毒

柚子味道清香、酸甜，略带苦味，是医学界公认的颇具食疗效果的水果。柚子的果肉中含有丰富的维生素 C 及类胰岛素等成分，具有降血糖、降血脂、减肥、养颜等功效。

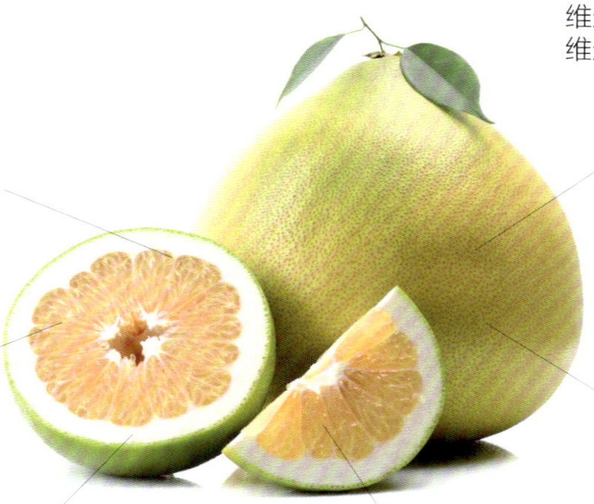

别名
文旦、香抛、霜柚、臭橙。

适宜人群
痰多咳嗽、慢性支气管炎、心血管病患者。

果实
味甘、酸，性寒；入胃、肺经。

食用部分
果肉。

果皮
味辛、甘、苦，性温；入脾、膀胱、肾经。

药用部分
果实、果皮、核、花、根、叶。

药用功效

果实 治饮食积滞、消化不良、宿醉、高脂血症、高血糖、心血管疾病、肥胖症、慢性咳嗽、痰多气喘、夜盲症、干眼症。

用量用法：生食。

果皮 治气郁胸闷、脘腹痛、泻痢、疝气、喘咳。

用量用法：4.5~9 克，或入散剂。

核 治疝气。

用量用法：3~9 克。

外用：开水浸泡涂擦。

花 治胃脘胸膈胀痛。

用量用法：1.5~6 克，水煎服。

根 治胃脘胀痛、疝气疼痛、风寒咳嗽。

用量用法：7.5~15 克，水煎服。

叶 治头风痛、寒湿痹痛、食积腹痛、扁桃体炎、乳腺炎、中耳炎。

用量用法：12~24 克，水煎服。

外用：捣敷或煎水洗。

挑选及储藏建议

选购柚子时，首先可以闻一下，熟透了的柚子味道芳香；其次，按压果实外皮，若果皮下陷、没有弹性，则质量较差。最好选择上尖下宽的标准形，表皮须薄而光润，并且色泽呈淡绿或淡黄色。

保存柚子时，可在柚子表面裹上一层保鲜膜，常温放置在阴凉、通风处，避免太阳直射。如果是已经剥开的柚子，则用柚子皮重新包裹好，放入冰箱冷藏室中保存，一般可存放3~4日。

医生提示

- 血糖低者不宜生食柚子。
- 新鲜柚子汁含类胰岛素成分，孩子应少吃。
- 习惯性腹泻、腹痛或贫血等症者不可多食柚子。
- 多食柚子皮会引起气虚，孕妇忌用。

中医养生方

咳嗽痰多

【材料】柚子果肉 75 克，蜂蜜 30 毫升，米酒 15 毫升。

【做法】共隔水蒸烂服。

汗斑

【材料】未成熟小柚子皮、雄黄末各适量。

【做法】柚子皮切开，取切面蘸雄黄末，擦患处。

跌打肿痛

【材料】鲜柚子皮 120 克，生姜 30 克。

【做法】二者洗净后切碎，共捣烂，外敷患处。

消化不良

【材料】柚子果肉 45 克。

【做法】一天吃 2 次。孕妇口淡流涎亦可用。

支气管炎

【材料】柚子 1 个，土公鸡 1 只，盐适量。

【做法】柚子去皮取果肉，土公鸡去毛和杂肠脏，洗净，将柚子肉放入公鸡肚内，加清水隔水炖熟，加盐调味，饮汤吃肉，半个月服 1 次，连服 3 次。

乳腺炎

【材料】柚子果肉 200 克，青皮 50 克，蒲公英 30 克。

【做法】将三种材料洗净后一同放入锅中，加水煎服，可起到辅助治疗作用。

关节痛

【材料】鲜柚子皮 90 克，生姜 24 克。

【做法】鲜柚子皮切碎，与生姜一起捣烂，敷患处。

宿食不消

【材料】柚子皮 9 克，山楂肉 7.5 克，鸡内金 7.5 克，砂仁 4.5 克。

【做法】将上述材料洗净后用水煎服。

食疗小常识

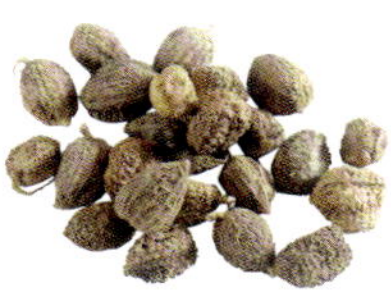

砂仁

化湿和胃，温脾止泻，理气安胎。用于湿浊中阻、脘痞不饥、脾胃虚寒、呕吐。

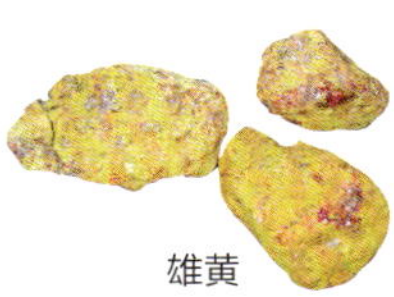

雄黄

解毒杀虫，燥湿祛痰，截疟。用于痈肿疔疮、蛇虫咬伤、虫积腹痛、惊痫、疟疾。

蔬果小厨房

柚子酒

材料：

柚子4个，白糖150克，米酒 3 瓶。

做法：

将柚子去皮取果肉后纵切成 8 瓣，加入白糖，用米酒浸泡 3 个月后取出饮用，每次 20~30 毫升，一日 2 次，有消除疲劳、预防中风之效。

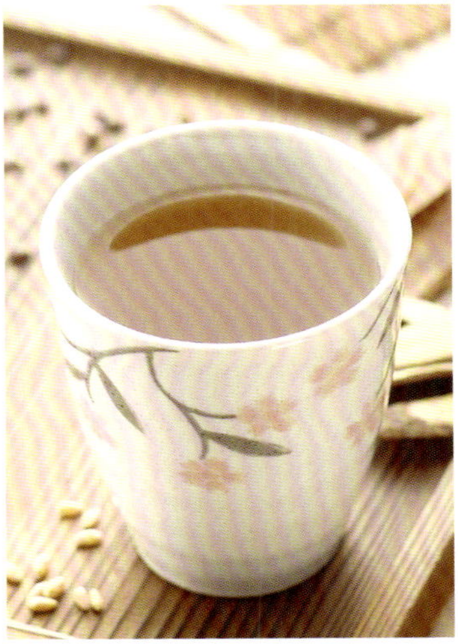

阳桃

清热生津 · 利尿解毒

阳桃有甜、酸两种，均有清热生津、利尿解毒的作用。适量食用，对热毒偏盛、津伤口渴、风热咳嗽、咽喉肿痛、风火牙痛、口舌生疮、饮酒过度、疟疾引起的肝脾肿大等症均有调治效果。

营养成分（每 100 克阳桃）

蛋白质	0.6 克
碳水化合物	7.4 克
脂肪	0.2 克
膳食纤维	1.2 克
烟酸	0.7 毫克
胡萝卜素	0.02 毫克
维生素 C	7 毫克
维生素 B_1	0.02 毫克
维生素 B_2	0.03 毫克

别名
五棱子、五敛、羊桃、杨桃、三棱子、风鼓、鬼桃。

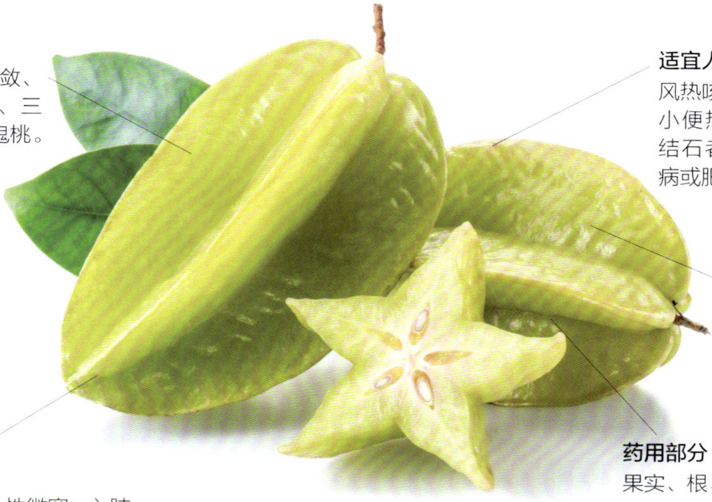

适宜人群
风热咳嗽、咽喉疼痛者，小便热涩者，泌尿系统结石者，患有心血管疾病或肥胖的人。

食用部分
果肉。

药用部分
果实、根、花、枝叶。

果实
味酸、甘，性微寒；入肺、心、小肠经。

药用功效

果实 治咽喉肿痛、风热咳嗽、口腔溃烂、声哑、胸闷欲呕、消化不良、肝脾肿大、骨节风痛、石淋、小便涩赤、维生素 C 缺乏症。

用量用法：鲜果生食；或绞汁饮；或取 24~45 克，煎汤服。

根 治慢性头痛、关节疼痛、鼻衄、遗精。

用量用法：鲜根 30~60 克，水煎服。干品减半。

花 治疟疾、白带异常，解寒热。

用量用法：干花 9~15 克，水煎服。

枝叶 治疮痈肿毒、风热感冒、小便不利、跌打肿痛、产后水肿、胃肠炎。

外用：适量，捣敷。

挑选及储藏建议

挑选阳桃时首先看个头，小一些的果实一般在味道上会比大的更好一些；其次，要选体形饱满、无疤痕的，最好是靠近一端的部位透出隐绿色的；再次，用手摸一下阳桃，看看是不是硬软一致，如果发现局部或整体较软的最好不要购买；最后，用手掂一掂，一般差不多体积的，越沉的表明汁越多，味道也就越好。

想长时间保存阳桃时，可将其用报纸裹好，置于阴凉避光处，期间要避免潮湿；如阳桃成熟度较高，则可不用包裹报纸，直接摊放在阴凉处即可。

医生提示

- 阳桃易损脾胃，脾胃虚寒或肾病患者宜少吃或不吃。
- 阳桃含钾量高，肾功能衰竭者不宜吃。
- 尿酸水平高或痛风者忌食阳桃。

中医养生方

解酒

【材料】阳桃1个，盐或米醋适量，白糖适量。

【做法】将阳桃洗净切片，晒成半干，加盐或米醋，以白糖腌渍后加水煎服。

皮肤红肿成块、瘙痒

【材料】鲜阳桃300克。

【做法】将鲜阳桃洗净后捣烂，加水煮浓汁，外洗患处，一日2~3次。

小便赤涩痛

【材料】鲜阳桃3个，冷开水1杯。

【做法】将鲜阳桃洗净，捣烂，加冷开水调匀服用，一日2次。胃肠不好的患者饭后服；尿酸高及痛风患者则不宜服用。

风热咳嗽

【材料】鲜阳桃90克，冰糖适量。

【做法】将鲜阳桃洗净，切片，绞汁加冰糖炖服。或一日食鲜阳桃1~2个，分2~3次食。

慢性头痛

【材料】鲜阳桃根75克，豆腐90克。

【做法】将二者洗净后一同炖服，一日1次。

咽喉痛

【材料】鲜阳桃1~2个。

【做法】洗净后一日吃2~3次。

疖肿

【材料】鲜阳桃叶适量。

【做法】将鲜阳桃叶捣烂，外敷患处。

尿路结石

【材料】鲜阳桃4个，蜂蜜40毫升。

【做法】将鲜阳桃洗净后炖烂，加蜂蜜调匀食用，早晚各1次。

食疗小常识

豆腐

益气和中，生津润燥，清热解毒。治赤眼、消渴、休息痢，解硫黄、烧酒毒。

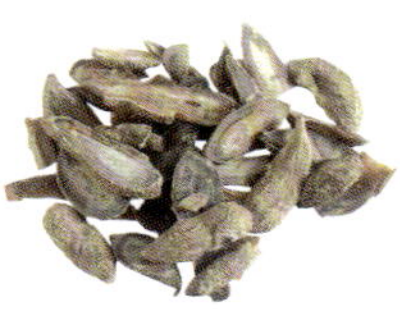

郁金

行气解郁，凉血破瘀。常用来治疗胸腹胁肋诸痛、失心癫狂、吐血、衄血、尿血、血淋、妇女倒经、黄疸等病症。

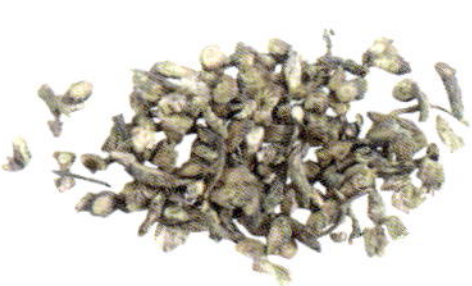

前胡

宣散风热，下气，消痰。常用于治疗风热头痛、痰热咳喘、呕逆、胸膈满闷等病症。

蔬果小厨房

阳桃柠檬橙汁

材料：

阳桃1个，橙子1个，柠檬半个，冰糖少许。

做法：

将阳桃洗净，切块；橙子洗净，去皮，切块；柠檬洗净，切块。将阳桃、橙子、柠檬放入果汁机中，搅打均匀。最后在果汁中加入少许冰糖调味即可。

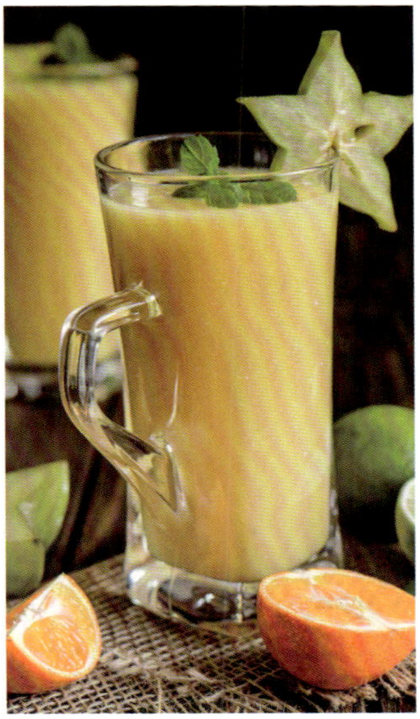

榴梿

壮阳补肾 · 增强体质

马来西亚是榴梿的原产地，后传入菲律宾。头一次食用榴梿时，那种特殊的气味使许多人“闻而却步”，但是，也有许多人吃了第一口，就会被榴梿那种特殊的气味和质感所吸引。

营养成分（每 100 克榴梿）

蛋白质	2.6 克
碳水化合物	28.3 克
脂肪	3.3 克
膳食纤维	1.7 克
维生素 E	2.28 毫克
维生素 C	2.8 毫克
维生素 B_1	0.2 毫克
维生素 B_2	0.13 毫克
维生素 B_6	0.14 毫克

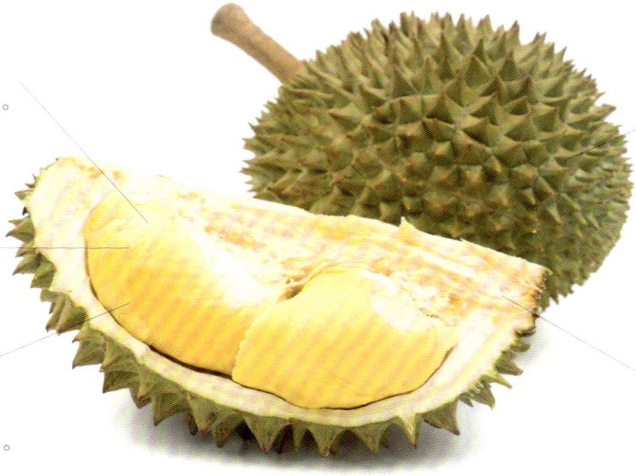

别名 老虎果。

适宜人群 一般人都可食用。

食用部分 果肉。

果实 味甘，性热。

药用部分 果实、果壳、根、叶、种子、全株。

药用功效

果实 治产后虚寒、心腹冷痛、暴痢。

用量用法： 适量食用。

果壳 治皮肤瘙痒、疥癣。

外用： 煎汁熏洗或捣烂外敷于患处。

根、叶 治感冒、腹泻、发热等症。

用量用法： 9~15 克，水煎服用。

种子 治体虚、蛋白质缺乏症。

用量用法： 可烤食，做法如栗子，去壳后食用。

榴梿全株 有滋阴强壮、利胆退黄、杀虫止痒的功效。用于精血亏虚、须发早白、黄疸、皮肤瘙痒、疥癣等症。

用量用法： 取 6 克左右，水煎服用。

外用： 捣烂外敷于患处，或入浴熏洗。

挑选及储藏建议

选购榴梿时，首先看颜色，黄色是熟的，青色是生的；其次用手指按住榴梿的刺往内挤一下，如果两根刺能靠拢，则榴梿就是熟的；最后还可以闻一下，熟的榴梿闻起来气味浓郁，有酒味的则表示熟过头了，不好吃。

未打开的榴梿直接放在阴凉、通风处即可；已经打开的榴梿，未吃完的部分可以取出后放在一个干净的保鲜袋或保鲜盒中，密封后置于冰箱冷藏室，一般可以保存一周左右的时间；也可将未吃完的果肉包裹一层保鲜膜后放到冰箱冷冻室中，这种方法能令果肉保存几个月的时间。

医生提示

- 肾病或心脏病患者不可多食榴梿。
- 癌症或疾病初愈患者慎食榴梿，以免导致病情恶化。
- 因榴梿性热，味浓，不易消化，多吃易上火，引起口干舌燥，最好配上有清凉解热功效的山竹共食。

中医养生方

促进血液循环

【材料】榴梿 250 克，水饺皮适量，食用油适量。

【做法】用水饺皮将榴梿果肉馅儿包好，放入热油中炸至金黄色，即可捞起食用。

产后体虚

【材料】榴梿果肉适量。

【做法】酌量食用。

腹部寒凉

【材料】榴梿壳、猪骨、盐各适量。

【做法】将榴梿壳和猪骨洗净后一起煮汤，放入盐调味即可服用。

胃寒

【材料】榴梿皮肉适量，鸡一只。

【做法】将榴梿皮肉洗净后与处理好的鸡煮汤服用。此汤对女性亦有滋补作用。

补肾阳

【材料】榴梿核 15 克，猪瘦肉 60 克，龙眼肉适量。

【做法】将榴梿核、猪瘦肉与龙眼肉洗净后加水一同煲汤食用。

腹泻

【材料】榴梿根 9 克，地锦草 12 克，鲜蛇皮 30 克，井边草 24 克，五根草 12 克，忍冬叶 15 克。

【做法】将上述材料洗净后水煎，分 3 次服用，连服 3~6 天。

补充体力

【材料】榴梿核 1~2 个，猪骨 300 克，盐适量。

【做法】把洗干净的榴梿核和敲碎的猪骨放入瓦煲里，加水 2500 毫升，大火煲沸后，改为小火煲约 2 小时，最后调入盐即可。此为 3~4 人量，每周食用 2~3 次。

食疗小常识

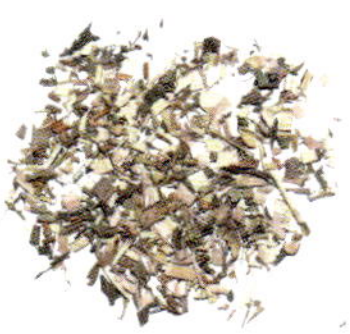

地锦草

清热解毒，凉血止血。用于腹泻、肠炎、咳血、尿血、便血、崩漏、疮疖、痈肿。

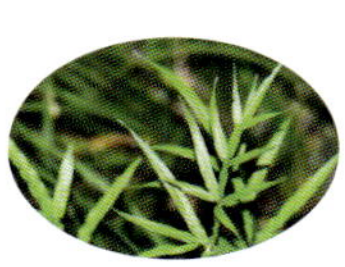

井边草

清热利湿，活血消肿。主治腹泻、水肿、肝炎、胆囊炎、喉痹、泌尿系统感染。

蔬果小厨房

榴梿鲜奶

材料：

榴梿肉 70 克，鲜奶 200 毫升，冰块适量，蜂蜜 5 毫升。

做法：

将榴梿肉放入果汁机内，再倒入鲜奶，打匀成汁。最后加入蜂蜜调匀，夏季可加适量冰块后饮用。

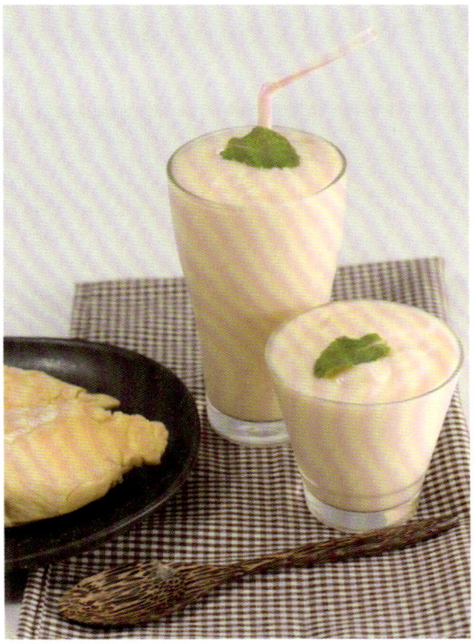

柳橙

疏肝理气 · 和胃降逆

柳橙富含维生素C、钙及磷等元素，善疏肝理气、通乳散结，对乳汁不通、乳房结块肿痛、肝郁气滞、胁肋疼痛等症均有辅助疗效。

营养成分（每100克柳橙）

蛋白质	0.8克
碳水化合物	11.1克
脂肪	0.2克
膳食纤维	0.6克
烟酸	0.3毫克
胡萝卜素	0.16毫克
维生素E	0.56毫克
维生素C	33毫克
维生素B_1	0.05毫克
维生素B_2	0.04毫克

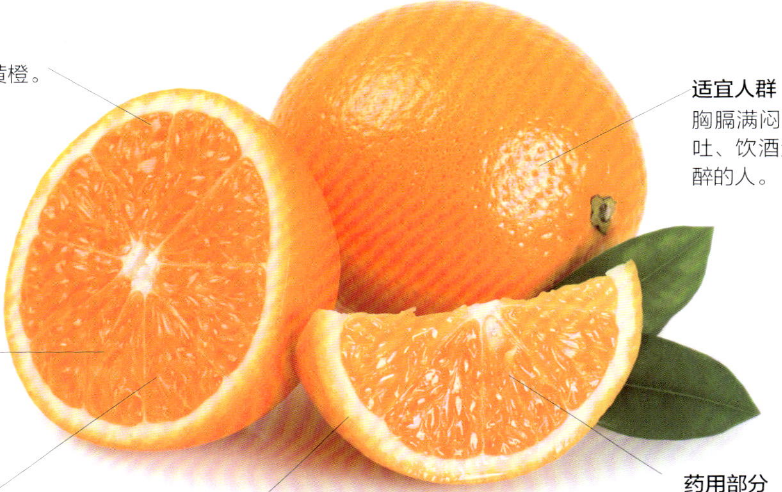

别名
柳丁、香橙、黄橙。

适宜人群
胸膈满闷、恶心欲吐、饮酒过多及宿醉的人。

食用部分
果汁、果肉。

药用部分
果肉、果皮、籽。

果肉
味甘、微酸，性凉；入脾、肺经。

果皮
味苦、辛，性微温；入肝经。

药用功效

果肉 治胃气不和、呕吐恶心、食欲不振、酒醉不醒、鱼蟹中毒、咳嗽、妇女乳房红肿硬结、肝气不舒、胁肋疼痛、腹部胀满。

用量用法： 适量食用，或榨汁饮用。

果皮 治咳嗽、食欲不振、胃气不和。

用量用法： 鲜品适量，绞汁饮用；或干品研细末，每次用6克；或取10~20克煎汤。

籽 柳橙籽中含有大量天然油脂，能润滑肠道、清理肠道中的毒素。

用量用法： 取适量柳橙籽，炒制后研成粉末，直接用开水冲服或与大米一起煮粥食用。

挑选及储藏建议

选购柳橙时，可用湿纸巾在柳橙表面擦一擦，如果是染色柳橙，会在纸上留下颜色。柳橙并不是越光滑越好，比如一些进口柳橙往往表皮破孔较多，比较粗糙，而经过“美容”的柳橙非常光滑，几乎没有破孔。

新鲜柳橙放在阴凉、通风的地方，将其表面的水渍擦干，令表皮保持干燥，这样能存放几个月的时间；如天气比较炎热，也可直接将柳橙放进冰箱的冷藏室里进行保存。

医生提示

- 脾胃虚寒者少食柳橙。
- 腹泻者忌吃柳橙。
- 肺寒咳喘者慎用柳橙。
- 柳橙忌与槟榔同食。
- 糖尿病患者忌食柳橙。

中医养生方

腰膝酸软

【材料】柳橙 2 个，海马 12 克，红枣 3 克。

【做法】海马、红枣洗净后加适量水共煎成汁，滴入挤出的橙汁即可服用。

消化不良

【材料】柳橙、苹果各适量。

【做法】二者洗净，去皮取果肉，用果汁机搅打成汁后饮服。

防治血管硬化，消除疲劳

【材料】柳橙 1 个，橘子 1 个，柠檬汁 1 小匙。

【做法】柳橙及橘子剥皮去籽，用果汁机榨成汁，再加入柠檬汁拌匀饮用。

支气管炎

【材料】柳橙 1 个，冰糖 15 克。

【做法】柳橙洗净后切成 4 瓣，加入冰糖，加水炖 30 分钟后连皮吃，早晚各 1 次。

食欲不振

【材料】柳橙适量。

【做法】取柳橙果肉榨汁 1 杯，慢慢服用，一日 2~3 次。

声音嘶哑

【材料】柳橙汁 60 毫升，鲜黄瓜压汁 60 毫升。

【做法】柳橙汁和黄瓜汁混匀饮服。

肾阴阳亏虚

【材料】柳橙汁 1 杯，冬虫夏草 10 克，雄鸭 1 只，盐、生姜片各适量。

【做法】雄鸭去毛、内脏后洗净，放砂锅内加冬虫夏草、生姜片，加水以小火炖至熟烂，调入盐，加入柳橙汁即可。

维生素 C 缺乏症

【材料】柳橙 3 个。

【做法】去皮取果肉，早晚各吃 1 次。

食疗小常识

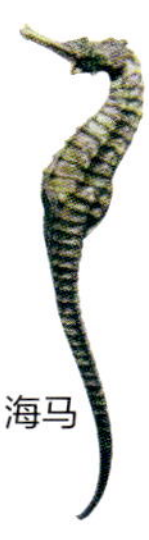

海马

补肾壮阳，调气活血。可治阳痿、遗尿、虚喘、难产、疔疮肿毒等症。

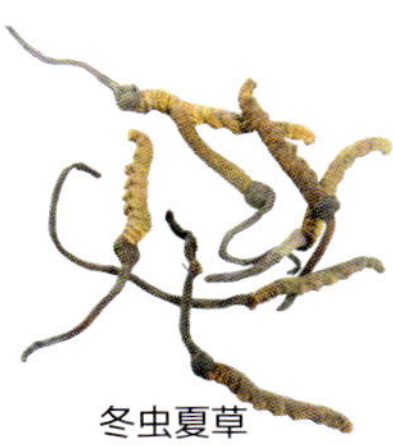

冬虫夏草

补虚损，益精气，止咳化痰。可治痰多喘嗽、咳血、自汗、盗汗、阳痿遗精、腰膝酸痛、病后久虚不复。

蔬果小厨房

柠檬柳橙香瓜汁

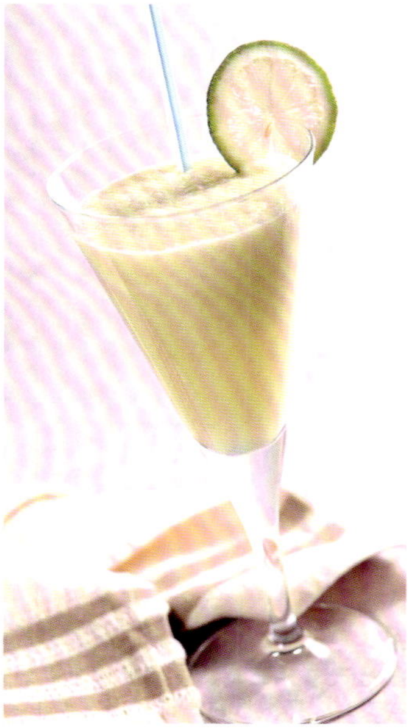

材料：

柠檬 1 个，柳橙 1 个，香瓜 1 个，冰块少许。

做法：

将柠檬洗净，切块；柳橙去皮，去籽，切块；香瓜洗净，去瓤，切块。将柠檬、柳橙、香瓜按顺序放入榨汁机榨汁。向果汁中加入少许冰块。

橘子

宽中下气 · 消积化痰

橘子酸甜可口，是秋冬季常见的美味佳果，可防治心脏病，强化肝脏的解毒能力。经常食用橘子，对心、肝有保健作用。橘子皮，中药名称为陈皮，含有多种有益成分，是芳香健胃药。

营养成分（每100克橘子）

蛋白质	0.7 克
碳水化合物	11.9 克
脂肪	0.2 克
膳食纤维	0.4 克
烟酸	0.4 毫克
胡萝卜素	0.89 毫克
维生素 C	28 毫克
维生素 E	0.92 毫克
维生素 B_1	0.08 毫克
维生素 B_2	0.04 毫克

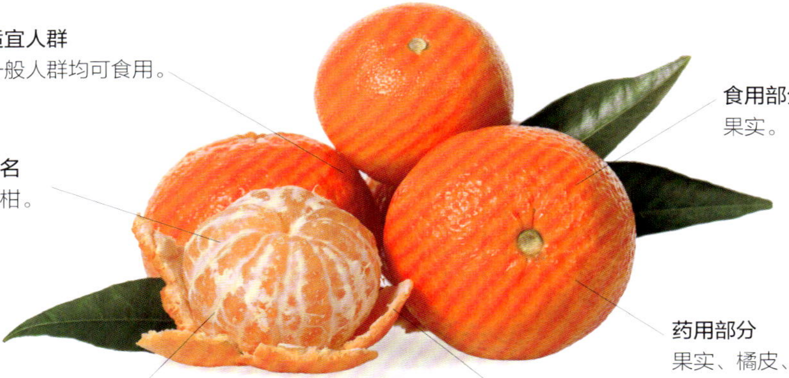

适宜人群
一般人群均可食用。

别名
橘柑。

食用部分
果实。

药用部分
果实、橘皮、橘叶、橘核、橘红。

果实
味甘、酸，性平；入肺、胃经。

橘白（果皮）
味苦、辛，性温；入胃经。

药用功效

果实 治消渴、呃逆、胸膈结气、肺气肿、慢性咳嗽、老人咳嗽痰多、宿醉、心血管疾病、高血压、消化不良、食欲不振、便秘、胸胁痛。

用量用法：生食，也可蜜煎食用。

外用：捣汁外敷。

橘皮 理气燥湿，化痰止咳，健脾和胃。

用量用法：3~6 克，水煎服；也可取陈皮 3~6 克，水煎服。

橘叶、橘核 治胸胁胀痛、乳腺炎、乳房结块。

用量用法：干品 4.5~12 克，鲜品可用 45~90 克，用水煎服，或捣汁服。

外用：捣烂外敷。

橘红（橘皮去掉白色内层，单留表皮） 治风寒咳嗽、痰多气逆、恶心、胸脘痞胀。

用量用法：3~9 克，水煎服。

挑选建议

挑选橘子时，首先看大小，中等个为好，个大则皮厚，个小则发育不好；其次辨色泽，橙红或橙黄色为好，皮要光滑，苍黄色、青绿色及表皮有孔的橘子口感均不太好；再次测弹性，用手指轻压，弹力好的佳，透过橘皮能闻见阵阵清香，用手轻捏表皮会冒一些油出来的也是好橘子；最后看底窝，侧面看有长柄、底部凹进去的较好，底部平坦或外凸的欠佳。

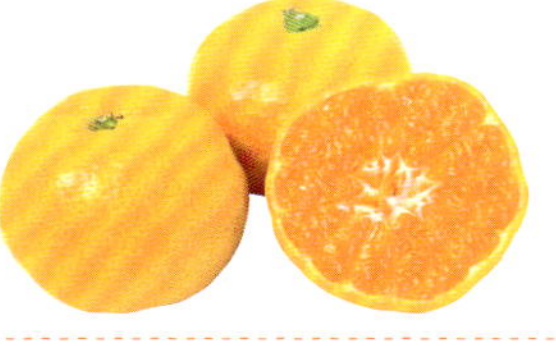

医生提示

- 脾胃虚弱者不可食用橘子。
- 风寒感冒咳嗽者不宜食用橘子。
- 阴虚燥咳或久嗽气虚者禁用橘红。
- 体虚者慎服橘核。
- 青橘皮（青皮）容易破气，破气则伤气，所以气虚者不宜用。

中医养生方

肺气肿

【材料】橘子1个，红枣5枚。

【做法】先将橘子剥开，洗净后带皮与洗净的红枣隔水蒸30分钟，食橘子果肉及红枣。

解酒

【材料】橘子2个，凉开水1杯。

【做法】橘子去皮，放入果汁机内，加凉开水榨汁服。

咳嗽痰多

【材料】橘子1个，生姜2片，冰糖15克。

【做法】将橘子剥开，洗净后连皮加生姜及冰糖隔水蒸1小时后食用，连皮吃更好。

脂肪肝

【材料】橘皮6克，红花6克，红枣5枚。

【做法】材料洗净，红枣去核，与红花、橘皮共放入锅内，加水煎煮，过滤，取药液代茶服用，适于冬季代茶饮。

胃脘胀痛

【材料】橘皮3克，神曲3克，红茶3克。

【做法】用开水冲泡饮服，一日1剂。

睾丸肿痛

【材料】橘核24克，小茴香7.5克。

【做法】二者洗净后以水煎2次，早晚各服1次。

产后乳汁不通，红肿热痛

【材料】橘核12克，米酒30毫升。

【做法】将橘核捣烂，加米酒及水煎服，早晚各服1次。

咽痛，失声

【材料】橘皮180克。

【做法】橘皮洗净，水煎代茶服。

食疗小常识

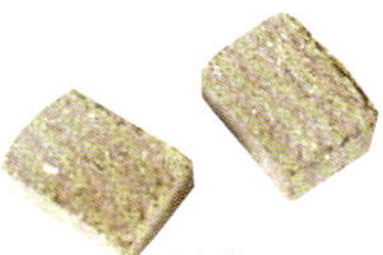

神曲

健脾和胃，消食调中。治饮食停滞、胸痞腹胀、呕吐泻痢。

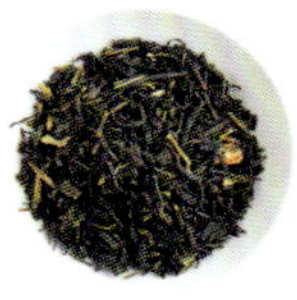

红茶

提神消疲，生津清热，利尿，消炎杀菌，解毒，温胃养胃。

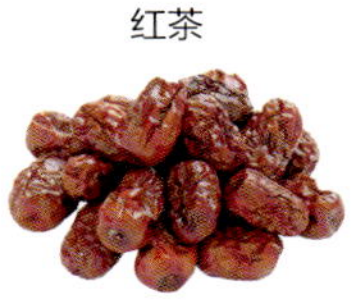

红枣

补中益气，养血安神。用于脾虚食少、乏力、便溏、妇人脏燥。

蔬果小厨房

芒果橘子奶

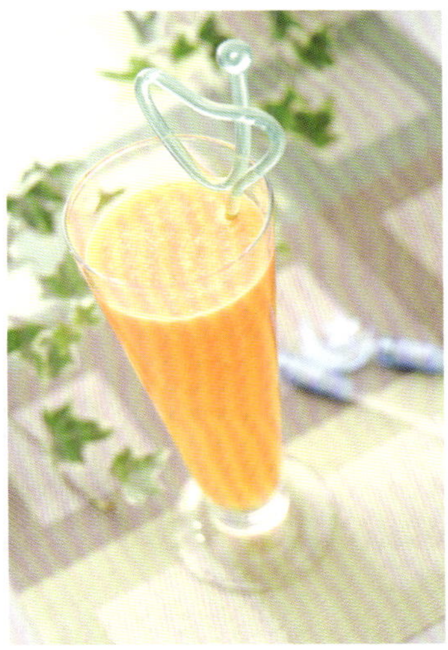

材料：

芒果150克，橘子1个，鲜奶250毫升。

做法：

将芒果洗干净，去外皮，取果肉切成块备用；将橘子去掉外皮，取果肉备用。将所有材料一起倒入果汁机内搅打2分钟即可。

杏

润肺定喘 · 生津止渴

杏是我国北方常见的水果之一，其果实早熟、色泽鲜艳、果肉多汁、口味酸甜，深受人们的喜爱。杏是一种营养价值较高的水果，它含有多种有机成分和人体必需的维生素及矿物质。

营养成分（每 100 克杏）

蛋白质	0.9 克
碳水化合物	9.1 克
脂肪	0.1 克
膳食纤维	1.3 克
烟酸	0.6 毫克
胡萝卜素	0.45 毫克
维生素 C	4 毫克
维生素 E	0.95 毫克
维生素 B_1	0.02 毫克
维生素 B_2	0.03 毫克

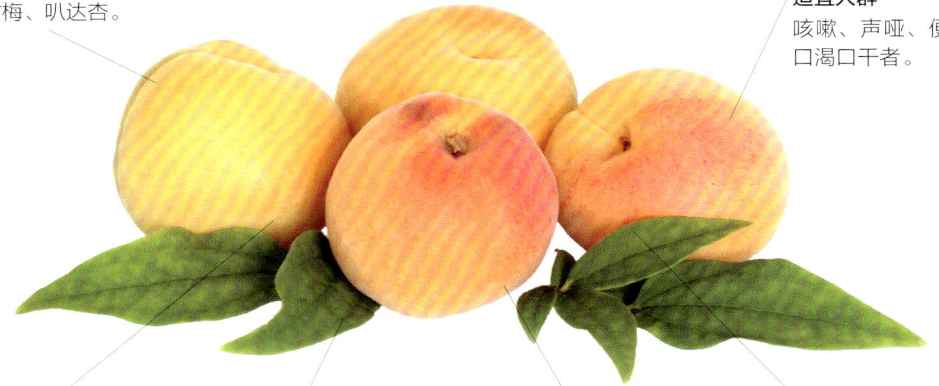

药用功效

果实 治肺热咳嗽、津伤口渴。

用量用法： 适量，生食或晒成果脯食用，或取 3~9 克，水煎服。

杏仁 治各种咳嗽气喘、肺部疾病、风热感冒、声哑、腹胀、偏头痛、肠燥便秘。

用量用法： 6~9 克，水煎服。

花 治手脚逆冷、妇女不孕、肢体痹痛。

用量用法： 取干杏花 3~9 克，研末或煎汤内服。

枝条 治跌打损伤。

用量用法： 锉细，加酒熬煮，去渣，每次服用 25 毫升。

挑选建议

选购杏时，首先要挑选个大、色泽漂亮、味甜汁多、纤维少、核小、有香味、表皮光滑的；其次要观察其成熟度，过于生的果实酸而不甜，过熟的果实肉质酥软而缺乏水分。一般果皮颜色为黄中泛红的口感较好。

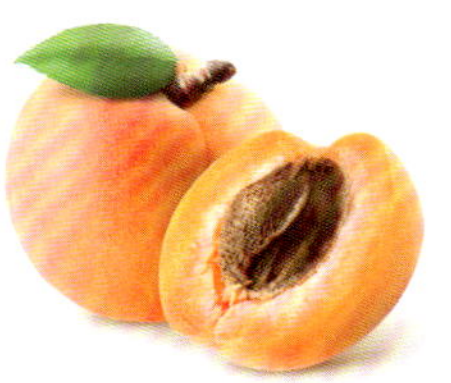

医生提示

- 杏（鲜品）不宜多食，以免伤脾胃、损齿。
- 食杏后不宜喝浓茶。
- 阴虚咳嗽或便溏者忌用杏仁。
- 产妇或幼儿，特别是糖尿病患者，不宜吃杏或杏制品。

中医养生方

声音嘶哑

【材料】杏仁 3 克。

【做法】将杏仁洗净，加水煎煮后代茶饮用，有祛痰润肺作用。

咽干口渴

【材料】杏 3 个。

【做法】早晚各吃 1 次。若无鲜杏，也可用杏干。

风热感冒

【材料】杏仁 8 克，牛蒡子 8 克，桑叶 8 克，桔梗 8 克，菊花 8 克。

【做法】将上述材料洗净后加 2 碗水煎成 1 碗；第 2 次煎时把一碗半水煎成 8 分，将两次药汁混匀服用，早晚各服 1 次，连服数天。

咳喘

【材料】杏仁 12 克，麻黄 12 克，甘草 5 克，豆腐 200 克。

【做法】将上述材料洗净，加适量水，一同煮 60 分钟，去渣，早晚各服 1 次，喝汤吃豆腐。

小儿脐烂

【材料】杏仁适量。

【做法】杏仁去皮后研成末，敷在患处。

胃阴虚，口干

【材料】杏子蜜饯 8 个。

【做法】沸水浸泡后食用。

老年性便秘

【材料】甜杏仁 12 克，大米 24 克，白糖 24 克。

【做法】甜杏仁去皮，加少许水，加大米、白糖共磨成糊状煮熟吃，早晚各 1 次。

肺燥咳嗽

【材料】杏仁 10 克，大鸭梨 1 个，冰糖适量。

【做法】将杏仁洗净，去皮打碎；大鸭梨洗净，去皮，去核，切块，与杏仁同煮，熟后加入冰糖即成，不拘时饮之。

食疗小常识

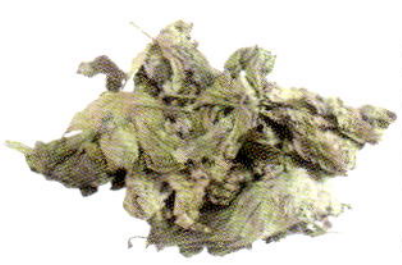

桑叶

泻肺平喘，利水消肿。用于肺热喘咳、水肿胀满、尿少、面目浮肿。

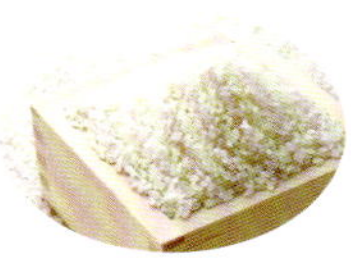

大米

补中养胃，益精强智，聪耳明目，和五脏，通四脉，除烦止渴，止泻。

蔬果小厨房

菠萝杏汁

材料：

菠萝 1/3 个，杏 2 个，冰糖适量。

做法：

将杏洗净，云掉杏中的核；菠萝去皮。将杏和菠萝都切成大小合适的块，用果汁机榨汁后放入冰糖饮用。

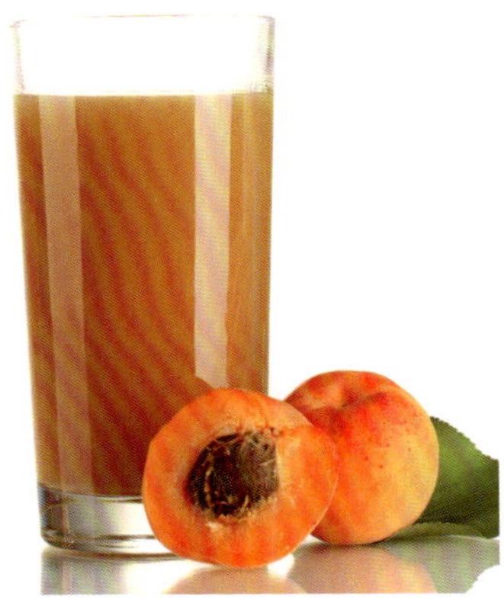

龙眼

养血安神 · 补益心脾

龙眼俗称“桂圆”，是我国南方著名的热带水果，历史上有“南桂圆北人参”的说法。龙眼果实营养丰富，被视为珍贵的补品，历来备受人们喜爱。李时珍曾有“资益以龙眼为良”的评价。

营养成分（每100克龙眼）

蛋白质	1.2克
碳水化合物	16.6克
脂肪	0.1克
膳食纤维	0.4克
烟酸	1.3毫克
胡萝卜素	0.02毫克
钙	6毫克
维生素C	43毫克
维生素 B_1	0.01毫克
维生素 B_2	0.14毫克

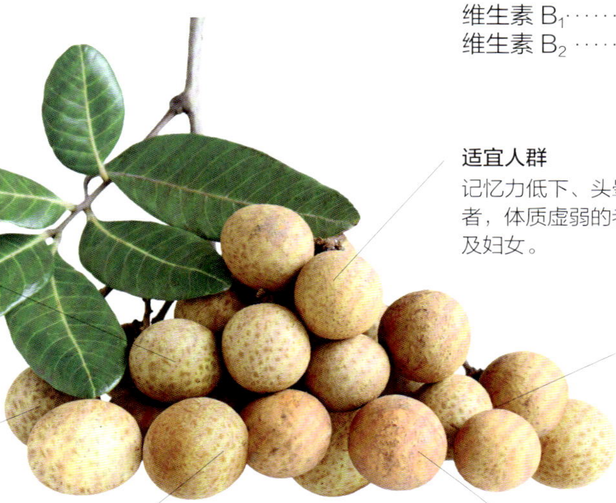

药用功效

果实 治气血不足、血虚、心悸怔忡、健忘失眠、贫血、头晕、神经衰弱、妇女更年期心烦出汗、胃炎、胃下垂、脾虚泄泻、产后抽搐无力、闭经、产后水肿、阳痿、遗精、烧烫伤。

用量用法：9~15克，水煎服或浸酒服。

核 治疝气、创伤出血、瘰疬、腋臭、疥癣、湿疮。

用量用法：3~9克，水煎服或研末服。

果壳 治头晕，可散邪祛风、聪耳明目。

用量用法：3~9克，水煎服。

外用：研末撒或捣敷。

根 治月经不调、白带异常、乳糜尿、肾虚腰痛、遗精、糖尿病、胃溃疡、风湿性关节痛、小便白浊、丝虫病、消渴。

用量用法：30~45克，水煎服。

挑选建议

选购龙眼时，应挑选外壳粗糙、颜色发亮的，若外壳颜色发暗、发黄，则表示不新鲜。也可以剥开外壳看果实的颜色，新鲜果实的颜色应洁白光亮，若出现红褐色血丝纹，则为不新鲜果实。

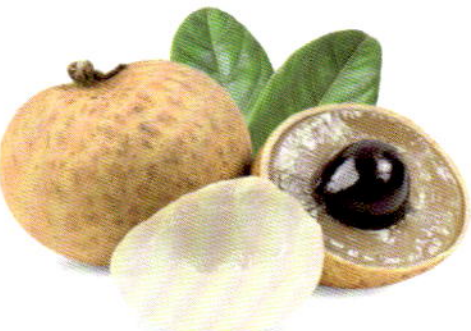

医生提示

- 痰湿阻滞者慎用龙眼。
- 阴虚便秘者不宜食用龙眼。
- 孕妇、虚火旺盛或消化不良者，不宜食用龙眼。
- 多食鲜龙眼肉易生湿热及引起口干，入药治病多用干龙眼。

中医养生方

御寒，增强体力

【材料】龙眼肉 9 克，人参 6 克。

【做法】在龙眼肉及人参中加入半碗水炖至 8 分，饮服。

闭经

【材料】龙眼肉 24 克，红枣 5 枚，当归 15 克。

【做法】加水适量，共炖食。

血虚型偏头痛

【材料】龙眼肉 24 克，鸡蛋 1 个，白糖适量。

【做法】共煮汤食用。

产后虚弱

【材料】龙眼肉 30 克，当归 6 克，鸡肉 150 克。

【做法】加水适量共炖食。

体癣，头癣

【材料】龙眼核适量，米醋少许。

【做法】龙眼核烘干研末，米醋调成糊状，外敷患处。

食欲不佳，脾虚泄泻

【材料】龙眼肉 12 克，白术 6 克。

【做法】加水煎，早晚各服 1 次。

脾虚泄泻

【材料】龙眼 15 粒，莲子 12 克，生姜 3 片。

【做法】将龙眼去外壳，莲子去心，加水适量，加生姜片炖至烂，早晚各 1 次，连续服食一周。

贫血

【材料】龙眼肉 30 克，红枣 10 枚。

【做法】将两者洗净去核，放入锅中，加水 120 毫升，共煎至沸，转用小火再煎 15 分钟即可。饮汤吃龙眼肉及红枣。

食疗小常识

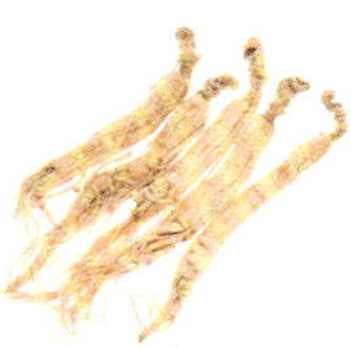

人参

大补元气，健脾生津，安神。治劳伤虚损、食少、大便滑泻、虚咳喘促、尿频等症状。

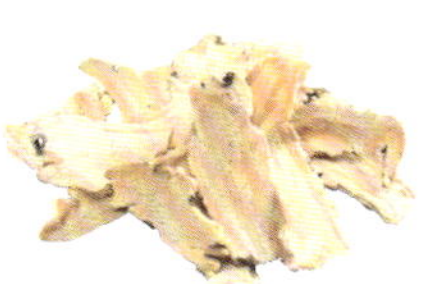

当归

补血活血，润肠通便。用于血虚萎黄、晕眩心悸、月经不调、痛经、虚寒腹痛、肠燥便秘等。

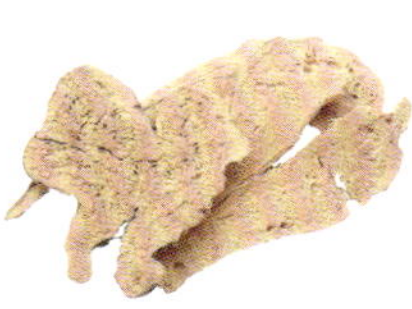

白术

补脾益胃，燥湿和中。可治脾胃气弱、倦怠少气、虚胀、腹泻、水肿、黄疸等。

蔬果小厨房

龙眼红枣冰糖露

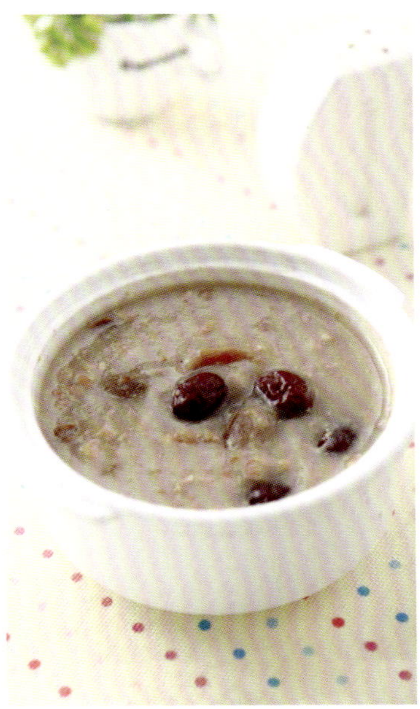

材料：

龙眼 80 克，红枣 100 克，冰糖、大米、薏苡仁各适量。

做法：

龙眼去壳洗净，去核取肉；红枣洗净备用；薏苡仁、大米洗净，薏苡仁提前泡好。锅中加清水，水沸后将所有材料一并放入，开锅后转小火熬煮，至薏苡仁软烂即可。

金橘

解郁和脾 · 化痰止咳

金橘富含维生素 C 和金橘苷，有强化毛细血管、增强人体抗寒能力等作用；经常食用金橘可防感冒。金橘对高血压、冠心病、风寒感冒所致咳嗽等均有疗效。

营养成分（每 100 克金橘）

蛋白质	1 克
碳水化合物	13.7 克
脂肪	0.2 克
膳食纤维	1.4 克
胡萝卜素	0.37 毫克
烟酸	0.3 毫克
维生素 E	1.58 毫克
维生素 C	35 毫克
维生素 B_1	0.04 毫克
维生素 B_2	0.03 毫克

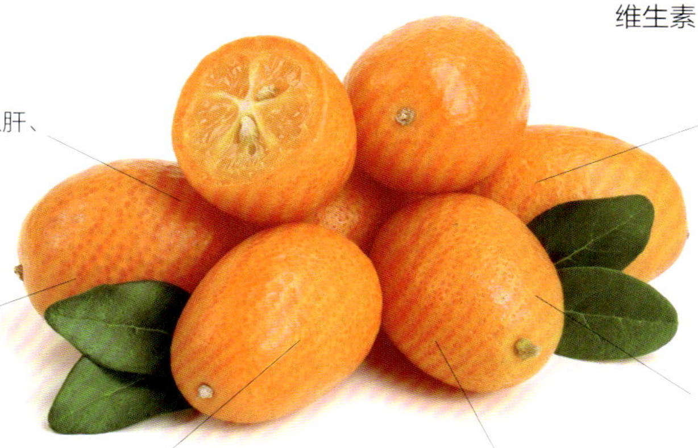

药用功效

果实 治高血压、冠心病、痰喘、百日咳、消化不良、食欲不振、腹部胀满、胸闷郁结、风寒感冒所致咳嗽。

用量用法： 取金橘适量，切碎，水煎，饮汤食果。

果皮 治食欲不振、胃痛、疝气、脱肛、子宫脱垂、慢性支气管炎、胆囊炎。

用量用法： 取 30~90 克新鲜的果皮直接食用，或干品 15~24 克，研碎，水送服。

核 治喉痹、眼疾、瘰疬。

用量用法： 30~90 克，水煎服。

根 治疝气、胃痛、产后腹痛、痰滞气逆、百日咳、胃痛吐食、子宫脱垂、瘰疬、风湿痛、神经痛。

用量用法： 30~90 克，水煎服。

叶 治噎膈、瘰疬。

用量用法： 鲜品 12~24 克，干品 3~9 克，捣汁服，或嚼服或泡茶饮。

挑选建议

挑选金橘时尽量选择皮薄的，即透过皮能闻见清香，用手轻捏表皮会冒少许油，这样的金橘较好；金橘的表面颜色应该为金黄色或橘色，表皮应光泽亮丽，颜色鲜艳，若金橘表皮泛青则不够成熟，颜色苍黄则太过成熟，均不宜选购。此外，底部是灰色的小圆圈形状、侧面有长柄的那一端凹进去的金橘更甜。

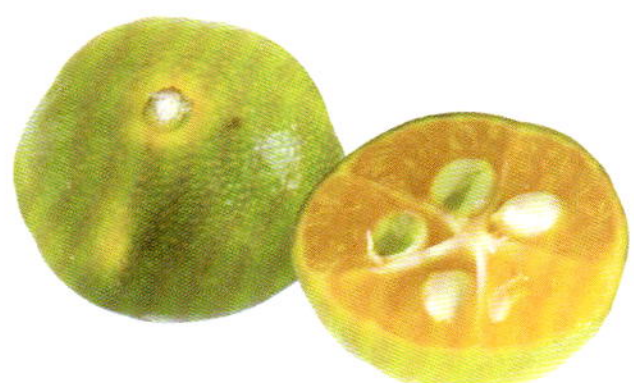

医生提示

- 金橘含有丰富的维生素 C，其食疗功效多，食用禁忌少。但因其果肉酸，最好不要过量生食。
- 寒冬吃金橘，有防治感冒及其并发症的作用。
- 金橘尤其适宜胸闷郁结、食欲不振、伤食过饱、醉酒口渴之人食用。
- 糖尿病患者忌多食金橘。

中医养生方

疝痛

【材料】金橘干 10 个，白酒 250 毫升。

【做法】金橘干洗净捣碎，放入加有白酒及水的锅中同煮，早晚各服 1 次。

消化不良

【材料】金橘 3 个。

【做法】金橘洗净，生食，早晚各 1 次。

肝气犯胃所致胃及十二指肠溃疡

【材料】金橘根 30 克，猪肚 120 克，盐少许。

【做法】将金橘根、猪肚用清水洗净，切块，加水 4 碗煲成 1 碗半，加盐调味，喝汤，一日 1 剂。

食欲不振

【材料】金橘、白糖各适量。

【做法】金橘洗净晒成半干后备用，白糖加水熬成糖浆，将半干的金橘浸入糖浆中制为糖金橘，每次 30 克，嚼食。

百日咳初期

【材料】金橘叶 6 克，荷叶 15 克，刀豆籽 6 克，雪梨 1 个。

【做法】雪梨洗净，去皮，去核，切片，与所有材料洗净后一起加水煎服，一日数次。

咳嗽痰多

【材料】金橘 12 克（干品 8 克），紫菀 5 克，麻黄 3 克，冰糖适量。

【做法】金橘、紫菀、麻黄洗净后用水煎，酌量加冰糖，温服，连服数日。

胃胀痛

【材料】金橘干 10 个。

【做法】金橘干洗净后水煎 3 次，饭前服 1 次，连服 7~10 天。

风寒感冒所致咳嗽

【材料】金橘 10 个，冰糖 30 克。

【做法】金橘洗净，与冰糖一起隔水蒸 30 分钟后食用，一日 2 次。

食疗小常识

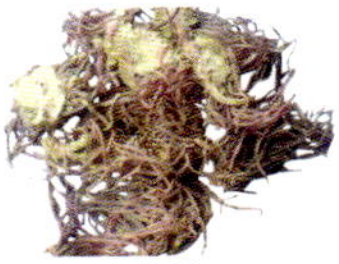

紫菀

润肺下气，消痰止咳。主治痰多喘咳、新久咳嗽、劳嗽咳血。

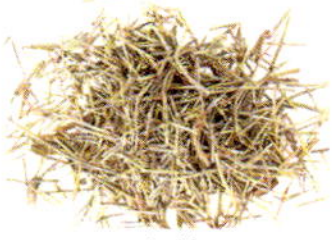

麻黄

发汗散寒，宣肺平喘，利水消肿。用于风寒感冒、胸闷喘咳、风水浮肿、支气管哮喘。

蔬果小厨房

金橘酒

材料：

金橘 300 克，白糖 150 克，米酒 3 瓶。

做法：

将金橘洗净，切碎，加入白糖浸泡于米酒中，密封后置阴凉处，2 个月后即可启封饮用。每次睡前饮用，一日 1 次，1 次 1 杯。浸泡过的金橘也可以食用，不要扔掉。

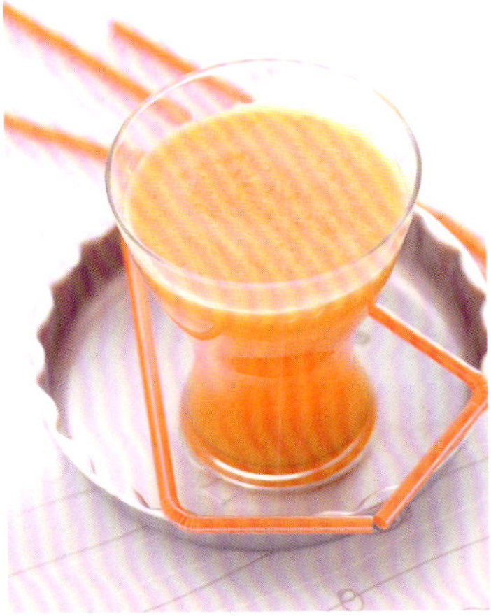

芒果

益胃生津 · 化痰止咳

芒果富含维生素A、维生素C，可用于治疗慢性胃炎、消化不良、呕吐等症。芒果还有预防流行性感冒和抗肿瘤的作用。所含的芒果苷有祛痰止咳之效，慢性气管炎患者适合食用。

营养成分（每100克芒果）

蛋白质	0.6克
碳水化合物	8.3克
脂肪	0.2克
膳食纤维	1.3克
烟酸	0.3毫克
胡萝卜素	0.89毫克
维生素C	23毫克
维生素E	1.2毫克
维生素B_1	0.01毫克
维生素B_2	0.04毫克
维生素A	3.8克

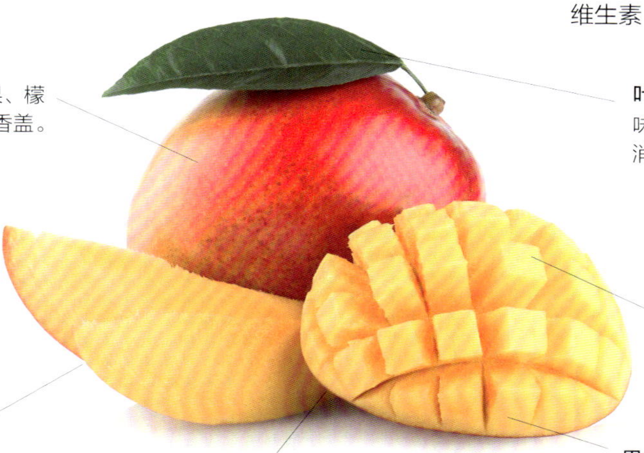

别名
庵罗果、闷果、檬果、蜜望子、香盖。

叶
味甘，性凉；理气消滞，清热止咳。

药用部分
果实、核、皮、叶。

果实
味甘、酸，性微寒；入肺、胃、脾、膀胱、肾经。

适宜人群
一般人群均能食用。

果皮
味微苦，性平。

药用功效

果实 治便秘、痔疮、高血压、高脂血症、牙龈出血、再生障碍性贫血、口渴、食欲不振、消化不良、肺热咳嗽、咽喉肿痛、口舌生疮、腹泻，还可抗衰老、抗癌。

用量用法：内服，适量食用。

核 滋阴，补肾，健胃消食，化痰行气。用于肾虚、饮食积滞、食欲不振、咳嗽、疝气痛、睾丸炎。

用量用法：60~120克煎汤，或研末，内服。

皮 治睾丸肿大。

用量用法：水煎服。

叶 常用于咳嗽、气喘、痰多。

用量用法：9~15克，水煎后内服。

挑选及储藏建议

选购芒果时，一般以果粒较大，果色鲜艳均匀，表皮无黑斑、无伤疤的为佳。第一，闻味道，好的芒果味道浓郁；第二，掂重量，较重的芒果水分多，口感好；第三，轻按果肉，成熟的芒果有弹性。

从市面上购买的新鲜芒果，放到冰箱的冷藏室中，保存的时间基本在5日左右。需要注意的是，如果芒果是用袋子装好放入冰箱的，那袋子应该保持开口状态，否则，芒果在冷藏中产生的水汽一旦被锁在袋中，会加速芒果的变质。

医生提示

- 肾炎患者慎食芒果。
- 芒果不可与大蒜、辛辣物同食，以免发生黄疸。
- 芒果因为有涩便作用，大便秘结者不宜食用，或需与蜂蜜合用。

中医养生方

胃阴虚

【材料】鲜芒果 1~2 个，蜂蜜适量。

【做法】芒果取果肉洗净切片，加水煎，调入蜂蜜食用。

习惯性流鼻血

【材料】芒果茎二层皮 24 克，猪瘦肉适量。

【做法】将以上材料洗净后共炖服，早晚各服 1 次。

牙龈出血

【材料】鲜芒果 1~2 个。

【做法】洗净后直接食用芒果肉及果皮，一日 1 次。

咳嗽痰多

【材料】鲜芒果 1 个。

【做法】鲜芒果洗净去核，吃果肉及皮，一日 3 次。

睾丸炎

【材料】芒果核、龙眼核、黄芪各 12 克，红枣 5 枚。

【做法】将芒果核及龙眼核洗净，打烂，装入过滤袋中，封口，再加洗净的黄芪、红枣，加水共煎服。

闭经

【材料】芒果片 15 克，红花、当归各 6 克，桃仁 6 克，熟地黄 24 克，赤芍 6 克。

【做法】将以上材料洗净后用水煎，分 2 次服。

湿疹，皮炎

【材料】芒果皮 120 克。

【做法】水煎浓汁外洗患处，一日 3 次。

气逆呕吐

【材料】芒果片 50 克，生姜 5 片。

【做法】二者洗净后以水煎服，每日 2~3 次。

食疗小常识

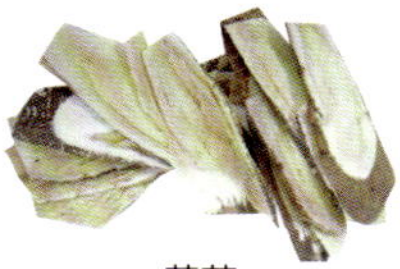

黄芪

补气升阳，益卫固表，利水消肿，托毒生肌。治自汗、盗汗、血痹。

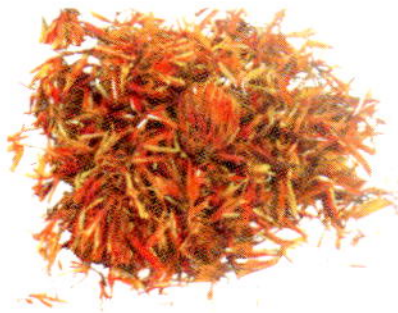

红花

活血通经，散瘀止痛。用于闭经、痛经、恶露不行、症瘕痞块、跌打损伤。

蔬果小厨房

芒果柠檬汁

材料：

芒果 1 个，西芹 100 克，柠檬 1/2，冰块少许。

做法：

芒果洗净，去皮，去核；西芹洗净，茎、叶分别切成段；柠檬洗净，连皮切成 3 块。将柠檬放入榨汁机榨汁，再将西芹茎、叶和芒果先后放入榨汁机榨汁。将蔬果汁倒入杯中，加入冰块即可。

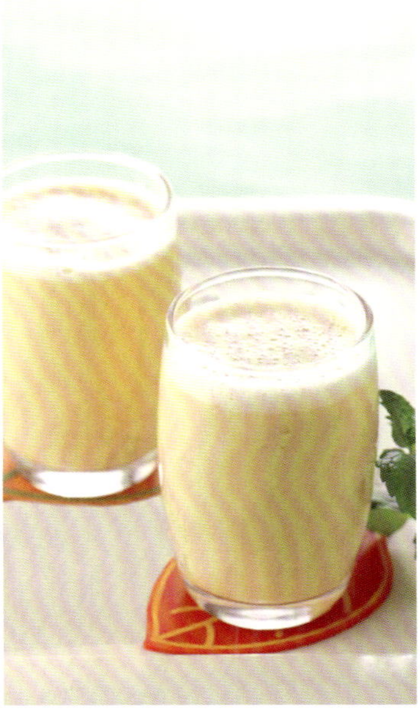

柠檬

消暑消食 · 祛痰降脂

柠檬的果实汁多肉脆，具有芳香的气味，又含有丰富的柠檬酸，因此被誉为“柠檬酸仓库”。因其味极酸，受到孕妇的喜爱，所以又称益母果。柠檬的强烈酸味源自其所含的维生素 C 与柠檬酸，常食具有美白肌肤的功效。

营养成分（每 100 克柠檬）

蛋白质	1.1 克
碳水化合物	6.2 克
脂肪	1.2 克
膳食纤维	1.3 克
烟酸	0.6 毫克
维生素 C	22 毫克
维生素 E	1.14 毫克
维生素 B_1	0.05 毫克
维生素 B_2	0.02 毫克

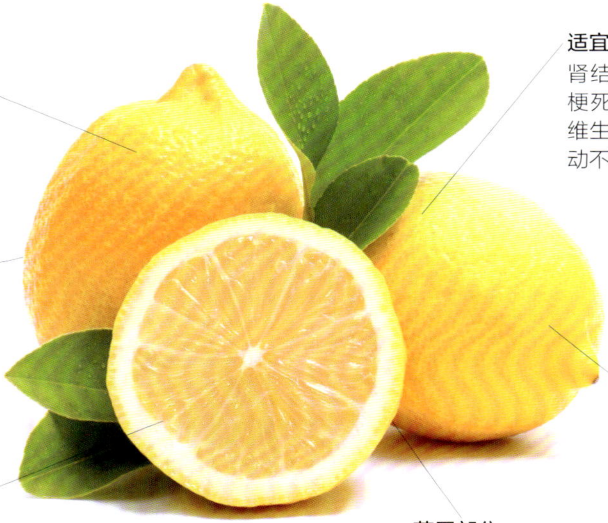

别名
柠果、黎檬、洋柠檬、益母果。

果实
味酸、甘，性微凉；入肺、胃经。

果皮
味酸、微苦，性温。

适宜人群
肾结石、高血压、心肌梗死患者，消化不良、维生素 C 缺乏症者及胎动不安的孕妇。

食用部分
果汁，果肉。

药用部分
果实、叶、根、果皮、花。

药用功效

果实 治肺热痰多、咳喘、腹胀、腹泻、食欲不振、胸闷心烦、跌打损伤、咽炎、高血压，还可防暑解渴。

用量用法：适量，去皮食用。

叶 治慢性支气管炎、气滞腹胀、咳喘痰多。

用量用法：9~12 克，用水煎服。

根 治胃痛、疝气痛、咳嗽、跌打损伤。

用量用法：12~24 克，用水煎服。

果皮 治脾胃气滞、食欲不振、脘腹胀痛。

用量用法：9~12 克，用水煎服。

花 治高血压引起的头晕。

用量用法：取 6~12 克，水煎服。

挑选建议

选购柠檬时，应挑选色泽鲜艳、没有疤痕、皮比较薄、捏起来比较紧实的。

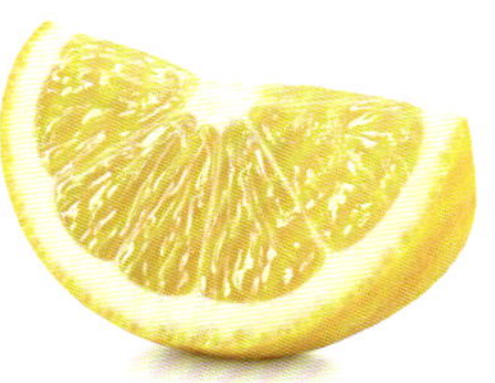

医生提示

- 有胃寒、虚寒咳喘等症者勿食用柠檬。
- 伤风感冒者尽量少吃柠檬。
- 胃溃疡、十二指肠溃疡或胃酸过多者忌用柠檬。
- 龋齿或糖尿病患者忌食柠檬。
- 高血压患者可以常食柠檬。

中医养生方

咳嗽痰多

【材料】柠檬 1 个，冰糖适量。

【做法】柠檬洗净，将二者隔水蒸烂服用，早晚各服 1 次。

饮酒过量

【材料】柠檬 45 克，甘蔗 180 克。

【做法】甘蔗去皮，切碎，与洗净的柠檬一起捣烂绞汁，慢服。

脘腹气滞痞胀

【材料】柠檬、厚朴、香附各 9 克。

【做法】将上述材料洗净后用水煎服。

高血压引起的头晕

【材料】柠檬花 12 克，旋覆花 9 克。

【做法】将二者洗净后用水煎，分 2 次服用，最好饭后服。

高血压，高脂血症

【材料】柠檬 1 个，白糖适量。

【做法】将柠檬去皮，加适量开水和白糖一同榨汁服用。

劳累乏力

【材料】柠檬果核 30 克（干品），米酒 30 毫升。

【做法】将柠檬果核研成细末，睡前用米酒送服，每次服用 3 克。

慢性支气管炎

【材料】柠檬叶 12 克，猪肺 120 克，盐少许。

【做法】将猪肺洗净切块，加入洗净后的柠檬叶煲汤，加盐调味后食用，一日 1 次。

食疗小常识

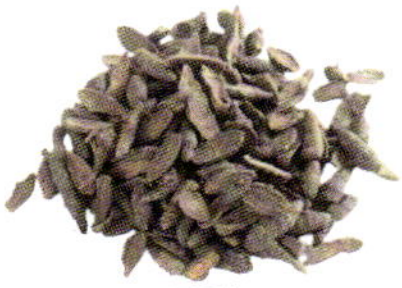

香附

行气解郁，调经止痛。用于肝郁气滞，胸、胁、脘腹胀痛，消化不良。

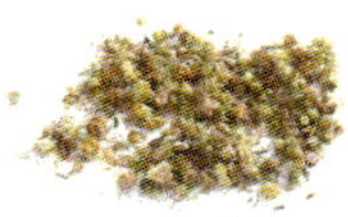

旋覆花

降气，消痰，行水，止呕。用于风寒咳嗽、痰饮蓄结、胸膈痞满、喘咳痰多。

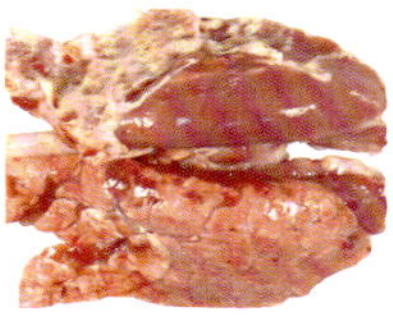

猪肺

治肺虚咳嗽、咯血。

蔬果小厨房

柠檬米酒

材料：

新鲜柠檬 300 克，冰糖 300 克，米酒 2 瓶。

做法：

将柠檬洗净，切成两半，一半带皮切成 4 片，一半去皮后绞成果汁；与冰糖一起浸入米酒中密封好。浸制后储存 1 个月即可食用。长期储存会使酸味降低，并令香味淡薄。

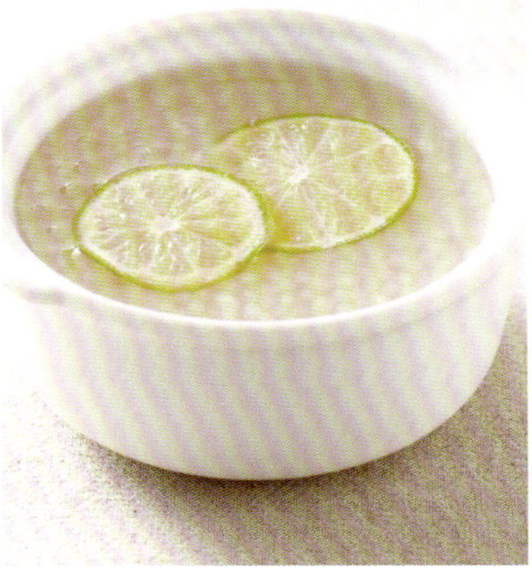

木瓜

消食驱虫 · 健脾益胃

木瓜是蔷薇科木瓜属植物皱皮木瓜的近成熟果实，是传统的中药材，入药具有舒筋活络、和胃化湿的功效，常常被用来调治风湿痹痛、肢体酸重、筋脉拘挛、吐泻转筋、脚气水肿等病症。

营养成分（每 100 克木瓜）

蛋白质	0.4 克
碳水化合物	7 克
脂肪	0.1 克
膳食纤维	0.8 克
烟酸	0.3 毫克
胡萝卜素	0.87 毫克
维生素 C	43 毫克
维生素 E	0.3 毫克
维生素 B_1	0.01 毫克
维生素 B_2	0.02 毫克

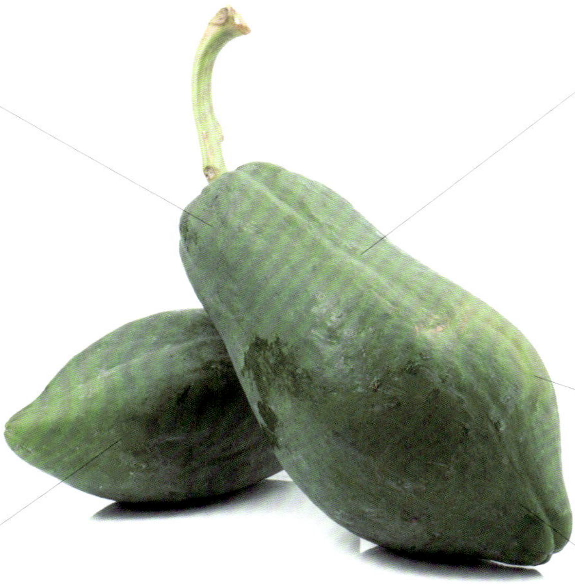

别名
乳瓜、木梨、文冠果。

适宜人群
慢性萎缩性胃炎、风湿筋骨痛、跌打扭挫伤、消化不良、肥胖患者及乳汁缺乏的产妇。

食用部分
果实。

果实
味酸，性温；入肝、脾经。

药用部分
果实、叶、枝、籽。

药用功效

果实 平肝舒筋，祛湿和胃，健脾益胃，通便利尿，清暑解渴，解毒消肿，解酒毒，降血压，助消化。

用量用法：9~15 克，水煎服或鲜品生食。

外用：鲜品捣敷。

叶 解毒，接骨，治疮疡肿毒、骨折、小儿热痢。

用量用法：6~12 克，水煎服或泡茶服。

外用：取汁外涂或研末撒。

枝 治湿痹邪气、霍乱大吐泄下、转筋不止。

用量用法：9~15 克，水煎服。

籽 治烦躁、气急。

用量用法：一日生嚼 7 粒，用温开水送下。

挑选及储藏建议

选购木瓜时，应挑选果实呈长椭圆形、颜色绿中带黄、果皮光滑洁净、果蒂新鲜、气味香甜、有重量感的。

如果买了木瓜后不想立即食用，可以选择没有完全成熟的，用报纸将其包好，放置在阴凉的地方即可，不需要放在冰箱中冷藏；如果是很成熟的木瓜，实在不想吃或吃不完的情况下，可以用来煮糖水或煲汤。新鲜木瓜易坏，最好是现吃现切。

医生提示

- 木瓜过食会导致腹胀、腹泻。
- 内有郁热、小便短赤者忌食木瓜。

中医养生方

胃痛

【材料】半青熟木瓜 90 克，冰糖适量。

【做法】将木瓜洗净，取果肉切片，加冰糖炖食。

蛔虫病，绦虫病

【材料】未成熟木瓜干粉适量。

【做法】每次服 9 克，早晨空腹服。

睡中小腿痉挛

【材料】木瓜果肉、补骨脂各 30 克，米酒 1 瓶。

【做法】用米酒将洗净的木瓜、补骨脂浸泡 10 日，每晚饮 1 小杯。

腰痛

【材料】半熟木瓜 1 个，白酒适量。

【做法】从木瓜蒂旁切开小段，去种子，将白酒倒入木瓜内，照原样封盖好，加热煨熟后，取酒内服及外擦。

足癣

【材料】木瓜 30~60 克，甘草 30 克。

【做法】两药加水煎，去渣，待温后浸洗脚 5~10 分钟，一日 1 次。

促进骨折愈合

【材料】鲜木瓜雄花、根、叶各 45 克，螃蟹 5 只。

【做法】将上述材料洗净后捣烂，外敷患处。

湿疹

【材料】半熟木瓜 1 个，米醋 30 毫升，盐 24 克。

【做法】将半熟木瓜捣烂，加入米醋及盐拌匀后，榨取汁液，外涂皮肤患处。

食疗小常识

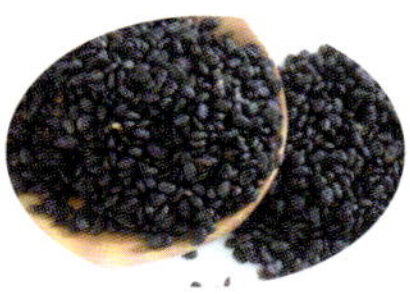

补骨脂

温肾助阳，纳气，止泻。用于阳痿遗精、腰膝冷痛、肾虚作喘、五更泄泻、白癜风、斑秃。

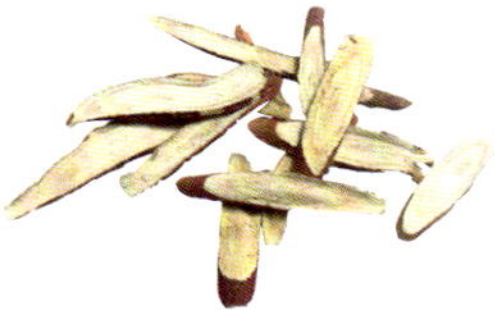

甘草

补脾益气，清热解毒，祛痰止咳，缓急止痛，调和诸药。用于脾胃虚弱、倦怠乏力、心悸气短、咳嗽痰多。

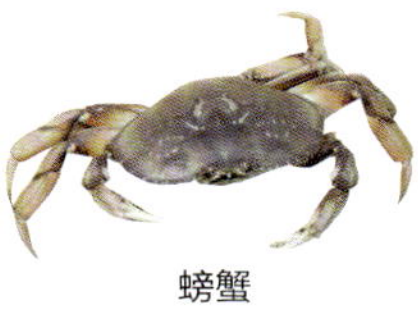

螃蟹

补肾，利尿，舒筋。用于肾病水肿、小便不利、小腿转筋。

蔬果小厨房

木瓜酒

材料：

未熟透的木瓜 1~3 个（约 1000 克），冰糖 300 克，酒 3 瓶。

做法：

木瓜用热水洗干净，置于太阳下晒 3 天。将木瓜切开，连皮带种子加冰糖、酒一起浸泡，密封置于阴凉处 1 个月左右即可启封食用。本药酒于浸制时不宜加其他药材。

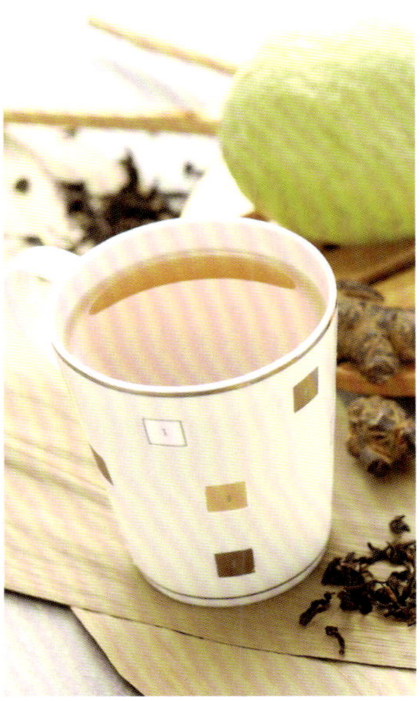

百香果

生津止渴 · 清热润燥

百香果富含B族维生素，榨出的果汁有清凉消暑的作用。百香果能清热、润燥、安神、生津止渴，适当食用对咽干、声哑、燥咳、便秘、失眠等症均有帮助。

营养成分（每100克百香果）

蛋白质	0.7克
碳水化合物	13.7克
脂肪	0.2克
膳食纤维	0.2克
烟酸	2.2毫克
维生素C	49毫克
维生素A	7.7毫克
维生素B_1	0.1毫克

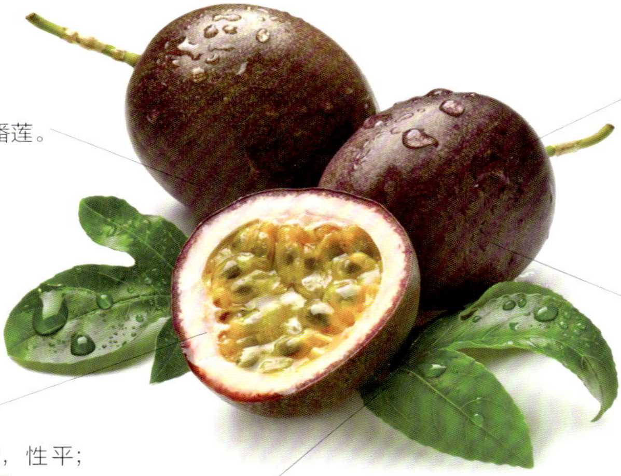

别名
计时果、西番莲。

适宜人群
一般人群均可食用。

食用部分
果实。

果实
味甘、微酸，性平；入心、大肠经。

药用部分
果实、全株、根。

药用功效

果实 治咳嗽、咽痛、嘶哑、便秘、痢疾、失眠、痛经。

用量用法：取适量，直接食用。

全株 治肺热咳嗽、声哑、咽痛、热咳、高血压、小便白浊、淋巴结核、结膜炎、阴道炎、骨膜炎、关节炎、痈疮。

用量用法：15~30克，水煎后服用。

根 治骨膜炎、关节炎。

用量用法：15~60克，水煎服。

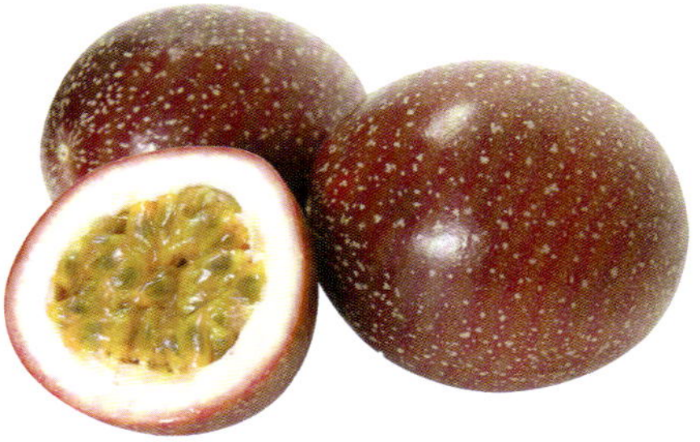

挑选及储藏建议

挑选百香果时首先看果皮，外皮有些褶皱的是较成熟的，果皮光滑的则不够熟；其次，看颜色，表皮深紫的百香果更成熟，味道也好，颜色浅的则味道较差；再次，看重量，相同大小的两个百香果，重的比较好；最后，闻一闻，如果隔着果皮就能闻到香甜的味道，说明百香果成熟了，闻不到味道的就不要买了。

新鲜的百香果如放在阴凉、干燥处，一般可保存一周左右；将百香果用保鲜膜包裹好后放入冰箱冷藏室中，可以保存两周左右。百香果放置时间较长，其果皮会变皱，在未变质的情况下，变皱的果皮并不会影响其果汁和果肉的口感。

医生提示

- 胃寒者勿多吃百香果。
- 百香果煎汤用量15~30克，单吃，不宜久服。
- 百香果勿与人参合用。
- 肠胃不适、胃酸分泌过多的人不宜食用百香果。

中医养生方

肺燥咳嗽

【材料】百香果 15 克，百合 24 克，枇杷叶 12 克，饴糖适量。

【做法】枇杷叶去毛，所有材料洗净后加水煎 2 次，去渣，加饴糖溶化，分 2 次服。

喉间有痰

【材料】百香果 15 克，枇杷叶 9 克，桑叶 15 克，冰糖适量。

【做法】枇杷叶去毛，所有材料洗净后共水煎 2 次，2 次煎汤混合加冰糖调匀，分 2 次服。

水肿

【材料】百香果根 60 克，山药 90 克，白茅根 24 克，玉米须 15 克，地骨皮 15 克。

【做法】所有材料洗净后加水 8 碗煎至 3 碗，分 3 次温服。

糖尿病

【材料】百香果根 60 克，枸杞根 15 克，消渴草 15 克，白茅根 24 克，玉米须 15 克，山药 90 克。

【做法】所有材料洗净后加适量水煎成 3 碗，分 3 次温服。

高血压

【材料】百香果根 30 克，夏枯草 15 克，积雪草 30 克，决明子 15 克，鱼腥草 30 克（后下煎沸）。

【做法】所有材料洗净后加水 6 碗煎至 2 碗，早晚各服 1 次。

肺热咳嗽

【材料】百香果根 30 克，枇杷叶 9 克，桑叶 15 克，鱼腥草 30 克（后下煎沸）。

【做法】枇杷叶去毛，与其他材料洗净后共水煎，早晚各服 1 次。

失眠

【材料】百香果 12 克，仙鹤草 24 克。

【做法】二者洗净后煨水服。

精神失常，心神不宁

【材料】百香果根 24 克，朱砂 1 克，猪心 1 个。

【做法】三者洗净，猪心内加朱砂，三者共炖服。

食疗小常识

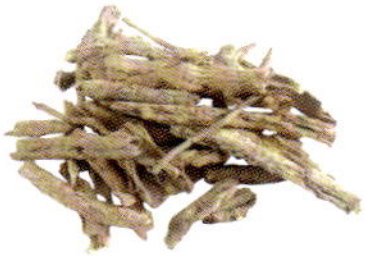

地骨皮

凉血除蒸，清肺降火。用于阴虚潮热、骨蒸盗汗、肺热咳嗽、咯血、衄血。

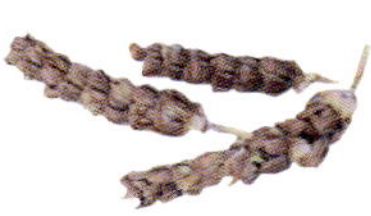

夏枯草

清肝火，明目，散结，消肿。用于目赤肿痛、目珠夜痛、头痛眩晕、瘰疬。

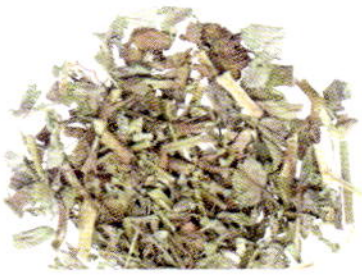

仙鹤草

收敛止血，截疟，止痢，解毒。用于咳血、吐血、崩漏下血、疟疾、血痢、脱力劳伤。

蔬果小厨房

百香果汁

材料：

百香果 3 个，冷开水约 200 毫升，蜂蜜少许，柠檬汁少许，柠檬片适量，碎冰少许。

做法：

将百香果洗净切开，以汤匙将果肉挖出，放入果汁机中；加入蜂蜜、冷开水、柠檬汁打匀，过滤后倒入杯中，加入碎冰和柠檬片即可饮用。

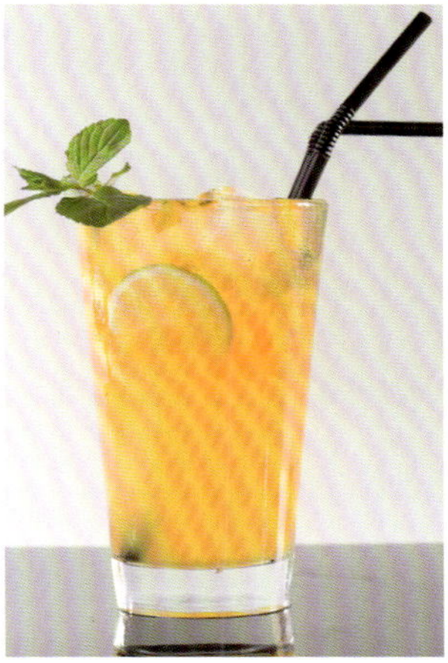

南瓜

补中益气 · 解毒驱虫

黄色的南瓜果肉含有丰富的 β－胡萝卜素，它能强健肌肤，提高身体的抵抗力，具有缓解眼睛疲劳的功效；还能去除氧自由基，抗氧化，提升机体免疫功能，增强对抗癌细胞的大型噬菌体活力，具有防癌作用。

营养成分（每 100 克南瓜）

蛋白质	0.7 克
碳水化合物	5.3 克
脂肪	0.1 克
膳食纤维	0.8 克
胡萝卜素	0.89 毫克
维生素 C	8 毫克
维生素 E	0.36 毫克
维生素 B_1	0.03 毫克
维生素 B_2	0.04 毫克

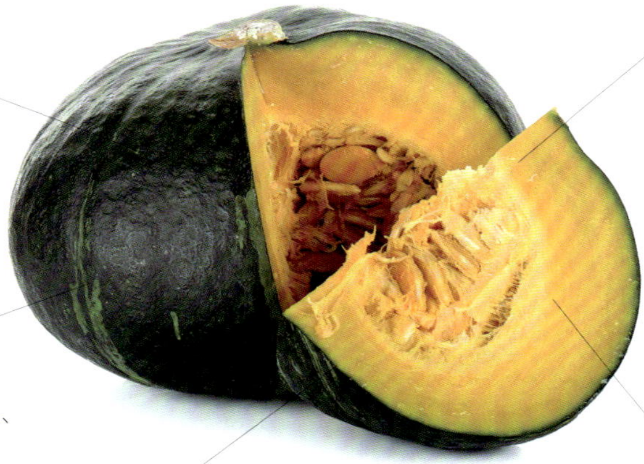

别名
麦瓜、番瓜、倭瓜、金瓜。

适宜人群
肥胖者、糖尿病患者及中老年人。

果肉
味甘，性温；入脾、胃经。

食用部分
果肉、南瓜子。

药用部分
蒂、瓤、果肉。

药用功效

蒂 治乳腺结节、口疮、乳头疮、小儿呕吐、疥疮、呃逆、慢性支气管炎。

用量用法： 12~24 克，水煎服或研末。

外用： 研末调敷。

瓤 治酒糟鼻、新生儿脐炎、疖肿疮毒、疮伤、烫伤。

用量用法： 捣汁适量，内服。

外用： 捣敷。

果肉 治哮喘、眩晕、贫血、疝气、轻度烧伤、肛门瘙痒、妊娠腹痛、脾胃虚弱、胃痛、咳嗽、痢疾、发热、糖尿病、下肢溃疡、阴囊湿疹，驱蛔虫、蛲虫、绦虫。

用量用法： 适量，蒸煮或捣汁后服用。

外用： 捣敷。

挑选建议

南瓜的盛产季节为初秋时期。选购时，同样大小的南瓜，要挑选重量更重的。如果要购买已剖开的南瓜，则要选择果肉深黄色、肉厚、切口新鲜水嫩不干燥的。

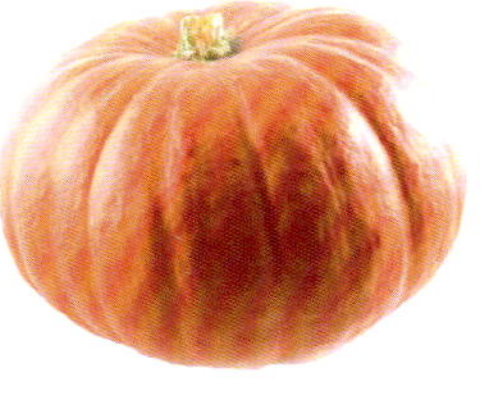

医生提示

- 胃热患者少食南瓜和南瓜子。
- 痞闷胀满者不宜食南瓜，否则会导致胃满腹胀，多食会引起气壅生湿。
- 南瓜中的铬元素有促进胰岛素分泌的作用，糖尿病者宜经常食用。
- 不能生食南瓜肉。

中医养生方

酒糟鼻

【材料】老南瓜瓤 30 克，盐 9 克。

【做法】将南瓜瓤捣烂，加盐调匀后外涂患处，一日 2 次。

浮肿，腹水，小便不利

【材料】南瓜蒂适量。

【做法】南瓜蒂洗净，烧存性，研细末，每次服 3 克，温开水送服，一日 3 次。

呃逆

【材料】南瓜蒂 3~5 个。

【做法】将南瓜蒂洗净，加适量水煎服，饮汤，一日 3 次，连服 4 天。或在汤汁中加生姜汁 30 毫升调匀，分 2 次服。

习惯性流产

【材料】老南瓜蒂 24 克，杜仲 12 克，紫苏梗 9 克，艾叶 6 克，鸡蛋 1 个。

【做法】将前四味洗净加水煮 30 分钟，再放入鸡蛋煮熟，吃蛋喝汤，连服 5 天。

慢性支气管炎

【材料】南瓜蒂适量（或黄荆子 12 克，胡颓子叶 9 克）。

【做法】将材料洗净，加适量水煎汤服，早晚各服 1 次。

小儿呕吐

【材料】南瓜蒂 3~6 个。

【做法】南瓜蒂洗净，加适量水煎汤，一日 3 次。

慢性咳嗽

【材料】鲜南瓜 360 克，红枣 20 枚，红糖适量。

【做法】鲜南瓜、红枣洗净，南瓜切块，红枣去核，加入 400 毫升水，用大火煮沸，再加入红糖，以小火煮 10 分钟，分 1~2 次食用。该方有补中益气、定喘的功效。

口疮，乳头生疮

【材料】南瓜蒂 1~3 个，香油少许。

【做法】将南瓜蒂洗净，烧存性，加香油调匀后敷患处。

食疗小常识

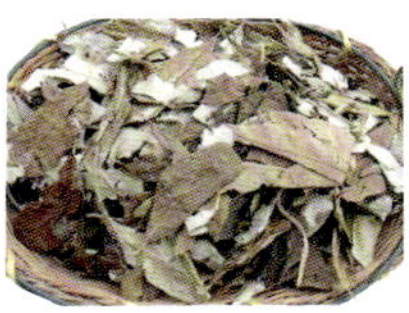

胡颓子叶

对气喘、咳嗽、咳痰均有一定效果。

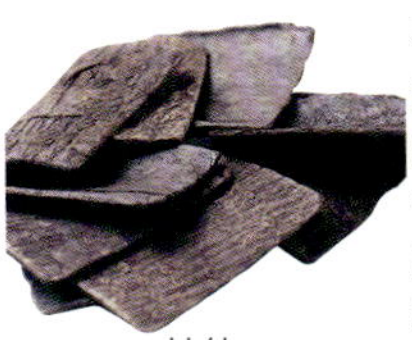

杜仲

补肝肾，强筋骨，安胎。可治腰脊酸疼、足膝痿弱、小便余沥、阴下湿痒、胎漏欲坠、胎动不安、高血压等。

蔬果小厨房

南瓜柳橙牛奶

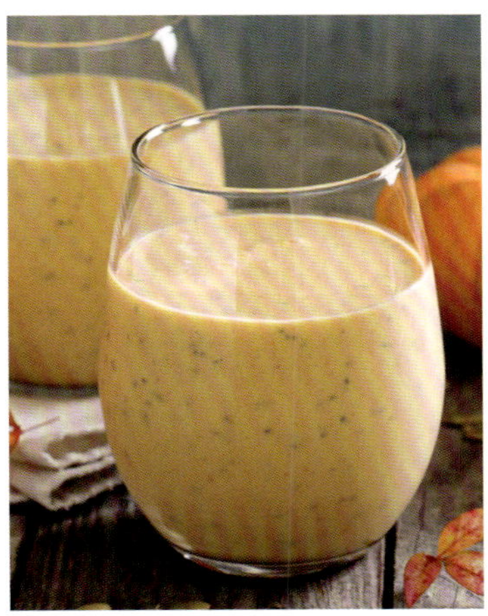

材料：

南瓜 100 克，柳橙半个，牛奶 200 毫升。

做法：

将南瓜洗干净，去掉外皮和瓤后切块，入锅中蒸熟；柳橙去掉外皮，去籽，切成大小适合的块。将南瓜、柳橙、牛奶倒入果汁机内搅匀即可。

金针菜

镇静安神 · 清热凉血

据现代科学分析，金针菜含有大量营养物质，其中蛋白质、碳水化合物、钙、铁和维生素 B_1 的含量在蔬菜中名列前茅，其维生素 A 的含量也很高。

营养成分（每 100 克金针菜）

蛋白质	19.4 克
碳水化合物	34.9 克
脂肪	1.4 克
膳食纤维	7.7 克
烟酸	3.1 毫克
胡萝卜素	1.84 毫克
维生素 C	10 毫克
维生素 E	4.92 毫克
维生素 B_1	0.05 毫克
维生素 B_2	0.21 毫克
维生素 A	0.3 毫克

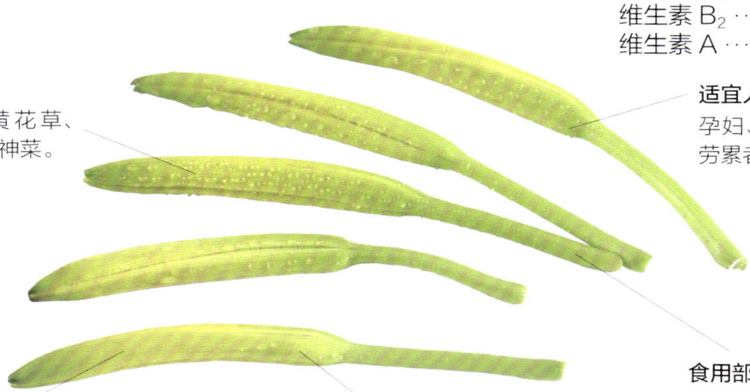

别名
黄花菜、黄花草、七星菜、安神菜。

适宜人群
孕妇、中老年人、过度劳累者尤其适合食用。

食用部分
金针菜（花蕾）。

金针菜（花蕾）
味甘，性凉；入肾、肝、脾经。

药用部分
花、根、嫩苗。

药用功效

花 治流鼻血、发热口渴、黄疸、痔疮疼痛、产后乳汁缺乏。

用量用法： 12~24 克，水煎服，也可煮汤，炒食。

外用： 适量，捣敷，或研末调蜜涂敷。

根 治肝炎、全身水肿、痰湿、小便赤涩、风湿性关节痛、乳腺肿痛、扭伤腰痛、小便不利、血吸虫病、月经不调、风热咳嗽、乳汁不足、黄疸、淋浊、带下异常、衄血、便血、崩漏、瘰疬。

用量用法： 6~15 克，加水煎服。

外用： 适量，捣敷。

嫩苗 治胸膈烦热、黄疸、小便短赤、跌打瘀痛。

用量用法： 鲜品 12~24 克，水煎服。

外用： 适量，捣敷。

挑选及储藏建议

质量较好的金针菜颜色呈金黄色或棕黄色，色泽较均匀，新鲜无杂质，外形紧长，粗细均匀，手感柔软而富有弹性。

新鲜黄花菜的保存时间较短，变成干黄花菜则能储存较长时间。因干黄花菜有很强的吸湿性，易受潮变质，为防止霉变，应在密闭容器中保存。可用双层塑料袋装好后挤出空气，密封袋口后放置在通风、干燥处保存。

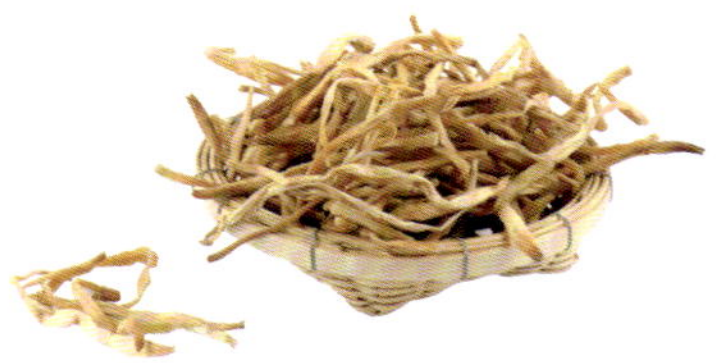

医生提示

- 金针根生食有毒，过量食用会损坏视力；手足发冷并带有麻木者不宜食用金针根。
- 金针根不可和花蕾及叶混用。
- 金针菜不宜久服，以免中毒。

中医养生方

黄疸

【材料】金针根 15 克，鸟不宿 45 克，紫花地丁 24 克，铁扫帚 15 克，猪瘦肉 90 克，白糖适量。

【做法】上述材料除白糖外均洗净，加水一同炖食，调入白糖，饮汤吃肉。

神经衰弱

【材料】金针花 24 克，合欢花 8 克，蜂蜜适量。

【做法】将上述两味药材洗净，加入适量水煎 30 分钟，然后去渣，加蜂蜜再煎 3 分钟即可，在睡前饮服。

痔疮出血

【材料】金针菜 24 克，红糖适量。

【做法】将金针菜洗净后加水煎煮，加红糖，早饭前 1 小时服用，连服 4 天。

失眠

【材料】金针菜 30 克，冰糖适量。

【做法】金针菜洗净后，加入清水煮 30 分钟，去渣，再加冰糖煮 3 分钟，入睡前 1 小时饮服。

月经不调

【材料】金针根 9 克，茜草根 12 克，鸡蛋 1 个。

【做法】将前两味洗净，加水煎，去渣，用汤煮鸡蛋服用。

慢性支气管炎

【材料】金针菜 24 克，款冬花 15 克，茯神 9 克，浙贝母 6 克，半夏 3 克。

【做法】将上述药材洗净后加水煎煮，当茶频频服用。

声音嘶哑

【材料】金针花 24 克，蜂蜜 24 毫升。

【做法】将金针花洗净，加 400 毫升水煮烂，加蜂蜜调匀，慢慢嚼食，一日 3 次。

扭伤腰痛

【材料】金针根 24 克，米酒 50 毫升。

【做法】将金针根洗净，加水煎煮，去渣，加温热米酒调匀，分 2 次服用。

食疗小常识

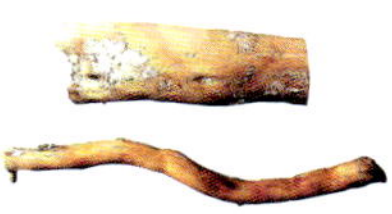

茯神

宁心安神。适用于心悸怔忡、失眠健忘等症。

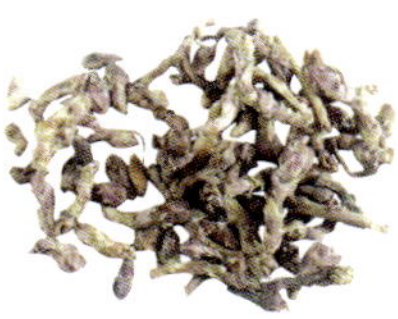

款冬花

润肺下气，化痰止咳。主治新久咳嗽、气喘、劳嗽咳血。

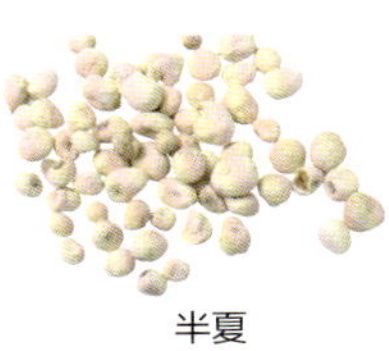

半夏

有燥湿化痰、降逆止呕、消痞散结等疗效。主治咳喘痰多、胸膈胀满、头晕、失眠。

蔬果小厨房

金针菜鸡蛋汤

材料：

鸡蛋 100 克，金针菜 20 克，猪瘦肉 80 克，胡萝卜花片、葱花、调料各适量。

做法：

先将金针菜用冷水洗净；猪瘦肉洗净切片；在锅中加适量水，煮沸，投入猪瘦肉煮沸，再加入金针菜和胡萝卜花片；然后倒入已打散的鸡蛋液，加入调料和葱花煮沸。

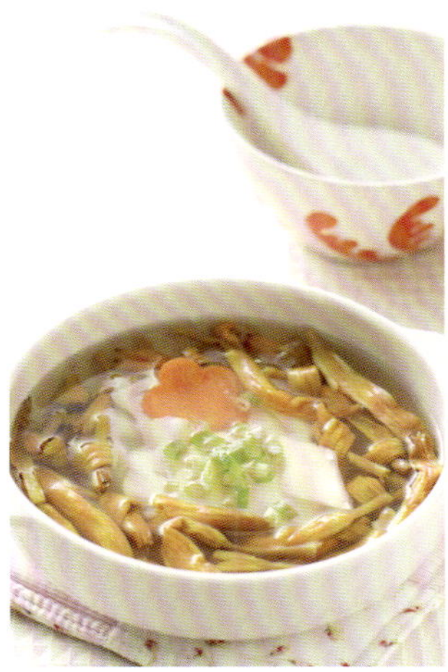

姜

温胃止呕 · 发汗解表

姜的原产地位于东南亚，虽然姜所含的营养成分不多，但其独特的辛辣味及香味却有较高的药用价值。其中姜辣素刺激消化道黏膜，能增进食欲、促进消化。

营养成分（每 100 克姜）

蛋白质	1.3 克
碳水化合物	10.3 克
脂肪	0.6 克
膳食纤维	2.7 克
烟酸	0.8 毫克
胡萝卜素	0.17 毫克
维生素 C	4 毫克
维生素 B_1	0.02 毫克
维生素 B_2	0.03 毫克

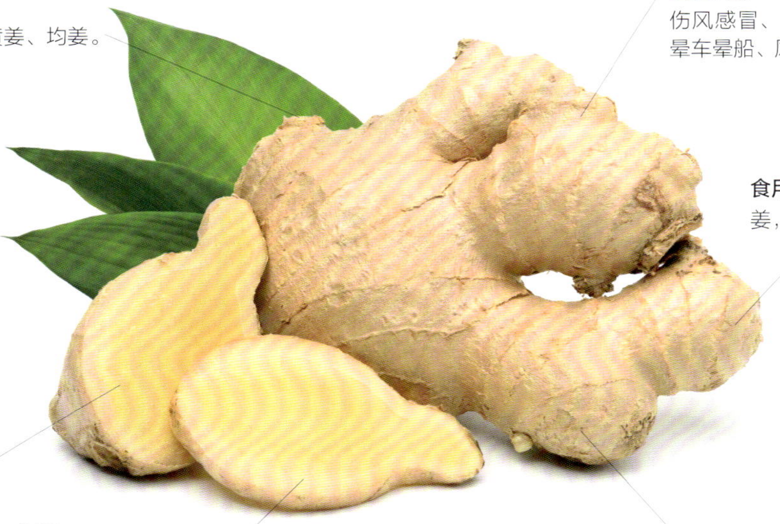

药用功效

姜 治风寒感冒、风寒咳嗽、胃冷痛、咳嗽痰稀、腹泻、呕吐。

用量用法： 3~9 克，水煎服，或捣汁冲服。

外用： 捣敷，或炒热熨，或绞汁涂擦。

叶 治症瘕、跌打瘀血。

用量用法： 研末，每次服 2 克，或捣汁服。

姜炭 治虚寒性吐血、便血、崩漏、虚寒泄泻。

用量用法： 3~6 克，水煎服。

外用： 研末调敷。

皮 治水肿、皮肤癣。

用量用法： 3~9 克，水煎服。治皮肤癣用外擦法。

挑选及储藏建议

选购姜时，应挑选表皮看得清纹理、颜色淡黄、肉质坚挺、不酥软、姜芽鲜嫩的。同时还可以闻一下味道，如果有淡淡的硫黄味，说明姜被硫黄熏烤过，千万不要买。

将新买的姜切成片状，每一片的大小根据家里日常食用量来定。然后将姜密封在食品袋中，放入冰箱冷冻室中保存。吃的时候一次拿出一片，切丝或切薄片即可。

医生提示

- 痔疮患者不宜用姜，高血压患者勿多食姜。
- 肺热燥咳、胃热呕吐者忌用姜。
- 姜生食用于发散，熟食用于温中。
- 阴虚内热者忌服姜。

中医养生方

肺源性心脏病

【材料】姜 9 克，鱼腥草 30 克，香菜 24 克。

【做法】将以上三者洗净后加水煎煮，早晚各服 1 次。

呃逆

【材料】姜汁 5 毫升，白萝卜汁 30 毫升。

【做法】二者一同调匀服用，一日 2 次。

腹泻

【材料】干姜 9 克，香椿树皮 30 克，甘草 6 克。

【做法】以上三者洗净后一同研成细末，每次服用 3 克，一日 3 次。

咳嗽痰稀

【材料】姜 6 克，紫苏叶 6 克，陈皮 6 克，红糖适量。

【做法】前三味洗净，加水煎后去渣，再用红糖调匀服，早晚各服 1 次。

慢性支气管炎

【材料】姜 5~8 片，白萝卜 210 克，红糖 30 克。

【做法】将前二者洗净，三者加水煎服。

慢性哮喘

【材料】姜 12 克，鸡蛋 1 个。

【做法】姜洗净，切碎，同鸡蛋液搅匀，炒熟食用。

疮痈肿毒

【材料】姜 90 克，香椿叶 90 克。

【做法】二者洗净后一同捣烂，外敷在患处。

鱼虾蟹中毒

【材料】姜 100 克。

【做法】将姜洗净，切成细丝，榨汁服用。一日 3 次。

食疗小常识

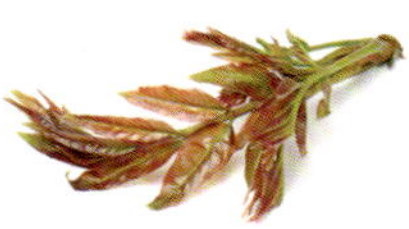

香椿叶

清热解毒，涩肠止血，固精，消肿止痛。治肠炎、痢疾、肠风下血、疮痈肿毒等症。

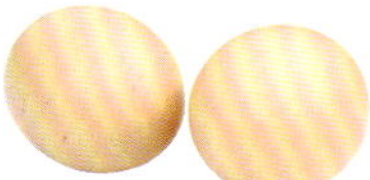

鸡蛋

补肺养血，滋阴润燥。用于气血不足、热病烦渴、胎动不安等。

蔬果小厨房

柠檬姜蜜饮

材料：

柠檬1个，蜂蜜1大匙，姜 1 块。

做法：

柠檬洗净，切片；姜洗净，切片。锅内放清水，烧开后放入姜片，调小火熬煮 10 分钟后放入柠檬片，再熬片刻后关火。待温度适宜时调入蜂蜜，搅匀后即可饮用。

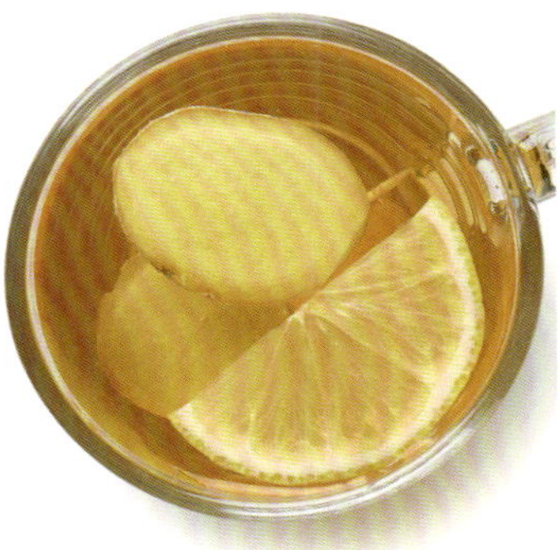

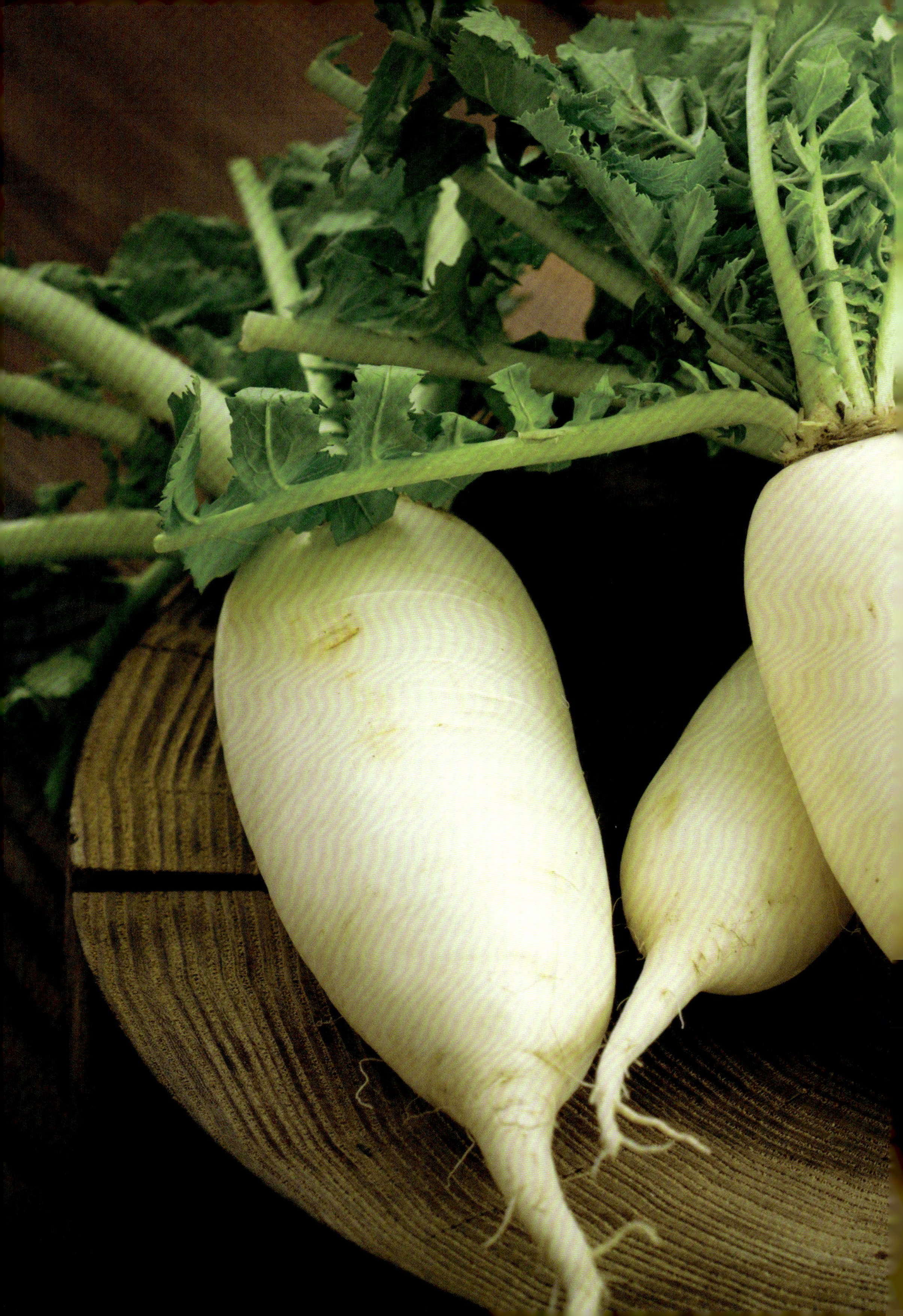

第四章

白色蔬果：

滋阴润肺·强健体魄

按中医五行来讲，白色入肺，利于益气，有滋阴润肺的功能。白色食物质朴，容易被人忽略，却含有许多特殊的植物营养素，能够活化身体机能，净化身体。白色蔬果对身体有四大功效：

1. 滋阴润肺
2. 防治高脂血症
3. 预防心血管疾病
4. 防癌抗癌

梨

润肺清心 · 消痰止咳

梨因鲜嫩多汁、酸甜适口，有“天然矿泉水”之称。梨所含 90％都是水，维生素和矿物质的含量均不多，却含有能促进蛋白质消化的酶，可以帮助消化肉类，因此人们经常在食用肉类菜肴后食用梨。

营养成分（每 100 克梨）

营养成分	含量
蛋白质	0.4 克
碳水化合物	13.3 克
脂肪	0.2 克
膳食纤维	3.1 克
烟酸	0.3 毫克
胡萝卜素	0.03 毫克
维生素 E	1.34 毫克
维生素 C	6 毫克
维生素 B_1	0.03 毫克
维生素 B_2	0.06 毫克

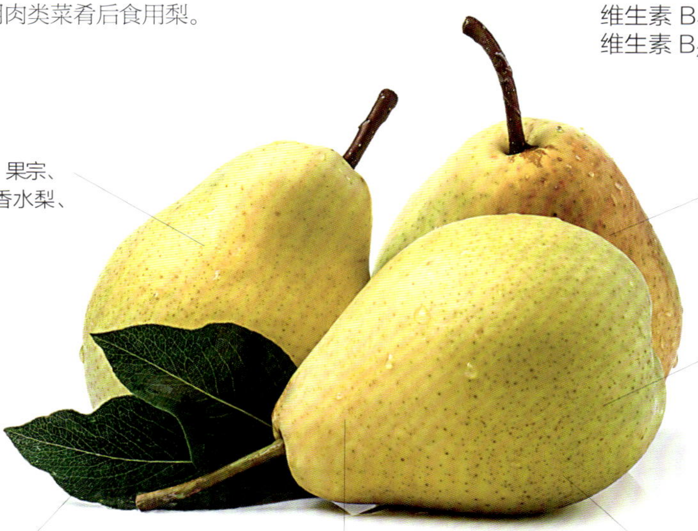

别名
快果、玉乳、果宗、蜜父、雪梨、香水梨、青梨。

食用部分
果实。

适宜人群
咳嗽、咽喉痒痛、慢性支气管炎、肺结核、高血压、肝炎及醉酒者。

叶
利水，解毒。

果实
味甘、微酸，性凉；入肺、胃经。

药用部分
果实、根、叶。

药用功效

果实 治咳嗽、咽痛、痢疾、伤津烦渴、噎膈、痰热惊狂、高血压、中风不语、温病小儿疳热、高胆固醇血症、肾病。有助于伤口、疮疡愈合，增强白细胞活性。

用量用法：适量，生食或捣汁服。

根 治咳嗽、疝气腹痛。

用量用法：30~60 克，水煎服。

叶 治食菌中毒、小儿疝气、霍乱吐泻。

用量用法：30~45 克，水煎服。

外用：适量，捣汁敷。

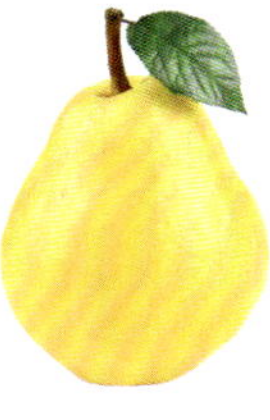

挑选及储藏建议

挑梨时，首先要注意梨脐，也就是梨底部的凹陷，梨脐较深且周围光滑整齐、呈圆形的梨较好；脐浅又不圆的梨，味道会差一些。另外，果形端正的梨，果肉也会较细腻；皮细薄、没有疤痕的梨水分更多，味道也更好。

当室温较低时，可将梨用2~3层纸包裹好，放在阴凉通风处，一般可保存2周左右；如室温较高，则可将梨放入冰箱冷藏室中保存，注意放入前不要清洗，这样可以保存1周左右。

医生提示

- 风寒咳嗽或腹泻者慎食梨。
- 心脏病或肝病引起的头晕目眩、失眠多梦，食梨有辅助治疗作用。
- 脾胃虚寒、产后或有外伤者，以及出痘疹后的小儿，不宜食用梨。
- 吃梨过量，易损伤脾阳。

中医养生方

肺燥咳嗽

【材料】梨 1 个，冰糖适量。

【做法】将梨洗净，去皮及核，切片，加适量水及冰糖，煮汤服用。一日 2 剂，可以滋阴润肺、化痰止咳。

糖尿病

【材料】梨 2 个，绿豆 150 克，白萝卜 180 克。

【做法】先将梨洗净，去皮及核，切片；白萝卜去皮，切片；绿豆洗净，一同放入锅中，加适量水煮熟服用。

百日咳

【材料】梨 1 个，川贝母 2.5 克。

【做法】将梨洗净挖去核，装入川贝母盖好，放入碗中蒸熟食用。

维生素 C 缺乏症

【材料】梨 45 克。

【做法】梨洗净，去外皮及核，捣烂榨汁饮，连果肉食用。

咳嗽口渴（小儿咳嗽）

【材料】3 个梨的梨皮，荷叶 6 克，竹叶 6 克。

【做法】三者洗净后以水煎服。

咳嗽痰多

【材料】梨 1 个，蜂蜜适量，姜汁少许。

【做法】梨洗净，切片榨汁，加蜂蜜与姜汁一同饮用。

咽喉红肿，声音嘶哑

【材料】梨 3 个，橘皮 9 克，薄荷 3 克（后下煎），冰糖适量。

【做法】梨洗净，切块，加入橘皮水煎，加薄荷和冰糖调服（薄荷不与梨同时煎，否则其成分易散发，后加入煎 1~3 分钟即可）。

肺燥干咳，胸痛

【材料】梨 2 个，白糖适量。

【做法】梨洗净，去皮，去核，切碎榨汁备用。梨渣加水煎煮两次至味尽，合并煎液后过滤，然后与梨汁混合，加白糖煮沸，收膏即可。每次服用 10 ~ 15 克，一日 2 ~ 3 次，含服或冲饮。

食疗小常识

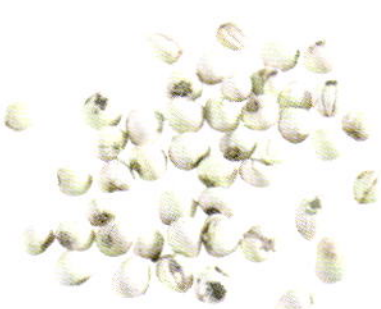

川贝母

清热润肺，化痰止咳。用于肺热燥咳、干咳少痰、阴虚劳咳、咯痰带血。

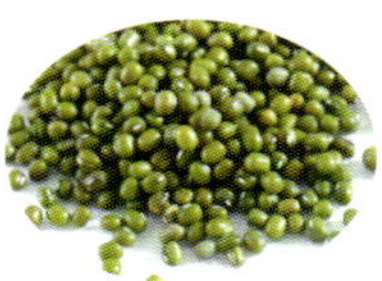

绿豆

清热，解毒，消暑。用于暑热烦渴、疮毒痈肿等症，可解附子、巴豆毒。

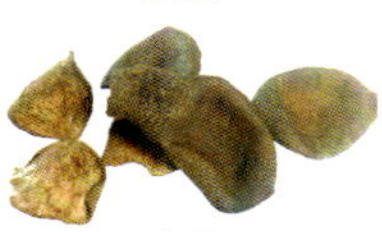

陈皮

理气，调中，燥湿，化痰。治胸腹胀满、不思饮食、呕吐哕逆、咳嗽痰多。

蔬果小厨房

百合蒸蜜梨

材料：

梨 1 个，鲜百合 1 个，蜂蜜 1 大匙。

做法：

将梨洗净，去核后切成块；鲜百合剥开，洗净。将除蜂蜜外的所有材料放入炖盅内，加适量清水，放入锅中蒸熟即可，食前调入蜂蜜。

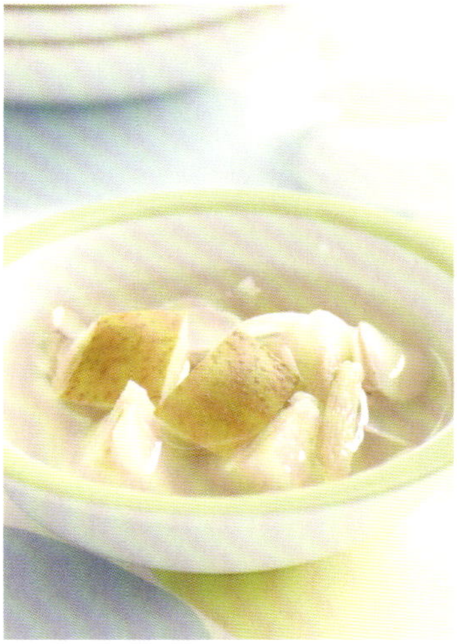

苹果

生津止渴 · 排毒通便

苹果营养丰富，备受人们喜爱。欧洲有句谚语：“一天一个苹果，医生远离我。”苹果含有丰富的、具整肠作用的水溶性膳食纤维，有助于肠胃蠕动，可消除有害的肠内菌，还可防治便秘。

营养成分（每 100 克苹果）

蛋白质	0.2 克
碳水化合物	13.5 克
脂肪	0.2 克
膳食纤维	1.2 克
烟酸	0.2 毫克
胡萝卜素	0.02 毫克
维生素 E	2.12 毫克
维生素 C	4 毫克
维生素 B_1	0.06 毫克
维生素 B_2	0.02 毫克

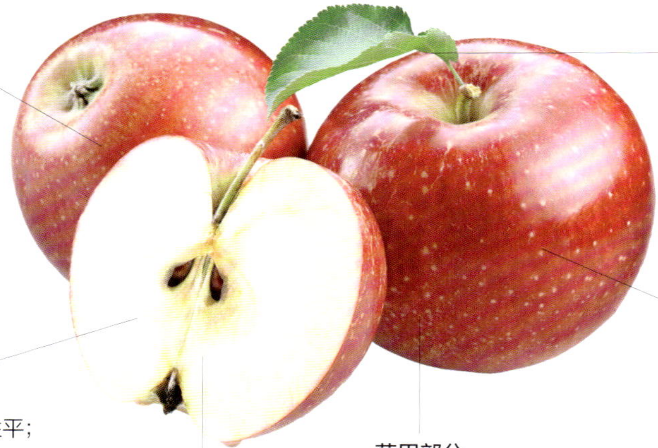

别名
滔婆、柰子、频婆、平波、超丸子、天然子。

叶
凉血解毒。

适宜人群
慢性胃炎、消化不良、便秘、慢性腹泻、高血压、高脂血症、贫血、肥胖患者和维生素缺乏者。

果实
味甘、微酸，性平；入脾、胃经。

药用部分
果实、果皮、叶。

食用部分
果肉。

药用功效

果实 治津少口渴、脾虚泄泻、食后腹胀、饮酒过度、胃炎、慢性腹泻、结肠炎、小儿下痢、反胃、皮肤癌、高血压、青春痘、老年斑、贫血、慢性咽喉炎、肺热咳嗽、脱肛、疝气、子宫脱垂、胃下垂。孕妇多食苹果，可以促进胎儿正常发育。

用量用法： 适量，生食，或捣汁服。

外用： 捣汁涂敷。

果皮 治反胃吐酸、痢疾、妊娠呕吐、肝硬化腹水、咳痰。

用量用法： 12~30 克，加水煎服，或沸汤泡饮。

叶 治产后血晕、月经不调、发热、风湿痛、关节炎及疔、疮、疖。

用量用法： 24~45 克，水煎服。

外用： 鲜叶贴敷，或烧存性，调擦。

挑选建议

苹果品种很多，品种不同，挑选方法也不同：红富士要看底部肚脐，肚脐凹陷越深，表示味道越甜；颜色上，红富士要选黄里透红、带红条的，这样的红富士口感较好。黄元帅则要选颜色发黄的，麻点越多越好；可以用手掂量一下，轻一些的黄元帅较面，重的则较脆。嘎啦苹果挑选时主要看外观，外表白点少且颜色带粉红的更脆甜。

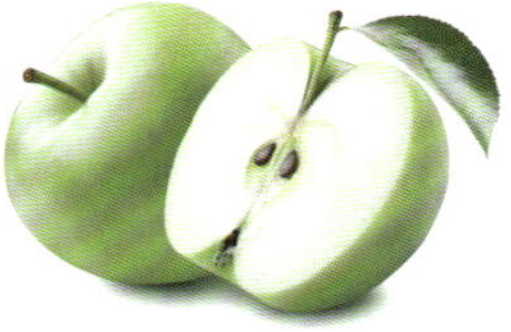

医生提示

- 过量食用苹果容易导致腹胀。
- 消化性溃疡、高血糖或脾胃虚寒者不宜多食苹果。
- 吃苹果后应漱口，防止发生龋齿。

中医养生方

体虚便秘

【材料】苹果1个，芦荟1片。

【做法】将苹果削皮，切片；芦荟去外皮，切块；二者放入果汁机榨汁1杯，每日晚饭后饮用。

高血压

【材料】苹果400克，芹菜300克，胡椒粉适量。

【做法】苹果、芹菜洗净，苹果去核切块，芹菜切段，加适量冷开水榨汁，调入胡椒粉，常饮。

低血糖

【材料】鲜苹果2个。

【做法】鲜苹果削去皮，每日吃3次，连续吃3日。

怀孕呕吐，食欲不佳

【材料】新鲜苹果皮30克，大米30克。

【做法】先将大米炒至黄色，再同新鲜苹果皮一起加水煎，当茶服用。

肠炎腹泻

【材料】未成熟苹果适量。

【做法】先将未成熟苹果切成四瓣，晒干，研成细粉，再过筛子成苹果干粉。每次服15克，用开水调服，早晚各1次。

口干舌燥，肺热咳嗽

【材料】鲜苹果300克，蜂蜜150毫升。

【做法】先将鲜苹果去皮，去核，切碎，再加入蜂蜜，隔水炖烂成苹果膏，每次服2汤匙。

慢性肠炎

【材料】苹果适量。

【做法】先将苹果洗净，再将苹果连皮、核一起切碎，煮烂一同服用。

小儿下痢

【材料】红皮苹果1个。

【做法】红皮苹果洗净后切成数块，放进果汁机中榨汁，早晨饭前服用1次，小儿减半或少量饮用。

食疗小常识

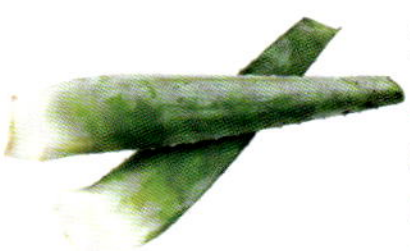

芦荟

清热，润肺，杀虫。可以治疗热结便秘、虚热咳嗽、支气管炎等病症。

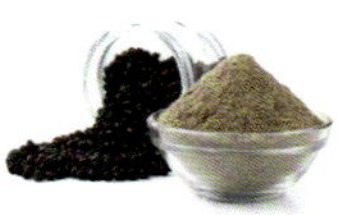

胡椒粉

温中散寒，下气消痰。治胃寒腹痛、呕吐泄泻。

蔬果小厨房

苹果西芹芦笋汁

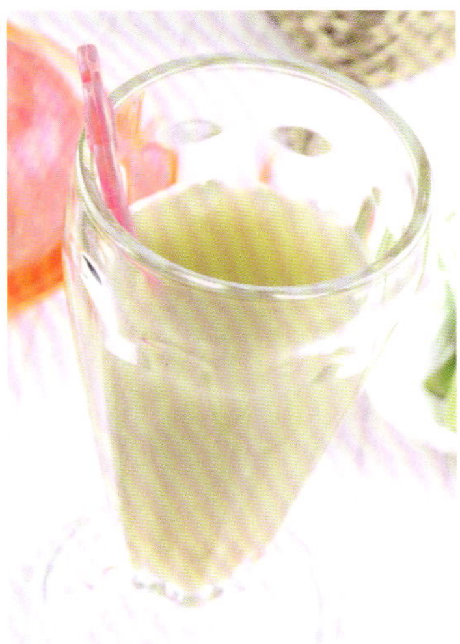

材料：

苹果1个，西芹50克，青椒1/2个，苦瓜1/2个，芦笋50克，凉开水100毫升。

做法：

将苹果去皮，去核，切块；西芹、芦笋洗净后切段；青椒、苦瓜洗净，去籽后切块；所有材料都放入榨汁机榨汁即可。

椰子

营养成分（每 100 克椰子）

蛋白质	4 克
碳水化合物	31.3 克
脂肪	12.1 克
膳食纤维	4.7 克
磷	90 毫克
烟酸	0.5 毫克
维生素 C	6 毫克
维生素 B_1	0.01 毫克
维生素 B_2	0.01 毫克

解热消渴 · 利尿消肿

椰子是棕榈科植物椰子树的果实，在我国的种植历史已有 2000 多年。椰子营养丰富，几乎全身是宝。椰肉中含有蛋白质、碳水化合物；椰油中含有碳水化合物、维生素 B_1 、维生素 B_2、维生素 C 等；椰汁中含有果糖、葡萄糖、蔗糖、蛋白质、脂肪、维生素等。

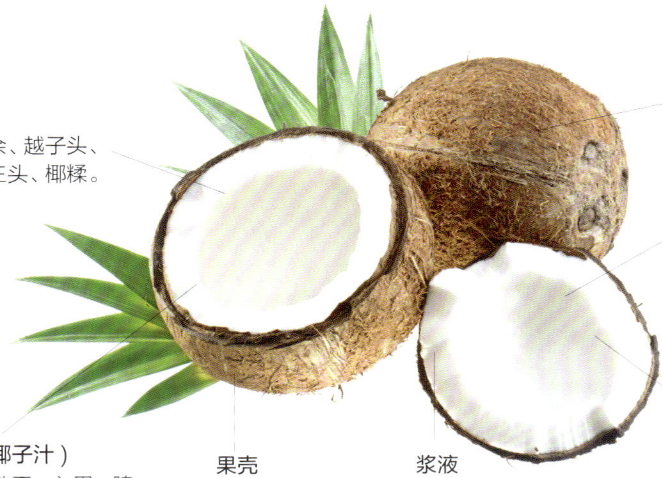

别名
胥椰、胥余、越子头、椰僳、越王头、椰糅。

适宜人群
一般人群均可食用。

食用部分
果汁、果肉。

药用部分
浆液、椰子汁、根、果肉、壳。

果肉（椰子汁）
味甘，性平；入胃、脾、大肠经。

果壳
味苦，性平。

浆液
味甘，性温。

药用功效

浆液 治口干烦渴、水肿、吐血。

用量用法：60~90 克，口服。

椰子汁 治肠胃炎、霍乱、热病、中暑、呕吐、便血、水肿。

用量用法：适量服用。

根 治鼻出血、胃痛、吐泻。

用量用法：9~15 克，水煎服，或烧存性研末，每次 3 克。

果肉 治疳积、口干烦渴、便秘、汗斑、神经性皮炎。

用量用法：6~9 克，生食或压榨取汁。

壳 燥湿解毒。治湿疹、筋骨痛。

用量用法：50 克，水煎服。

外用：适量，加水熬成浓汁，熏洗患处。

挑选建议及功用

挑选椰子时应该先明确一下是想喝椰子汁还是吃椰子肉。将椰子晃一晃，若水声清脆，则表明椰子汁多；若喜欢吃椰子肉，则应该选手感较重、摇起来声音较沉闷的，椰子肉会更好吃一些。

椰肉可榨油、生食、做菜，也可制成椰奶、椰蓉、椰丝、椰子罐头、椰子糖、饼干等食物；椰子汁可作为清凉饮料饮用；椰子纤维可制毛刷、地毯、缆绳等；椰壳可制成各种工艺品和高级活性炭等；椰子的树干可作建筑材料，其叶子可盖屋顶或编织。此外，椰子树形优美，是热带地区美化环境的优良树种。

医生提示

- 鲜椰子汁不可存放过久，以免变味。
- 食用过量的椰子肉会引起胸闷。
- 心脏病、血管硬化患者或胃肠功能不佳者，不宜多饮椰子汁。
- 疥疮或喘咳者忌食椰子肉。

中医养生方

口干，中暑发热

【材料】椰子1个。

【做法】取汁喝，早晚各1次。

便秘

【材料】椰子1个。

【做法】早晚吃椰肉半个或1个。

皮肤湿疹

【材料】椰壳1个。

【做法】打碎，加水煮浓汁，外洗患处，一日数次。

阴部瘙痒

【材料】椰壳1个。

【做法】打碎，加水煮，外洗患处，一日数次。

心悸

【材料】鲜椰汁适量。

【做法】随时饮用。

蛔虫病

【材料】椰子肉12~15克。

【做法】每日早晨空服嚼食1次。或先饮椰子汁，再嚼食椰子肉。

病后体虚，食欲不振

【材料】椰子肉180克，土鸡肉45克，糯米15克。

【做法】将三味食材放入锅中，隔水蒸熟服食，一日1次。有补脾益气、养胃生津的作用。

白喉

【材料】椰子树根皮60克，白糖适量。

【做法】椰子树根皮洗净，晒干，水煎去渣，加白糖调服，连服5~10天。小孩用量减半。

食疗小常识

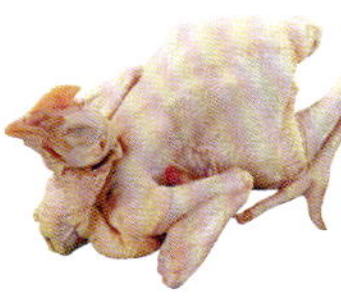

土鸡

温中，益气，补精，益髓。治虚劳羸瘦、体虚、纳呆食少、泄泻、下痢、消渴。

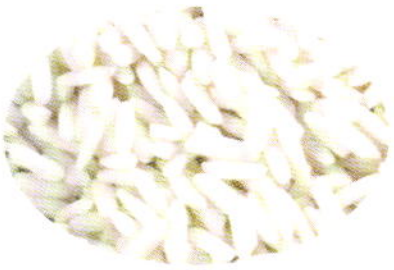

糯米

补中益气，健脾止泻，缩尿，止汗，解毒。主治脾胃虚寒、泄泻、汗多。

蔬果小厨房

柳橙黄桃椰奶

材料：

柳橙1个，柠檬半个，黄桃60克，椰奶35毫升，冷开水适量，碎冰少许，薄荷叶少量。

做法：

柳橙、柠檬洗净，对切后榨汁；黄桃去皮，去核，切块。将除碎冰和薄荷叶外的其他材料放入果汁机内，高速搅打30秒，再倒入杯中，加入碎冰，用薄荷叶装饰即可。

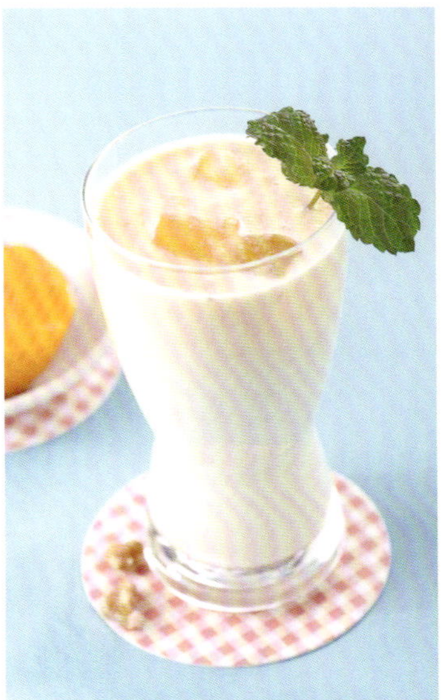

香蕉

清热化痰 · 滑肠通便

香蕉原产于东南亚热带地区，是一种营养丰富的热带水果。香蕉含有助消化的碳水化合物、柠檬酸、蛋白质、维生素 B_2、钾及丰富的膳食纤维。

营养成分（每 100 克香蕉）

蛋白质	1.4 克
碳水化合物	22 克
脂肪	0.2 克
膳食纤维	1.2 克
烟酸	0.7 毫克
胡萝卜素	0.06 毫克
维生素 E	0.24 毫克
维生素 C	8 毫克
维生素 B_1	0.02 毫克
维生素 B_2	0.04 毫克

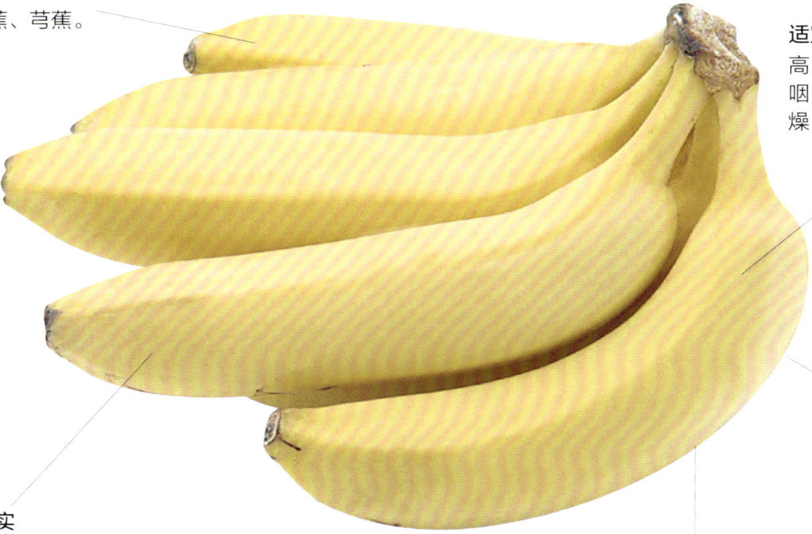

别名
甘蕉、芎蕉。

适宜人群
高血压、冠心病、咽干喉痛、大便干燥、痔疮患者。

果实
味甘，性寒；入肺、大肠经。

食用部分
果实。

药用部分
果实、根、皮。

药用功效

果实 润肠，降血压，预防中风。治便秘、痔疮出血、热病烦渴、咽干喉痛、肺热咳喘。

用量用法： 1~4 根， 生食或炖食。

根 清热，凉血，解毒。治热病烦渴、血淋、疖肿、肺热痰喘。

用量用法： 24~45 克，水煎服，或捣汁服。

外用： 捣敷或绞汁涂。

皮 治高血压、牙痛、手足癣。

外用： 直接放于患处反复摩擦，或将香蕉皮捣成泥涂抹，或煎水洗。

挑选及储藏建议

挑选香蕉时，首先看“身材”，整体看着要匀称，即整个香蕉粗细基本均匀；其次，细长形的香蕉会甜一些；最后，表皮无黑斑，看上去光滑有光泽为佳。

因香蕉根部会释放乙烯，能对香蕉进行催熟，所以为了延长香蕉的保存时间，我们可以用保鲜膜将香蕉的根部包裹起来，这样可以延缓香蕉的成熟进度；也可用报纸将香蕉裹起来，避免其接触空气，这样也能延长香蕉的保存时间。

医生提示

- 胃酸分泌过多者不宜食用香蕉。
- 肾功能减退及慢性肾炎患者不宜多食香蕉。
- 香蕉性寒，脾胃虚弱者忌用。

中医养生方

高血压

【材料】香蕉200克，鹌鹑蛋10个，蜂蜜10毫升。

【做法】香蕉去皮，切成段，放入沸水锅内煮10分钟，打入鹌鹑蛋煮熟，调入蜂蜜即可。

宿醉

【材料】香蕉皮60克。

【做法】香蕉皮洗净，用水煎，1次喝完。

风热牙痛

【材料】香蕉皮2个，冰糖适量。

【做法】香蕉皮洗净，加冰糖一同放入锅中，加适量水煎汤服。

痔疮出血

【材料】鲜半熟香蕉2根。

【做法】鲜香蕉连皮洗净，加水炖烂吃，早晚各1次。

疥疮

【材料】未熟香蕉1根。

【做法】香蕉洗净，连皮捣烂，外敷患处。

肺热喘咳

【材料】鲜香蕉(熟透)3根。

【做法】香蕉洗净，带皮炖烂吃，早晚各1次。

大便燥结

【材料】香蕉2根。

【做法】香蕉洗净，连皮放入500毫升水中，用小火煮20分钟后，喝汤并将香蕉连皮食用。

动脉硬化

【材料】香蕉1根，黄豆芽300克，生姜适量，冰糖25克。

【做法】黄豆芽去根，以清水浸泡5分钟，捞出沥干；香蕉去皮，切段；生姜去皮，切小片。所有材料放入榨汁机中，加适量冷开水搅打成汁。

食疗小常识

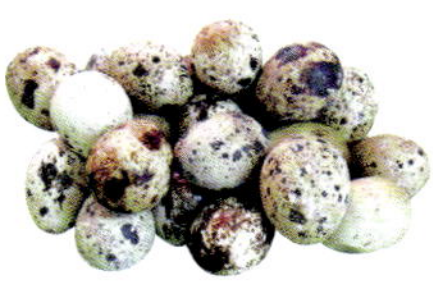

鹌鹑蛋

补益气血，强身健脑，丰肌泽肤。对营养不良、神经衰弱、高血压、支气管炎等病症均有调治作用。

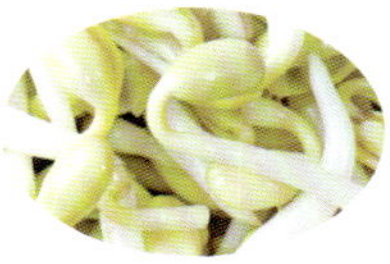

黄豆芽

清利湿热。适宜胃中积热、高血压、肥胖症、便秘、痔疮等患者食用。

蔬果小厨房

香蕉燕麦粥

材料：

香蕉1根，燕麦30克，红葡萄干适量。

做法：

香蕉去皮，切片；燕麦洗净，入锅，加适量清水煮沸后，转小火，加入香蕉片、红葡萄干一起熬煮成粥。

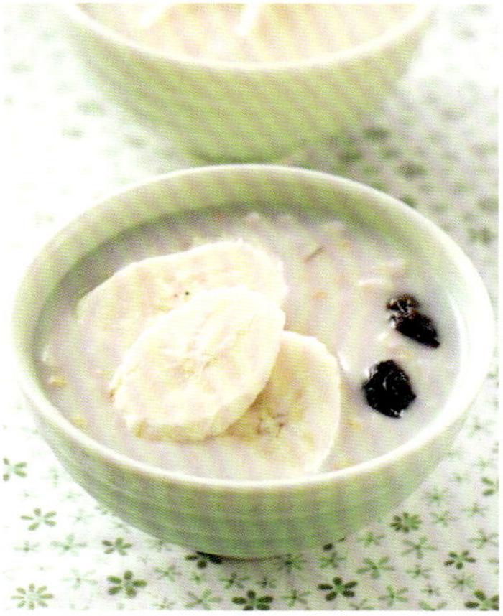

无花果

清热降火 · 生津止渴

无花果原产地位于阿拉伯南部，属于桑科植物。由于其花朵细小不易见，因此被称为“无花果”。无花果具有独特的甘甜味，一般生吃居多。

营养成分（每 100 克无花果）

蛋白质	1.5 克
碳水化合物	16 克
脂肪	0.1 克
膳食纤维	3 克
烟酸	0.1 毫克
胡萝卜素	0.03 毫克
维生素 E	1.82 毫克
维生素 C	2 毫克
维生素 B_1	0.03 毫克
维生素 B_2	0.02 毫克

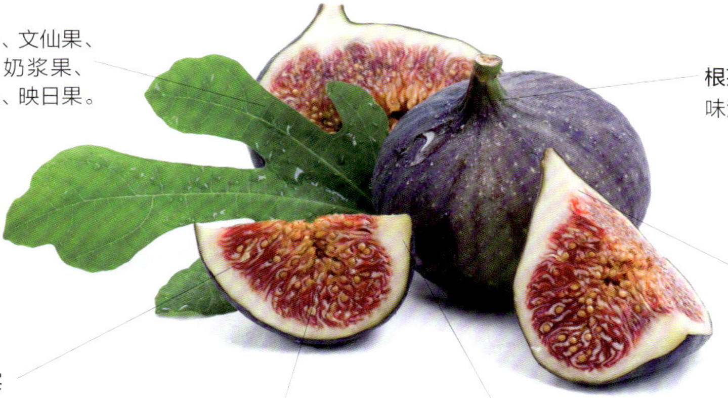

别名
天生子、文仙果、蜜果、奶浆果、隐花果、映日果。

根茎
味淡、涩，性平。

适宜人群
高脂血症、高血压、冠心病、癌症患者，消化不良、食欲不振、便秘者。

果实
味甘，性平；入肺、脾、大肠经。

食用部分
花托、果实。

药用部分
果实、根茎、叶。

药用功效

果实 治痔疮、泻痢、消化不良、食欲不振、老年性便秘、产后缺乳、阴虚咳嗽、咽喉痛、筋骨酸痛、风湿麻痹、病后虚弱、疮疖、脚癣、赘疣、燥咳声嘶、肠热便秘。

用量用法：一般 9~15 克，大剂量 24~45 克，水煎服。鲜果 1~3 个，生食。

外用：煎水洗，研末调敷或吹喉。

根茎 治颈淋巴结核、筋骨麻痛、蛔虫病。

用量用法：15~30 克，水煎服。

叶 治高血压、子宫颈炎、肠炎、小儿腹泻、鱼蟹中毒、白癜风。

用量用法：9~15 克，水煎服。

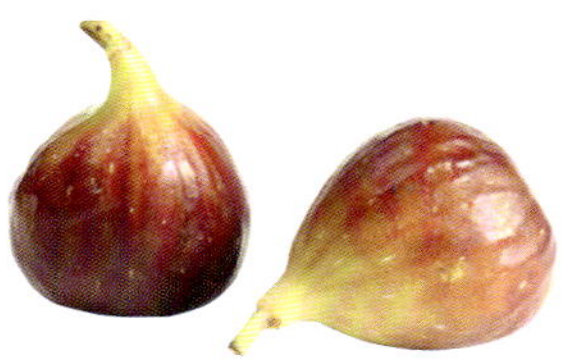

挑选及储藏建议

无花果分夏季、秋季两种，一般而言，夏季无花果的个头大，质量也较好；秋季的个头相对较小，质量稍差。因无花果的含糖量很高，容易招来一些喜欢甜食的小虫，所以在选购无花果时，应该挑选那些果实上的裂纹多一点，但前面的口开得小一点的。最后，选购前闻一闻，如果闻到一股酸酸的气味，一般表示无花果已经不新鲜了，不宜购买。

除了将无花果制作成果干和果酱进行长时间保存，新鲜的无花果放在冰箱冷藏室中，可保鲜几天的时间；如将无花果直接放入冰箱冷冻室，则能保存更长时间，但其口感风味可能会大打折扣。

医生提示

- 贫血、低血压、脾胃虚寒或大便稀溏等症者慎用无花果。
- 无花果可与罗汉果合用。
- 脾虚腹痛者忌食无花果。

中医养生方

痔疮出血

【材料】未成熟鲜无花果 2 个。

【做法】早晚各食 1 次。或用无花果 30 克，猪大肠适量，洗净后加水炖烂，分 2 次服。

老年性便秘

【材料】鲜无花果 2 个。

【做法】晚睡前食之。或干果捣碎后煎汤，加生蜂蜜适量，空腹时温服，治大便秘结。

膀胱癌

【材料】无花果 30 克，木通 12 克。

【做法】二者洗净，用水煎，分 2 次服，可起辅助治疗作用。

干咳无痰，咽喉痛

【材料】鲜无花果 2 个，蜜枣 2 枚。

【做法】二者洗净，隔水炖烂吃，一日 2 次。

消化不良，食欲不振

【材料】无花果（炒）9 克，山楂（炒）6 克，鸡内金（炒）6 克，厚朴 3 克。

【做法】以上材料洗净，用水煎服。

产后乳汁不足

【材料】无花果 3 个，红枣 2 枚，猪瘦肉 45 克。

【做法】将上述三者洗净，加适量水煮烂吃，一日 1 次。

高血压

【材料】干无花果叶 15 克。

【做法】将干无花果叶洗净，加水 400 毫升煎成 200 毫升，分 3 次空腹服用。

气血两虚，口干肺燥

【材料】猪瘦肉 300 克，山药、白芍、黄芪各 10 克，无花果、盐各适量。

【做法】猪瘦肉洗净切片，入沸水中氽水捞出，沥干；山药去皮切块；黄芪、白芍洗净。以上材料共熬汤食用。

食疗小常识

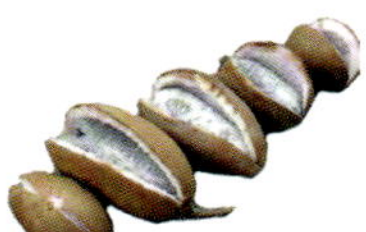

木通

泻火行水，通血脉。用于小便赤涩、淋浊、水肿、胸中烦热、喉痹咽痛、遍身拘挛痛。

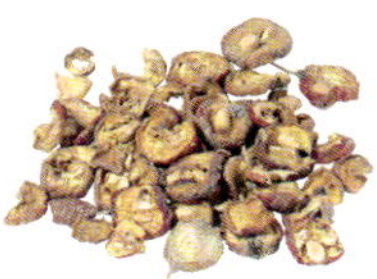

山楂

消食健胃，活血化瘀，驱虫。

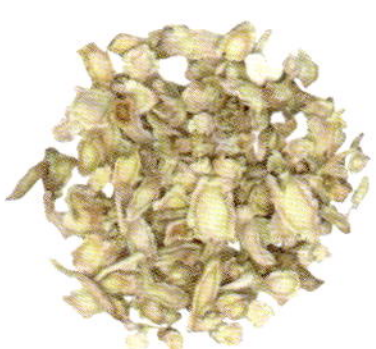

白芍

养血柔肝，缓中止痛，敛阴收汗。可治胸腹胁肋疼痛、泻痢腹痛、自汗盗汗、阴虚发热、月经不调、崩漏、带下异常等症。

蔬果小厨房

无花果鸡尾酒

材料：

无花果 2 个，气泡酒 300 毫升，柠檬 1 个，蜂蜜一大勺，伏特加、冰块各适量。

做法：

无花果洗净，对半切开后放入杯中；杯中加蜂蜜、气泡酒和伏特加；柠檬洗净，切开，将柠檬汁挤进杯中，调匀后倒入酒杯。可按个人口味加冰块。

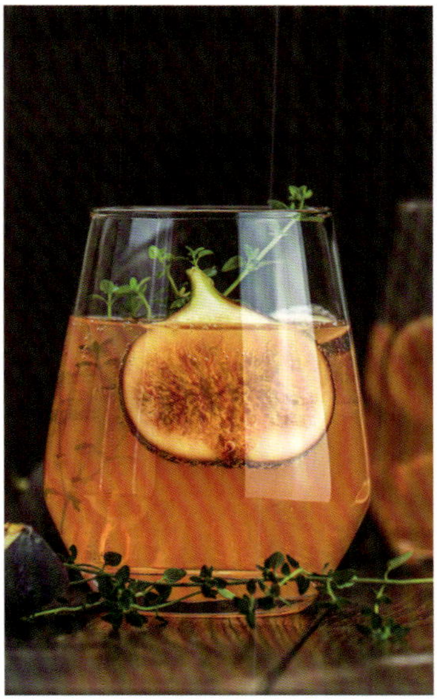

荸荠

清热生津 · 凉血解毒

荸荠在我国已有 2000 多年的栽培历史，而且很早就被食用。因其味甜多汁、清脆可口，自古便有“地下雪梨”之称，我国北方更将其誉为“江南人参”。

营养成分（每 100 克荸荠）

营养成分	含量
蛋白质	1.2 克
碳水化合物	14.2 克
脂肪	0.2 克
膳食纤维	1.1 克
烟酸	0.7 毫克
胡萝卜素	0.02 毫克
维生素 E	0.65 毫克
维生素 C	7 毫克
维生素 B_1	0.02 毫克
维生素 B_2	0.02 毫克

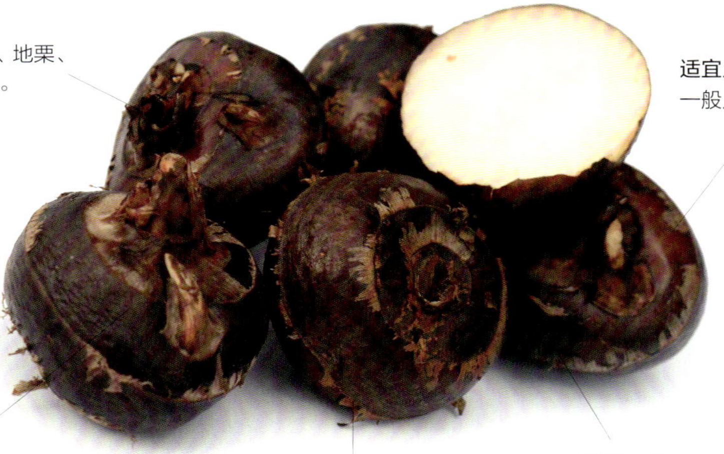

别名
马蹄、乌芋、地栗、地梨、芯荠。
适宜人群
一般人群均可食用。
球茎
味甘，性寒；入胃、肺经。
食用部分
球茎。
药用部分
球茎、地上茎（通天草）。

药用功效

球茎 治咽喉肿痛、胆结石、湿热黄疸、痔疮出血、肺热咳嗽、热病伤津烦渴、小便涩痛、麻疹不透、感冒、支气管炎、肝炎、便秘、高血压、淋巴结核、泌尿系统结石、尿血、中风，预防流行性脑脊髓膜炎。

用量用法： 60~120 克，煎汤内服；捣汁、浸酒服或煅存性、研末后服用。

外用： 研末撒或生用涂擦。

地上茎 治呃逆、小便不利、水肿、淋证。

用量用法： 9~15 克，水煎服。

外用： 15~30 克，洗净后捣烂，敷于患处。

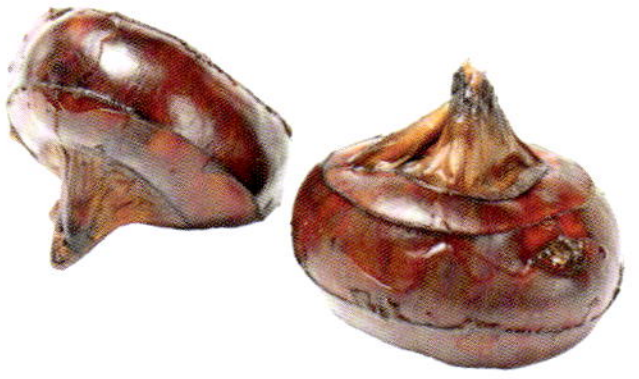

挑选建议

荸荠在传统农贸市场和生鲜超市都有贩售，市面上一般有削皮和没削皮的两种。一般而言，未削皮的价格较便宜，也能久放。选择时须观察外形是否完整，有没有虫蛀；还可用手轻压，不软烂者为佳。如果选择已削好皮的荸荠，则不要选表面有黏液、颜色发黄或发黑的。

医生提示

- 荠荠里含有大量磷，在根茎类蔬菜中，荸荠的磷含量算是比较高的。磷能促进人体生长发育，尤其对儿童的牙齿、骨骼发育大有益处，因此，成长发育期的儿童很适合吃一些荸荠。儿童最好吃煮熟的荸荠，避免生食。
- 脾胃虚寒或血虚者慎服荸荠。
- 虚劳或风寒咳嗽者忌用荸荠。

中医养生方

咽喉肿痛

【材料】荸荠 60 克。

【做法】去外皮，早晚各嚼食 1 次。

麻疹不透

【材料】荸荠 90 克，柽柳叶 15 克。

【做法】将二者洗净后用水煎当茶喝。

湿热黄疸

【材料】生荸荠汁 1 杯，地耳草 15 克，五根草 15 克。

【做法】先将地耳草及五根草洗净，加水 3 碗煎至 1 碗，去渣，再加生荸荠汁 1 杯服用，早晚各 1 次。

胆结石

【材料】鲜荸荠 300 克，蜂蜜适量。

【做法】将鲜荸荠洗净榨汁，加蜂蜜调匀服，连服 5~7 天。服用的最佳时间为早晨空腹时。

直肠癌

【材料】荸荠适量，凤尾草适量。

【做法】将二者洗净后用水煎代茶喝，或适量加些半枝莲，用于辅助治疗直肠癌。

高血压

【材料】荸荠 45 克，鲜橘皮 24 克。

【做法】将二者洗净后用水 3 碗煎至 1 碗服用，早晚各 1 次。

肺热咳嗽

【材料】荸荠汁 1 杯，川贝母粉末 1.5 克。

【做法】将二者拌匀后服用，早晚各 1 次。

全身浮肿，小便不利

【材料】鲜通天草 45 克，鲜芦根 30 克。

【做法】二者洗净后用水煎，分成多次服用。

食疗小常识

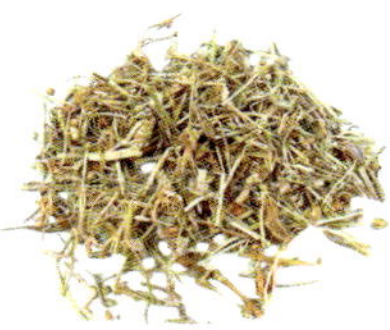

地耳草

清热利湿，解毒消肿，散瘀止痛。用于肝炎、早期肝硬化、阑尾炎、结膜炎、扁桃体炎。

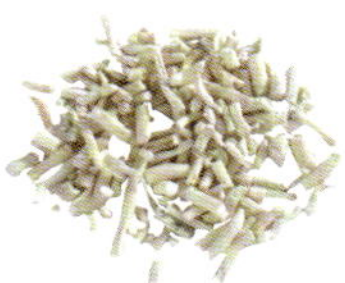

通天草

去火，利小便，下乳汁。可治小便不利、淋证、水肿，以及产妇乳汁不通、目昏、鼻塞等症状。

蔬果小厨房

花生荸荠汤

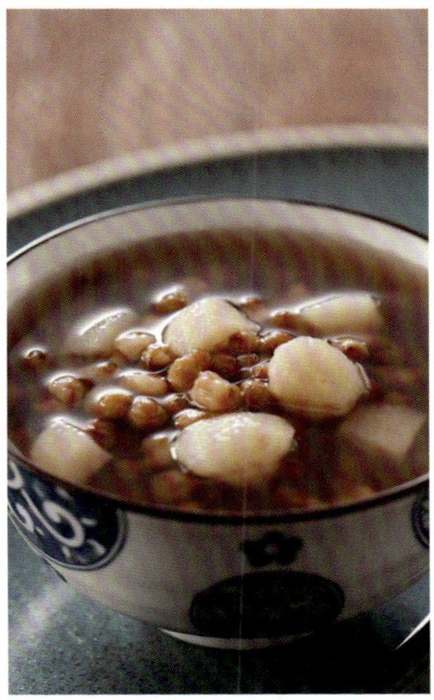

材料：

荸荠 5 个，花生 100 克，薏苡仁、绿豆各适量。

做法：

荸荠洗净，去皮，切成块备用；薏苡仁洗净，提前泡半小时；花生、绿豆分别洗净。锅内放水烧开，放入薏苡仁、花生、绿豆，小火熬至薏苡仁变软，放入荸荠块，再熬 10 分钟后关火即可。

银杏

定咳平喘 · 养心益肾

银杏生长较慢，寿命极长，从栽种到结果要 20 多年，40 年后才能大量结果，因此又名“公孙树”，有“公种而孙得食”的意思。银杏叶和种子入药可治肺病。

营养成分（每 100 克银杏）

蛋白质	13.2 克
碳水化合物	72.6 克
脂肪	1.3 克
钙	54 毫克
磷	23 毫克
钾	17 毫克
维生素 E	24.7 毫克
维生素 B_2	0.1 毫克

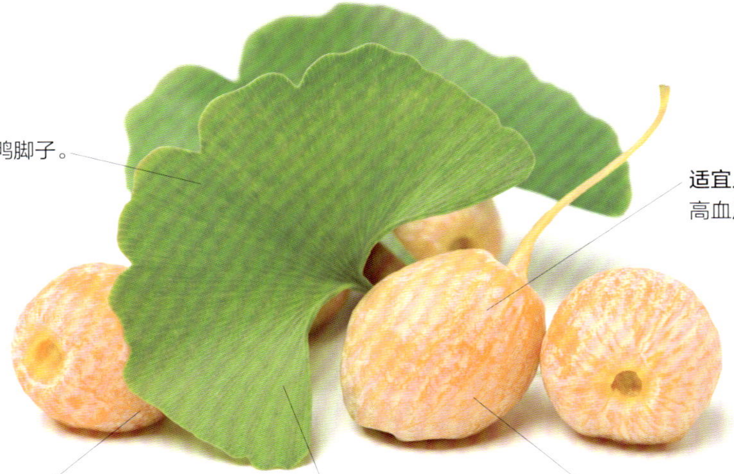

别名
公孙树、鸭脚子。

适宜人群
高血压、冠心病患者。

果实
味甘、微苦、涩，性平，有小毒；入肺、肾经。

药用部分
银杏种仁（白果）、叶、根。

食用部分
种仁的肉质果实。

药用功效

银杏种仁 治慢性气管炎、支气管炎、痰多咳嗽、气喘、肺结核、白带异常、淋浊、遗精、小便频数、无名肿毒、癣疮。

用量用法： 3~9 克，或 5~10 粒，煎汤内服。

外用： 捣敷。

叶 治高血压、冠心病、咳喘、泄泻、痢疾，还可防治虫害。

用量用法： 3~9 克，水煎服。

外用： 捣敷或擦抹，或煎水洗。

根 治白带异常、遗精、劳伤及虚弱病症。

用量用法： 12~45 克，水煎服。

挑选建议

选择食用的银杏时，主要看银杏的果仁。一般是把银杏的硬壳去除，再把银杏的果仁掰开，看果仁的颜色。青瓤的银杏比白瓤、黄瓤的味道甜一点；最重要的是，要选择没有胚芽的银杏。

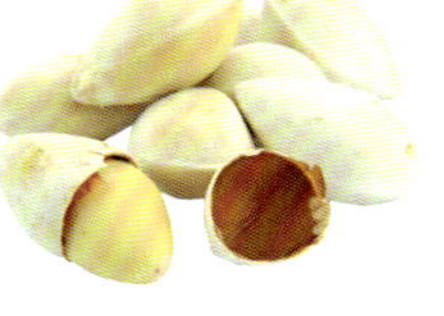

医生提示

- 银杏不宜生食，以免中毒，熟食每次 3~9 克。如过量服用会引起中毒，症状为发热、呕吐、腹泻、抽搐、肢体强直、皮肤青紫、脉弱且乱，甚至昏迷不醒，严重可致死亡。
- 有实邪者忌服银杏根。
- 咳嗽痰稠不利者不宜用银杏根。

中医养生方

赤白带下

【材料】白果8克，莲子6克，乌骨鸡6克，米酒30毫升。

【做法】材料洗净处理好后加适量水一起炖至熟后吃，一日1次。

头痛眩晕，产后眩晕

【材料】白果仁3个，龙眼肉8粒，红糖适量。

【做法】白果仁、龙眼肉洗净后加水煎熟，调红糖，1次喝完。

遗精

【材料】白果仁12克，米酒30毫升。

【做法】白果仁洗净后加水适量，共同煎服，每晚喝1次。

冠心病

【材料】银杏叶6克，生首乌15克，槐花12克，钩藤6克。

【做法】材料洗净后，一起用水煎，早晚各服1次。

咳嗽气喘

【材料】白果5~10个，冰糖12克。

【做法】将白果洗净，壳捣碎，与冰糖一起加水煎服，早晚各1次。

肺结核

【材料】白果仁9克，夏枯草24克。

【做法】二者洗净，将白果仁捣碎，同夏枯草共煎汤，早晚各服1次。

白带异常

【材料】白果10个，生薏苡仁24克，猪小肚3个，盐适量。

【做法】先将白果去壳洗净；生薏苡仁洗净，炒至微黄；猪小肚剪开，用清水冲洗至无尿味为止。水中加入所有食材，先用大火煮沸，改用小火煮3小时，调入盐，适量服用。

食疗小常识

葛根

具有升阳解肌、透疹止泻、除烦止渴等功效。多用于治疗伤寒、温热头痛肢麻、烦热消渴、腹泻。

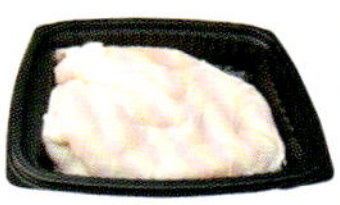
猪小肚

补虚损，健脾胃。用于虚劳羸弱、小便频数、小儿疳积等症。

蔬果小厨房

白果薏苡仁甜汤

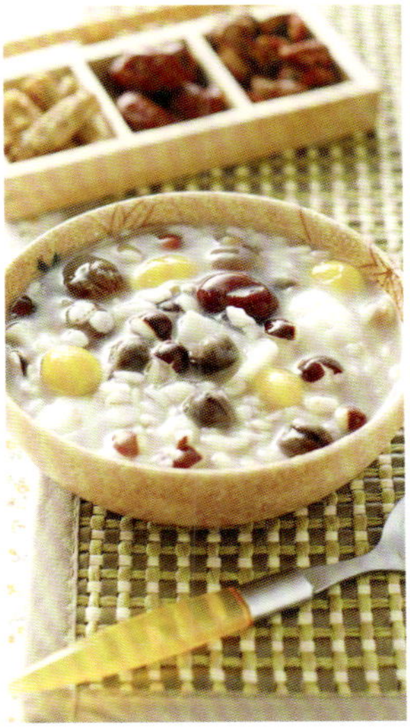

材料：

薏苡仁200克，白果仁15克，红枣3枚，大米、红豆、龙眼干、冰糖各适量。

做法：

以上材料除冰糖外均洗净，加水浸泡；把所有材料放入锅中，加适量水，用大火煮沸后，改小火熬煮1小时即可。

莲子

养心安神 · 益肾固精

莲子是一种常见的滋补佳品，古人认为，经常服食可祛百病，历来为宫中御膳房必备食疗之品。莲子营养丰富，有很高的食疗价值。

营养成分（每100克莲子）

营养成分	含量
蛋白质	17.2克
碳水化合物	67.2克
脂肪	2克
膳食纤维	3克
烟酸	4.2毫克
维生素E	2.71毫克
维生素C	5毫克
维生素B_1	0.16毫克
维生素B_2	0.08毫克

别名
莲宝、莲米、藕实、水芝、丹泽芝、莲蓬子、水笠子。

适宜人群
体质虚弱、脾肾亏虚、心慌、失眠多梦、遗精者及癌症患者。

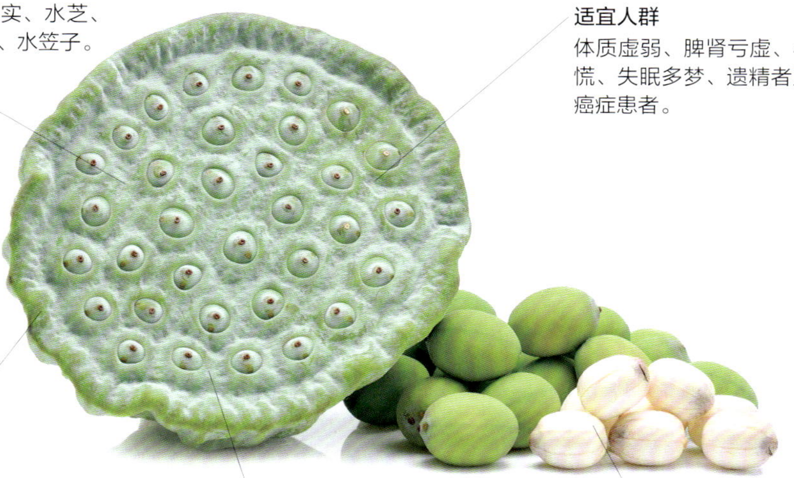

莲子
味甘、涩，性平；入心、脾、肾经。

药用部分
莲子、莲子心、莲房。

食用部分
莲子。

药用功效

莲子 治失眠多梦、健忘、遗精、淋浊、久痢虚泻、脾虚、食欲不振、心烦口渴、腰膝软痛。

用量用法： 9~30克，水煎服，或炖服。

莲子心 补脾止泻，养心安神，清热固精，降血压，益肾涩精。治高血压、脾虚久泄、肾虚遗精、小便不尽、妇人崩漏带下、惊悸不眠及高热引起的烦躁不安、神志不清。

用量用法： 3~9克，水煎服。

莲房 主治崩漏、尿血、便血、血淋、血痢、月经过多、血瘀腹痛、痔疮脱肛、产后恶露不尽、皮肤湿疹。

用量用法： 每次9~30克，可以煎汤、煮食、凉拌。

挑选建议

挑选莲子时首先看颜色，看上去非常白净的莲子不要买，可能是漂白过的，天然莲子的颜色应该略带黄色；其次，闻一闻，漂白过的莲子味道刺鼻，未经漂白的莲子有天然香味；最后，看看干湿度，干度很高的莲子抓起来会有清脆的响声，这样的莲子才方便存放。

医生提示

- 研究表明，莲子含有的钾元素能有效维持心脏功能，参与身体新陈代谢，降低中老年人中风的风险，还能帮助扩张外周血管，有降血压的作用。
- 大便燥结者慎用莲子。
- 腹胀者不宜食用莲子。
- 脾胃虚寒或腹泻者少食莲子。

中医养生方

小儿遗尿

【材料】鲜莲子 45 克，山药 15 克，猪腰 1 副。

【做法】将材料洗净，加 3 碗水以小火一同炖食。

习惯性流产，妊娠腰痛

【材料】莲子 45 克，糯米 24 克。

【做法】莲子去心，与糯米洗净后一同熬粥食用。

中暑烦热

【材料】莲子心 12 克，白糖 15 克。

【做法】将莲子心洗净后与白糖放入杯中，用开水冲泡当茶饮用。

久泻不止

【材料】莲子 45 克。

【做法】莲子去心，洗净后研成细粉，用米汤调食，每次 3 克，一日 3 次。

预防中风

【材料】莲子心 2 克，茉莉花适量。

【做法】二者洗净后开水冲泡，频频饮用。

口舌生疮，心烦不安

【材料】莲子心 3 克，甘草 3 克。

【做法】将二者洗净后以水煎 2 次，早晚各服 1 次。

中暑

【材料】荷叶 24 克，藿香叶 15 克，白扁豆叶 15 克，蜂蜜 15 毫升。

【做法】将前三种材料洗净后，所有材料一起用水煎服。

脾虚泄泻

【材料】鲜莲子 45 克，薏苡仁 15 克，白扁豆 15 克，红枣 10 枚。

【做法】将上述材料洗净，加 5 碗水煎煮至 2 碗时即可，然后分 2 次饮汤。

食疗小常识

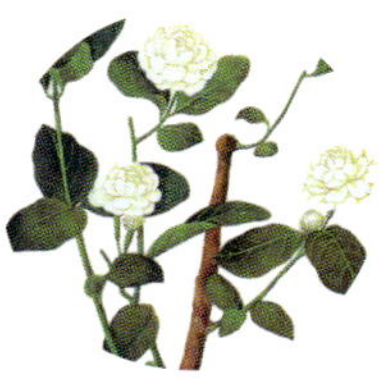

清热解表，辟秽利湿。用于外感发热、腹泻；花外用治目赤肿痛，内服可理气开郁，辟秽和中。

茉莉

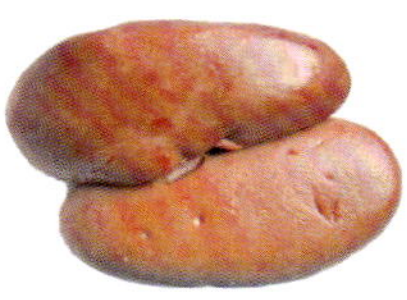

补肾，强腰，益气。

猪腰

蔬果小厨房

莲子瘦肉汤

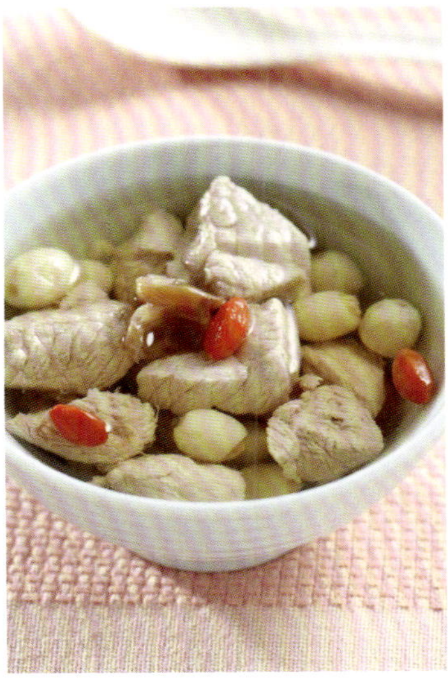

材料：

龙眼肉、莲子各 30 克，猪瘦肉 200 克，枸杞子少许，水、盐各适量。

做法：

枸杞子、龙眼肉、莲子分别洗净；猪瘦肉洗净，切块备用。把除盐外的所有材料放入锅中，加水，大火煮沸后转小火熬 1 小时，起锅前加盐调味即可。

核桃

健脑安神 · 补肾益气

核桃与杏仁、榛子、腰果并称为“世界四大干果”。核桃营养丰富，亚油酸或亚麻酸等不饱和脂肪酸的含量丰富，适量食用可以减少肠道对胆固醇的吸收，有延缓衰老、预防动脉硬化、美颜的功效。

营养成分（每100克核桃）

蛋白质	14.9克
碳水化合物	10克
脂肪	58.8克
膳食纤维	9.5克
烟酸	0.9毫克
胡萝卜素	0.03毫克
维生素E	43.21毫克
维生素B_1	0.15毫克
维生素B_2	0.14毫克

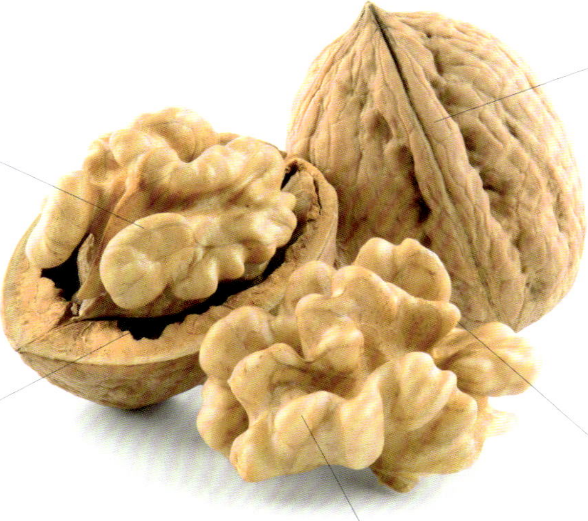

别名
山核桃、胡桃仁、羌桃、黑桃、胡桃肉、万岁子、长寿果。

适宜人群
肾虚、肺虚、神经衰弱、气血不足者，脑力劳动者及青少年。

核桃
味甘，性温，无毒；入肾、肺、大肠经。

药用部分
果仁、叶。

食用部分
果仁。

药用功效

果仁 治头晕、失眠、心悸、健忘、食欲不振、腰膝酸软、全身无力、肾虚腰痛、两脚痿弱、小便频数、遗精阳痿、肺气虚弱、肺肾两虚、喘咳短气、肠燥便秘、大便干涩、石淋、小便不利、高血压、冠心病、肺气肿、胃痛。

用量用法：取适量核桃仁，炒熟后直接食用。

外用：捣碎成泥状，外敷于患处。

叶 解毒，消肿，止带。用于白带过多、癣疮。

用量用法：取新鲜核桃叶适量，捣碎敷于患处，或煎水洗。

挑选及储藏建议

挑选核桃时先看外形，好的核桃外表光滑、缝线紧密；其次，闻一闻味道，坏果和陈果闻起来有哈喇味儿；最后，掂一下重量，空果没有重量。

晒干的核桃可装入布袋、麻袋或竹筐，放在阴凉、通风、干燥的室内，要注意避免虫害和鼠害，室温在1~2℃为宜，一般不要超过8℃，这样可延长核桃的储藏时间。

医生提示

- 《神农本草经》将核桃列为久服轻身益气、延年益寿的上品。唐代孟诜所著《食疗本草》中记述，吃核桃仁可以开胃、通润血脉，使骨肉细腻。
- 核桃仁性温，含大量油脂，不宜多食，否则易生热聚痰。
- 凡痰热内盛所致痰黄、发热气喘、烦躁呕恶者和阴虚火旺所致吐血、鼻出血者均忌用核桃仁。

中医养生方

石淋

【材料】核桃仁 120 克，粳米 90 克。

【做法】二者洗净，加水适量，熬煮成粥。可分 1~2 次食。

虚喘

【材料】核桃仁 600 克，蜂蜜 600 毫升。

【做法】将核桃仁捣烂，与蜂蜜和匀用瓶装好，每次食 1 匙，一日 2 次，温开水送下。

咳嗽气喘

【材料】核桃仁 300 克， 柿霜饼 300 克。

【做法】二者洗净，将核桃仁放在碗内，置饭锅中蒸熟，凉后与柿霜饼一同盛入瓷器罐内再蒸，至柿霜溶化。待凉后装入瓶中，一日食 1 匙。

清利湿热，补肾利尿

【材料】车前子（炒）12 克，韭菜种子 6 克，核桃仁 3 个，薏苡仁 3 克。

【做法】所有材料洗净，韭菜种子炒黄，与核桃仁、薏苡仁、车前子加水煮成粥，一日食 1 次。

白带过多

【材料】核桃叶 250 克。

【做法】核桃叶放洗脚盆中，倒入多半盆沸水，盖上盖子闷 10 分钟，待水温适宜时泡脚。每日 2 次，每次用新叶。

泌尿系统结石

【材料】核桃仁 30~90 克，白糖 1~3 克。

【做法】将核桃仁磨成细粉，加水调成浆状。用铁锅盛水适量，加入白糖，煎煮至糖溶解后冲入核桃仁浆，一边搅均匀，一边加热至微沸。可供茶饮用，一日 1 剂。

膝软无力

【材料】核桃仁 60 克，红枣 60 克，蜂蜜 60 毫升，杏仁 30 克，酥油 30 克，白酒 1500 毫升。

【做法】将核桃仁、红枣和杏仁洗净，干燥后研碎备用。将白酒盛入坛中，酥油溶化后与蜂蜜一起倒入酒内和匀，再将以上三种材料放入酒中，密封坛口。每日振摇 5 次，7 日后改为每周振摇 1 次，浸泡 21 日即可服用。每次饮 15 毫升，一日 2 次。

头发早白，脱发

【材料】核桃仁 150 克， 黑芝麻 150 克，红糖 300 克。

【做法】将黑芝麻和核桃仁炒香待用。红糖加水，先用大火煮沸，再用小火煎熬至黏稠，加入黑芝麻和核桃仁，搅拌均匀后关火。趁热将糖液倒入涂过食用油的盘中，稍冷后将糖压平，划成小块。每次食 3 块，早晚各食 1 次。

食疗小常识

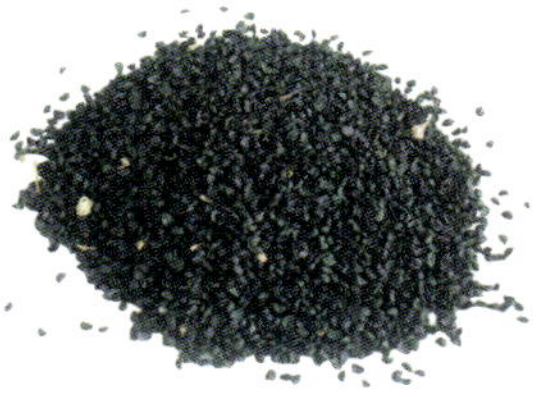

韭菜种子

补肝肾，暖腰膝，助阳固精。多用于阳痿、遗精、遗尿、尿频、腰膝酸软冷痛、白带过多等病症。

蔬果小厨房

核桃蜜豆奶

材料：

熟核桃仁 20 克，牛奶、无糖豆浆各 1/2 杯，蜂蜜 1 小匙。

做法：

将熟核桃仁磨碎，倒入锅中，加无糖豆浆，以小火煮沸后熄火。待晾温后，加牛奶拌匀，以蜂蜜调味后即可饮用。

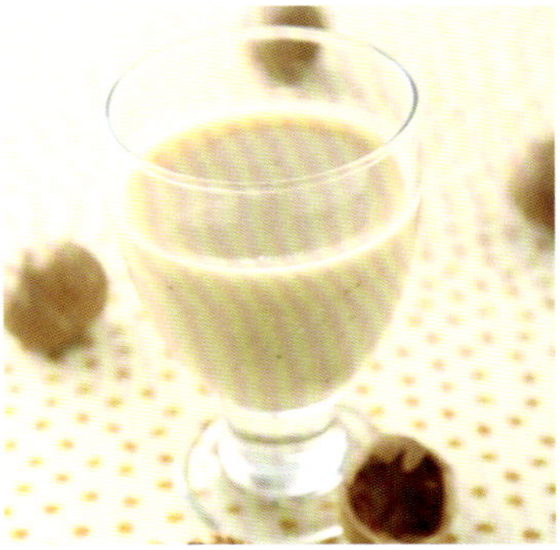

栗子

补肾健脾 · 强筋健骨

栗子营养丰富，不仅含有大量淀粉，还含有蛋白质、维生素等多种营养素，素有“干果之王”的美誉。栗子可被当作粮食食用，与红枣、柿子等并称为“木本粮食”，是一种物美价廉且极具营养的滋补佳品。

营养成分（每 100 克栗子）

蛋白质	4.2 克
碳水化合物	42.2 克
脂肪	0.7 克
膳食纤维	1.7 克
烟酸	0.8 毫克
胡萝卜素	0.19 毫克
维生素 E	4.56 毫克
维生素 C	24 毫克
维生素 B_1	0.14 毫克
维生素 B_2	0.17 毫克

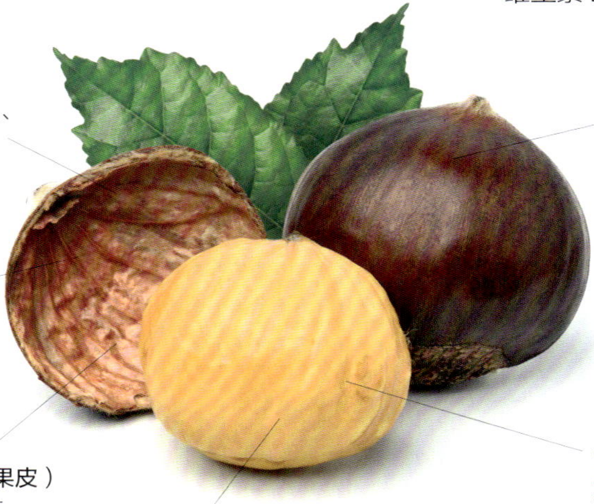

药用功效

果实 治脾虚泄泻、反胃呕吐、腰膝酸软、跌打肿痛、瘰疬、吐血、衄血、便血、肾虚腰膝无力、骨质退化、老人体虚、肠鸣久泻、喘咳、小儿瘦弱、行走乏力。

用量用法：适量，生食或煮食；或炒存性，研末服。

外用：捣敷。

果壳 治反胃、呕哕、消渴、咳嗽痰多、百日咳、腮腺炎、瘰疬、衄血、便血、动脉硬化。

用量用法：24~45 克，水煎服；或煅炭研末，每服 3~6 克。

叶 治百日咳、肺结核、咽喉肿痛、肿毒、漆疮（因受漆毒引起的过敏性皮炎，又称漆咬、漆性皮炎）。

用量用法：6~15 克，水煎服。

外用：煎水洗；或烧存性，研末敷。

根 治关节肿痛。

用量用法：适量，水煎服。

挑选及储藏建议

挑选栗子时首先看颜色，表面呈深褐色且稍微带点红头的一般为好栗子，若外壳变色、无光泽或带黑影，则表明果实已被虫蛀或受热变质了；其次，捏一下栗子，栗壳坚硬的，果实就比较饱满，壳较软的则表明果肉已干瘪或肉已软烂；最后，把栗子放在耳边摇一下，没有声音则说明果实新鲜，如能听到声音则说明果实已经干硬，可能是陈年栗子。

没有剥皮的栗子可以放在太阳下进行晒干处理，待表皮水分晒干后，装进袋子里密封，放在通风干燥的高处保存；剥了壳的栗子，可晒干或炒制后装进密封的容器里保存，也可以用盐进行腌制后再存在罐子里，这样可以延长其保存时间。

医生提示

- 栗子生食有活血止血的作用，熟食有补肾强筋、健脾止泻的作用。
- 栗子生食不易消化，熟食过量会引起腹胀，易伤脾，因此不管生食、熟食，都要适量。

中医养生方

小儿腹泻

【材料】栗子 12 克，柿饼 1/2 个。

【做法】二者洗净后烘干，共磨成糊状，煮熟食用。

丹毒

【材料】栗带刺总苞 45 克。

【做法】用水煎，外洗患处。

鼻出血

【材料】栗子壳 120 克，米汤适量。

【做法】栗子壳洗净后炒炭存性，研细末，每服 4.5 克，米汤送服。

腹泻

【材料】栗子 5 个，白糖适量。

【做法】栗子去壳捣碎，加适量水煮成糊状，再加入白糖，一日服 2~3 次。

牙痛

【材料】栗子树根 30 克，猪瘦肉适量。

【做法】二者洗净后共煮食。

风湿性关节痛

【材料】栗子树根 45 克，猪蹄 1 只。

【做法】二者洗净后共炖服，或水煎服。

小儿脾虚泄泻

【材料】栗子 40 克，麦芽 40 克，鸡内金 15 克，山药 90 克，白糖适量。

【做法】前四种材料洗净后共烘干，研成细末，每次 24 克，蒸熟，加白糖食之，一日 1 次，连服一周。

跌打损伤

【材料】鲜栗子树皮适量。

【做法】捣敷患处。

食疗小常识

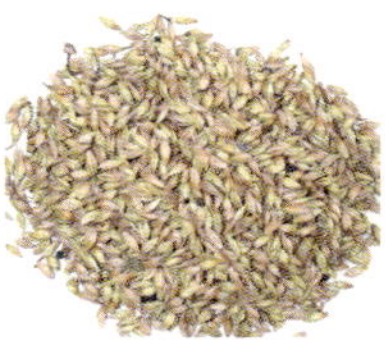

麦芽

行气消食，健脾开胃，退乳，消胀。用于食欲不振、脘腹胀痛、脾虚食少、乳汁瘀积、乳房胀痛。

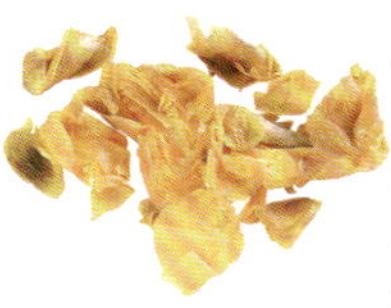

鸡内金

健胃消食，涩精止遗。用于食积不消、呕吐泻痢、小儿疳积、遗尿、遗精。

蔬果小厨房

栗子排骨汤

材料：

栗子 250 克，排骨块 500 克，胡萝卜 1 根，盐 1 小匙。

做法：

将栗子剥去壳，放入沸水中煮熟备用；排骨块洗净，放入沸水汆烫，捞出备用；胡萝卜削皮，冲净，切成段；将所有的材料放入锅中，加水至淹过材料，大火煮沸后，改用小火煮约 30 分钟左右；煮好后加入盐调味即可。

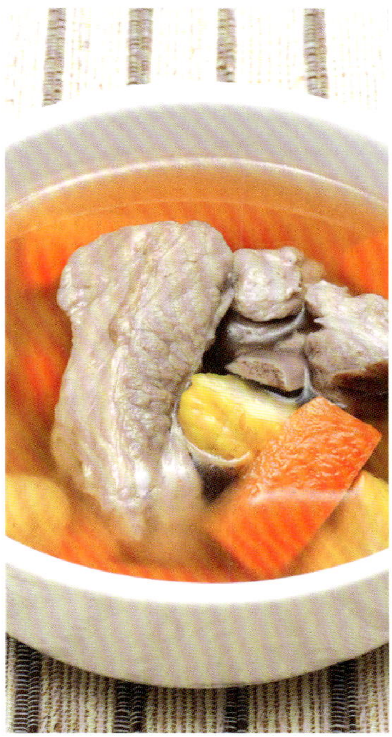

莲藕

清热生津 · 凉血止血

莲藕的主要成分为碳水化合物和蛋白质，矿物质含量较少，但富含维生素C。维生素C可以与蛋白质一起发挥效用，促进细胞生长，促进骨胶原的生成，起到强健黏膜的作用。因此，常食莲藕对人体有补益作用。

营养成分（每100克莲藕）

蛋白质	1.9克
碳水化合物	16.4克
脂肪	0.2克
膳食纤维	1.2克
烟酸	0.3毫克
胡萝卜素	0.02毫克
维生素E	0.73毫克
维生素C	44毫克
维生素B_1	0.09毫克
维生素B_2	0.03毫克

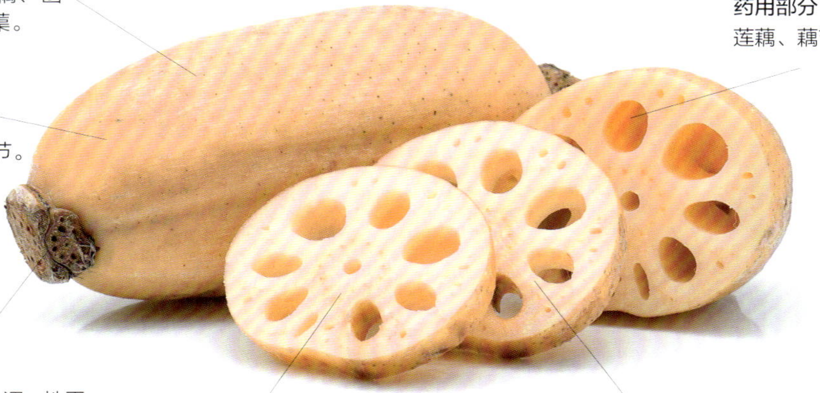

别名
连菜、藕、菡萏、芙蕖。

药用部分
莲藕、藕节。

食用部分
莲藕、藕节。

藕节
鲜品味甘、涩，性平；熟品味甘，性温；入肝、肺、胃经。

莲藕
味甘，性寒；入心、肝、脾、胃经。

适宜人群
体弱、食欲不振、营养不良者，以及高血压、肝病、缺铁性贫血患者。

药用功效

莲藕 治肺热咳血、呕血、咯血、慢性胃炎、小儿脾虚、热病生津、暑热口渴、感冒久不愈、肺脓肿、肝炎、贫血、结肠炎、便秘、盗汗、多汗、慢性肾炎、血栓闭塞性脉管炎、痛经、遗精、痔核出血、痔疮、癫痫。

用量用法：鲜品30~60克，干品9~15克，水煎服。

藕节 治咯血、呕血、尿血、便血、衄血、血痢、崩漏。

用量用法：干品6~15克，鲜品15~30克，水煎服。

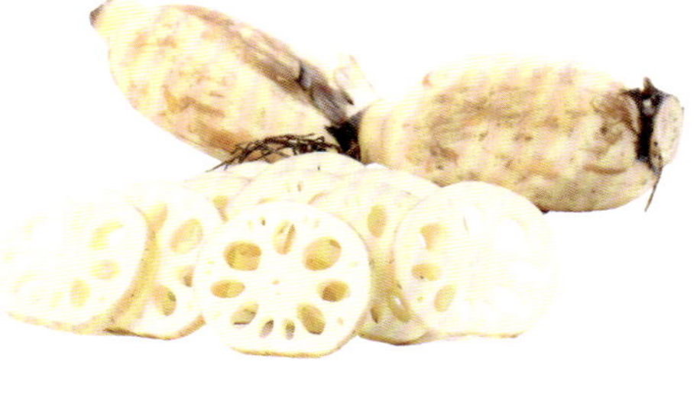

挑选及储藏建议

挑选莲藕时选藕节间距较长的，越长表明成熟度越高，口感也就越好；其次，选带有湿泥土的，有湿泥土的证明比较新鲜，也较好保存；再次，选择外形饱满，没有凹凸不平和明显伤口的；最后，不能选颜色太白的莲藕，这样的莲藕可能被化学药剂柠檬酸泡过。

储藏时，先将莲藕有损坏的部位用刀削掉，然后用保鲜膜包裹住断处，在此过程中不要清洗莲藕；再用报纸将莲藕包裹两至三层，最后装入塑料袋放入冰箱冷藏室。之后，每隔3~4日更换一次包裹莲藕的报纸，这样处理的莲藕可以存放很长时间。若直接用塑料袋装好放入冰箱，莲藕呼出的水气排不出来，很快就会腐烂。

医生提示

- 莲藕生吃有清热润肺、凉血散瘀之效；熟食则能健脾开胃、固精止泻。
- 脾胃虚寒或腹泻者少食莲藕。

中医养生方

呕血

【材料】鲜莲藕 75 克，鲜黄瓜 90 克，鲜白茅根 90 克。

【做法】将三种材料洗净，切碎，捣烂，榨取原汁，分 2 次服用。

外阴潮湿

【材料】鲜莲藕 30 克，生薏苡仁 45 克，冰糖 30 克。

【做法】将前二者洗净，一同加适量水煮粥，加冰糖调味。常服用。

慢性胃炎

【材料】藕节 15 克，芡实 15 克。

【做法】二者洗净，加水煎服。

呕吐

【材料】鲜莲藕 180 克，生姜 45 克。

【做法】将二者洗净，榨取原汁服用。

盗汗、多汗

【材料】藕节 15 克，浮小麦 90 克。

【做法】二者洗净，加适量水煎服，早晚各服 1 次。

肺热咳嗽

【材料】鲜莲藕或藕节 45 克，鲜白茅根 30 克。

【做法】二者洗净，加水煎煮，分 2 次服用。

脉管炎

【材料】藕节 30 克，红花 9 克，鸡冠花 24 克。

【做法】三者洗净后加水煎服，早晚各服 1 次。

宿醉

【材料】鲜莲藕适量。

【做法】将鲜莲藕洗净，切片，绞汁 50 毫升服用。

食疗小常识

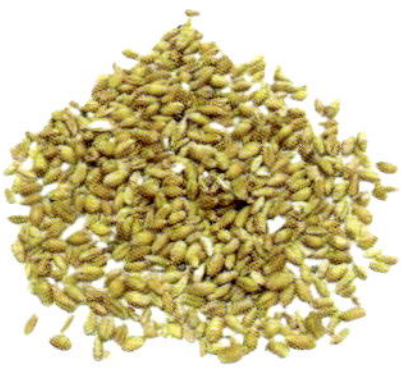

清虚热，止汗。主治阴虚发热、盗汗、自汗。

浮小麦

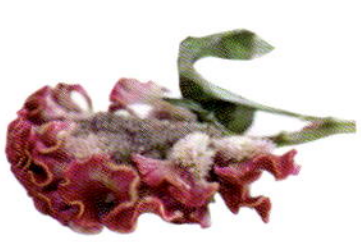

收敛止血，止带，止痢。治吐血、崩漏、便血、久痢不止。

鸡冠花

蔬果小厨房

梨藕汁

材料：

梨 1 个，莲藕 200 克，柠檬、冰块各适量。

做法：

梨洗净，去皮，去核，切块；莲藕洗净，去皮，切片；柠檬洗净，切片。将梨块、莲藕片、柠檬片放入榨汁机榨汁，最后在蔬果汁中加冰块即可。

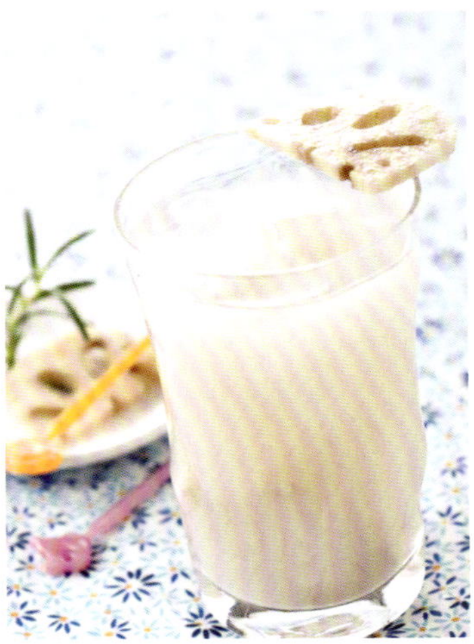

白萝卜

下气宽中 · 消食化滞

白萝卜中的膳食纤维可促进肠蠕动，减少粪便在大肠内停留的时间，及时把大肠中的有毒物质排出体外。其中的芥子油可促进胃肠蠕动、增进食欲。

营养成分（每100克白萝卜）

蛋白质	0.9克
碳水化合物	5克
脂肪	0.1克
膳食纤维	1克
烟酸	0.3毫克
胡萝卜素	0.02毫克
维生素E	0.92毫克
维生素C	21毫克
维生素B_1	0.02毫克
维生素B_2	0.03毫克

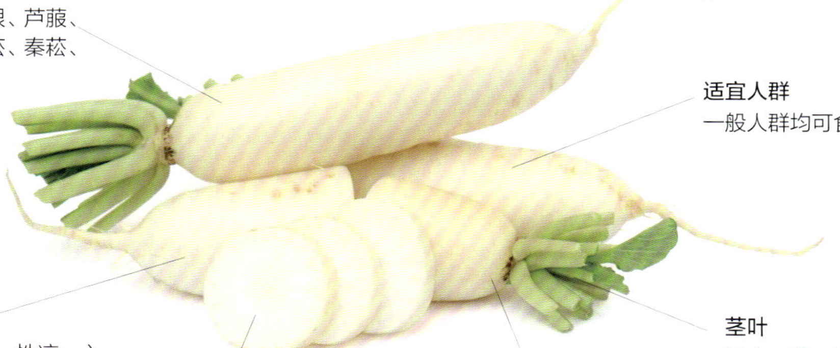

别名
莱菔、荠根、芦菔、萝白、紫菘、秦菘、紫花菜。

适宜人群
一般人群均可食用。

白萝卜
味辛、甘，性凉；入肺、胃经。

茎叶
味辛、苦，性微温。

食用部分
粗壮根、种子、茎叶。

药用部分
粗壮根、汁、种子（莱菔子）、茎叶。

药用功效

粗壮根 治咳嗽、高脂血症、头痛、水肿、小儿支气管炎、糖尿病、慢性鼻炎、角膜溃烂、痢疾。

用量用法： 适量，作蔬菜食用。

汁 治口渴、声嘶咽干、胸闷、腹胀、吐血、衄血、石淋、热淋、小便不利、哮喘、百日咳、白喉、呃逆。

用量用法： 取新鲜白萝卜90克，榨汁直接饮用。

种子 治支气管炎、消化不良、胃痛、腹胀、食欲不振、三叉神经痛、冻伤。

用量用法： 种子6~15克或老根15~30克，水煎服。

茎叶 治消化不良、腹泻、咽痛。

用量用法： 15~20克，煎汤服用。

外用： 捣汁后敷于患处。

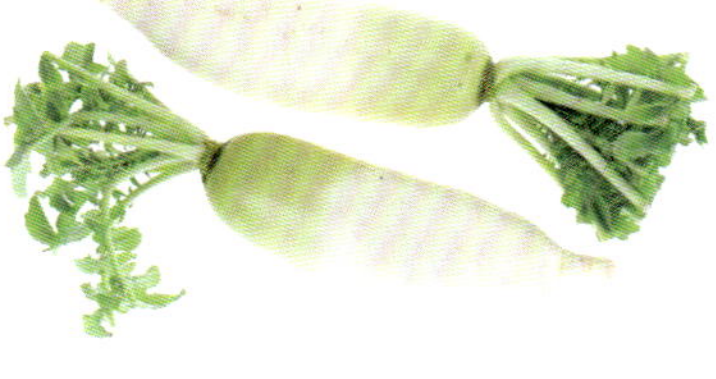

挑选及储藏建议

选购白萝卜的时候首先要看其表皮是否光滑，如果看上去凹凸不平，那么不建议选购，因为可能有虫害；其次，放在手中掂一下重量，要选择那种掂起来比较沉的，这说明白萝卜的水分充足，如果感觉轻飘飘的，可能里面是糠心的；最后，要选购形状比较规整的，这样便于去皮。

想延长白萝卜的储藏时间，可以把白萝卜缨子全部用刀削去，然后把白萝卜放进塑料袋里进行密封，最后放到阴凉、干燥的地方。这样处理过的白萝卜水分不易流失，能保存很长时间。

医生提示

- 白萝卜不宜和人参、地黄、何首乌同用。
- 胃虚寒者不宜生食白萝卜。
- 多食白萝卜易耗气，气虚哮喘者不宜用。
- 白萝卜种子入药时多数要炒用，生用会引起恶心。

中医养生方

咽干痛

【材料】白萝卜 250 克，麦冬 15 克。

【做法】白萝卜洗净切片，麦冬洗净，加水煎汤，一日 1 次。

流鼻血

【材料】白萝卜汁 200 毫升，白糖 15 克。

【做法】白萝卜汁用白糖调匀服下，早晚各 1 次。

扁桃体炎

【材料】白萝卜汁 30 毫升，甘蔗汁 20 毫升，白糖适量。

【做法】白萝卜汁加入白糖，与甘蔗汁一同冲服，一日 3 次。

哮喘

【材料】白萝卜汁 200 毫升，生姜汁 30 毫升，蜂蜜 30 毫升。

【做法】前两味汁炖后加蜂蜜温服，一日 1 次。

慢性鼻炎

【材料】白萝卜 75 克，白果 15 克，细辛 3 克。

【做法】白萝卜洗净，切成块，加适量水，与其他两种洗净的材料煎汤，早晚各服 1 次。

百日咳

【材料】白萝卜 240 克，冰糖 45 克。

【做法】将白萝卜洗净，切片，加冰糖，用水煎服，一日 3 次，连服数日。

【又方】取鲜白萝卜适量，捣汁，加适量麦芽糖，蒸熟服用。

中暑

【材料】白萝卜叶 15 克，丝瓜藤 30 克，薄荷 6 克。

【做法】将以上三种材料洗净后加适量水，煎服，分 2 次服用。

痔疮

【材料】白萝卜叶 45 克，南瓜藤 30 克，割人藤（拉拉藤）30 克。

【做法】将以上三者洗净后加水煎服，早晚各服 1 次。

食疗小常识

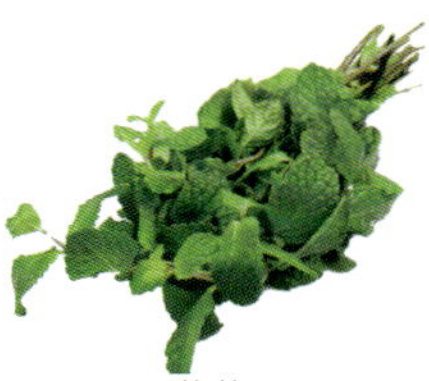

薄荷

宣散风热，清利头目，透疹。用于风热感冒、风温初起、头痛、目赤、喉痹、口疮、风疹、麻疹、胸胁胀闷。

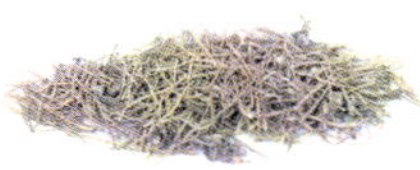

细辛

祛风散寒，通窍止痛，温肺化饮。用于风寒感冒、头痛、牙痛、鼻渊、风湿痹痛、痰多喘咳。

蔬果小厨房

白萝卜柠檬汁

材料：

柠檬 1 个，白萝卜 100 克，蜂蜜 2 大匙，冷开水 240 毫升。

做法：

柠檬洗净，带皮切片；白萝卜洗干净，削掉外皮，磨成细泥，用纱布沥汁。将所有材料倒入果汁机内搅打 2 分钟即可。

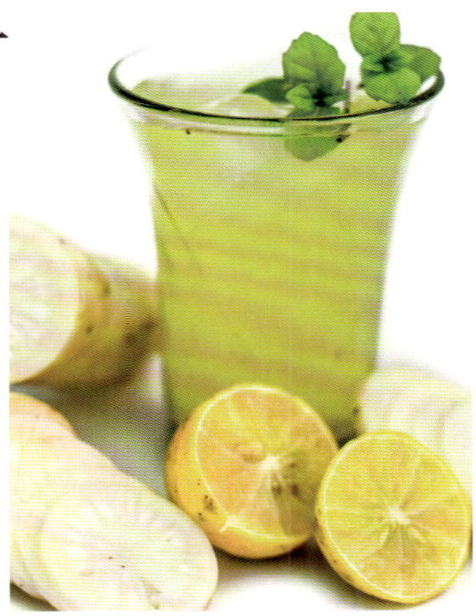

百合

养心安神 · 润肺止咳

在中国，食用百合具有悠久的历史。中医认为，百合性微寒，具有清火、润肺、安神的功效，其花与鳞状茎均可入药，是一种药食兼用的花卉。

营养成分（每 100 克百合）

蛋白质	3.2 克
碳水化合物	38.8 克
脂肪	0.1 克
膳食纤维	1.7 克
烟酸	0.7 毫克
磷	61 毫克
维生素 C	18 毫克
维生素 B_1	0.02 毫克
维生素 B_2	0.04 毫克

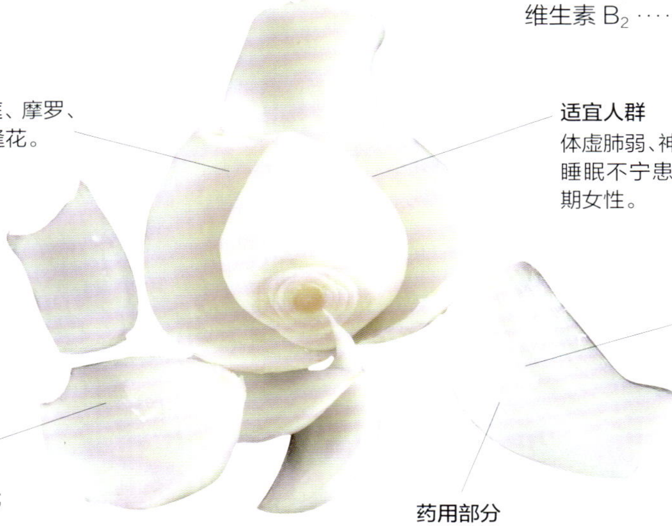

药用功效

鳞茎 治心悸怔忡、失眠多梦、烦躁不安、心痛、喉痹、胃阴不足之胃痛、二便不利、浮肿、痈肿疮毒、脚气、产后出血、腹胀、身痛。

内服： 9~30 克，煎汤或蒸食，或煮粥食。

外用： 适量，捣敷。

花 润肺，清火，安神。治咳嗽、眩晕、夜寐不安、天疱疮（表浅性化脓性皮肤病）。

用量用法： 6~12 克，内服，煎汤。

外用： 适量，研末调敷。

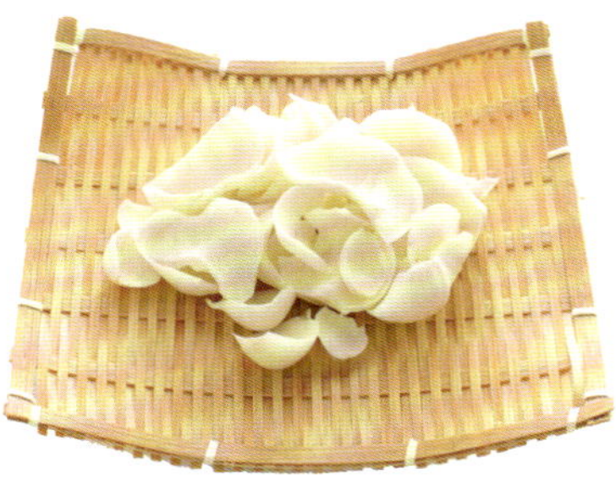

挑选建议

挑选干百合的时候应该先看形状，好的干百合鳞茎呈条状、晶莹透亮、粗纤维较少，而一些三角形的、粗纤维多的可能是一些药用百合，味道较苦，口感差；其次，干百合的颜色非常重要，优质的干百合应是乳黄色的，纯白的干百合可能用硫黄熏过；最后，闻一下味道，被硫黄熏过的干百合会有一股微微的酸味，要避免购买。

医生提示

- 风寒咳嗽或中寒便滑者忌服百合。
- 虚寒出血或脾虚便溏者不宜选用百合。

中医养生方

清火，祛热，解暑

【材料】百合 45 克，去皮鲜冬瓜 300 克，鸡蛋 1 个（取蛋清），食用油、盐各少许。

【做法】将百合洗净剥片，鲜冬瓜切薄片，加水煮沸后，倒入鸡蛋清，加入少量食用油、盐拌匀熬汤，至汤呈乳白色时即可装碗。

肺燥干咳

【材料】百合 60 克，款冬花 9 克，冰糖适量。

【做法】将百合洗净后，一瓣瓣掰开，与洗净的款冬花一同放入锅内，加适量水。小火炖至快熟时加入冰糖，炖至百合熟烂即可服食。

慢性胃炎

【材料】百合 30 克，乌药、木香各 9 克。

【做法】以上三味洗净，煎服，一日 2 次，用于胃阴损伤。

咽炎

【材料】百合、绿豆各 9 克，白糖适量。

【做法】前二者洗净，同煮加白糖食用。

心动过速

【材料】百合、莲子各 30 克，红枣 9 克。

【做法】以上材料洗净后共熬成汤食用。

淋巴结核

【材料】鲜百合适量。

【做法】捣烂后敷患处。

心烦

【材料】百合 200 克，猪里脊肉 50 克，鸡蛋 2 个，食用油、调味品各适量。

【做法】将百合洗净，掰成片；鸡蛋打入碗内，搅打成鸡蛋液；猪里脊肉洗净，切薄片，与百合、鸡蛋一并在油锅中翻炒调味即成。

更年期综合征

【材料】百合 60 克，蛋黄 2 个，冰糖适量。

【做法】百合洗净煮烂后，倒入蛋黄拌匀，煮沸后加冰糖饮服，一日分 2 次服。

食疗小常识

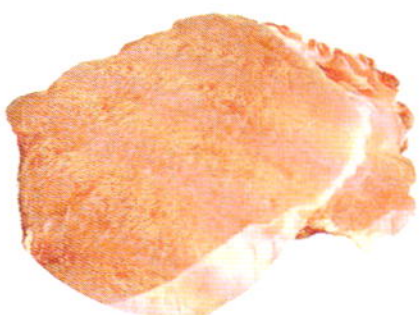

猪里脊肉

补肾养血，滋阴润燥。主治热病伤津、消渴羸瘦、肾虚体弱、产后血虚、便秘。

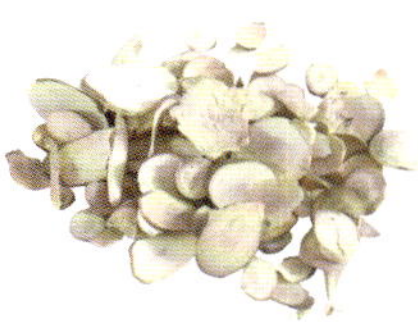

乌药

顺气，开郁，散寒，止痛，促进肠胃蠕动，加快血液循环等。

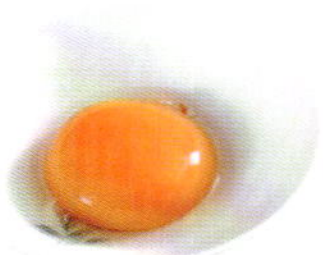

蛋黄

滋阴，宁心，安神。治心烦不寐、胃逆呕吐，缓解筋脉失养而致的手足抽动等内风症。

蔬果小厨房

沙参百合枣汤

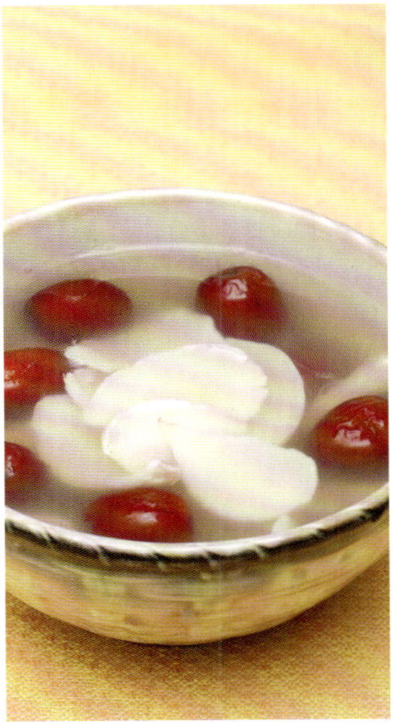

材料：

沙参 1 根，鲜百合 1 球，红枣、冰糖各适量。

做法：

鲜百合剥瓣，削去瓣边的老硬部分，洗净；沙参、红枣分别洗净，红枣泡发 1 小时。将备好的沙参、红枣放入煮锅，加 3 碗水煮约 20 分钟，至红枣裂开，汤汁变稠时加入剥瓣的百合续煮 5 分钟，汤味醇香时，加冰糖调味即可。

冬瓜

除烦止渴 · 利水消肿

冬瓜果肉肥厚、多汁、味淡，嫩瓜或老瓜均可食用。冬瓜营养丰富而且营养结构合理，是一种有益健康的优质食物。冬瓜不仅含有具抗癌功能的硒，而且钾的含量远远高于钠的含量，是典型的高钾低钠型蔬菜。

营养成分（每100克冬瓜）

蛋白质	0.4 克
碳水化合物	2.6 克
脂肪	0.2 克
膳食纤维	0.7 克
烟酸	0.3 毫克
胡萝卜素	0.08 毫克
维生素 E	0.08 毫克
维生素 C	18 毫克
维生素 B_1	0.01 毫克
维生素 B_2	0.01 毫克

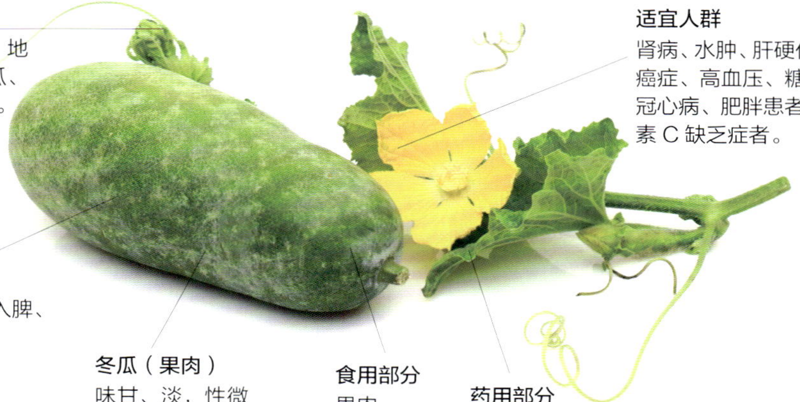

别名
白瓜、水芝、地芝、枕瓜、濮瓜、白冬瓜、东瓜。

适宜人群
肾病、水肿、肝硬化腹水、癌症、高血压、糖尿病、冠心病、肥胖患者及维生素C缺乏症者。

冬瓜皮
味甘，性凉；入脾、小肠经。

冬瓜（果肉）
味甘、淡，性微寒；入肺、大肠、膀胱经。

食用部分
果肉。

药用部分
果肉、果皮、瓤。

药用功效

果肉 治水肿胀满、淋证、脚气、痰喘、暑热口渴、肾炎水肿、孕妇水肿、血浊、冠心病、高血压、肥胖症、胆囊炎、口腔溃烂、咽炎、声哑、电光性眼炎、白内障、痱子、鼻疖、鱼蟹中毒、酒精中毒、疖肿、痔疮。

用量用法： 30~ 90 克，水煎服，或捣汁服。

外用： 适量，捣敷，或煎水外洗。

果皮 治水肿、小便不利、泄泻、疮肿、头痛、牙周炎、更年期综合征、月经失调、产后恶露、产妇缺乳、新生儿黄疸。

用量用法： 12~30 克，水煎服。

外用： 适量，煎水洗。

瓤 治热病烦渴、消渴、淋证、水肿、疖肿、扁桃体炎、肾小球肾炎、睑腺炎、慢性腰痛、荨麻疹。

用量用法： 30~60 克，水煎服，或绞汁服。

外用： 适量，煎水洗。

挑选建议

冬瓜有好几种，不同种类的冬瓜给人的口感是不同的。黑皮冬瓜肉厚，口感鲜嫩，适合炒着吃；白皮冬瓜肉质松脆，适合煲汤；绿皮冬瓜口感香甜，既可以炒着吃又可以煲汤。买冬瓜时，可以用指甲轻按瓜皮，如感觉瓜皮较硬，说明肉质紧密，口感不错。另外，还可以仔细观察冬瓜子，冬瓜子颗粒饱满的，说明冬瓜已经成熟，口感较好。

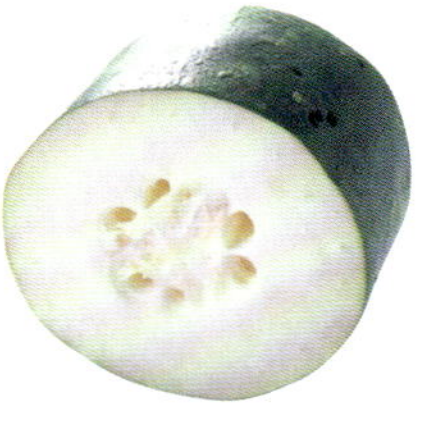

医生提示

- 脾胃虚寒、阳气不足者不宜过量食用冬瓜。
- 肾病、糖尿病、冠心病或高血压患者宜食用冬瓜。
- 肥胖症者或有水肿症状的人宜多食用冬瓜。

中医养生方

中暑烦渴

【材料】冬瓜适量。

【做法】将冬瓜去皮，捣烂，绞汁，频频服用。

流行性腮腺炎

【材料】冬瓜子 6 克，丝瓜 30 克。

【做法】将二者洗净，加适量水一同煎汤服，一日 2 次。

荨麻疹

【材料】冬瓜瓤 150 克，茅草根 45 克，芹菜 30 克。

【做法】将上述材料洗净后一同煎汤服用。

高尿酸血症

【材料】冬瓜肉 90 克，赤小豆 45 克。

【做法】将二者洗净，按家常方法煮汤食用，可以利尿消肿，促进尿酸排泄。

肾炎水肿

【材料】冬瓜皮 15 克，西瓜皮 15 克，白茅根 15 克，玉米须 15 克，赤小豆 60 克。

【做法】将上述材料洗净后加水煎煮，分 3 次服。有清热解毒、利湿消肿的功效。

脂肪肝

【材料】冬瓜 120 克，薏苡仁 45 克。

【做法】冬瓜去皮，切块；薏苡仁洗净。先将薏苡仁放入锅内，加适量的水煮 50 分钟，再加入冬瓜块，至煮熟为止，每日吃 1 次，定时服用。本方适合秋季食用。

水肿

【材料】冬瓜皮 30 克，五加皮 9 克，生姜皮 9 克。

【做法】将上述材料洗净后加适量水煎服。

声音嘶哑

【材料】冬瓜 120 克，桑白皮 9 克，鸡蛋壳 3 个。

【做法】将三者洗净，加水煎汤，早晚各服 1 次。

食疗小常识

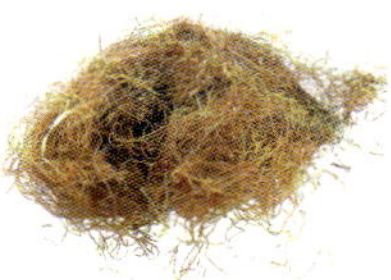

玉米须

利尿消肿，平肝利胆。用于慢性肾炎、水肿、慢性肝炎、高血压。

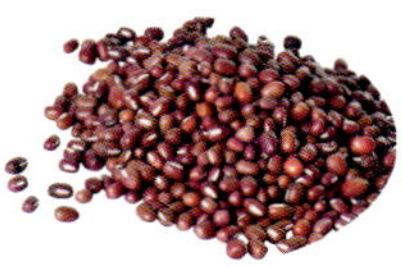

赤小豆

利水消肿，解毒排脓。用于水肿胀满、脚气浮肿、黄疸尿赤、风湿热痹。

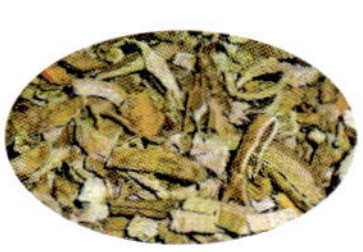

桑白皮

泻肺平喘，利水消肿。用于肺热喘咳、水肿胀满、尿少、面目浮肿。

蔬果小厨房

红烧冬瓜

材料：

冬瓜 200 克，生姜 4 片，橄榄油 1 小匙，酱油 2 大匙，盐、白糖各适量。

做法：

冬瓜去皮切块，生姜洗净切丝。橄榄油入锅，爆香生姜丝，加冬瓜块煎至两面略呈金黄色。加入酱油、盐、白糖和适量水盖过冬瓜，以中火焖煮至汤汁剩 1/3 即可。

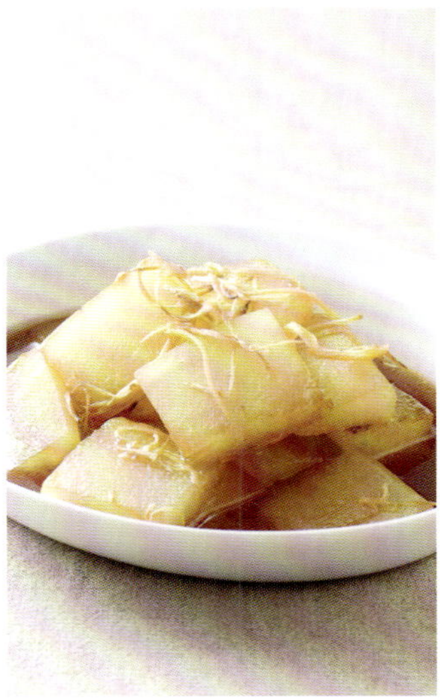

芋头

消肿止痛 · 解毒散结

芋头中含有蛋白质、钙、磷、铁、钾、镁、钠、胡萝卜素、维生素 C、B 族维生素、皂角苷等多种成分，营养价值丰富。适量食用，能增强人体的免疫功能，对癌症患者术后康复或术后放、化疗有辅助治疗的作用。

营养成分（每 100 克芋头）

蛋白质	2.2 克
碳水化合物	18.1 克
脂肪	0.2 克
膳食纤维	1 克
烟酸	0.7 毫克
胡萝卜素	0.16 毫克
维生素 E	0.45 毫克
维生素 C	6 毫克
维生素 B_1	0.06 毫克
维生素 B_2	0.05 毫克

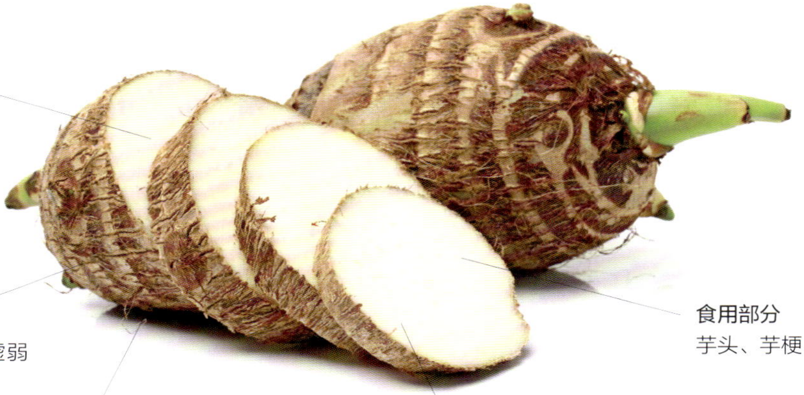

别名
青芋、芋艿。

适宜人群
特别适合身体虚弱者食用。

芋头
味甘、辛，性平，有小毒；入小肠、胃经。

药用部分
芋头、芋梗、茎叶。

食用部分
芋头、芋梗。

药用功效

芋头 治慢性淋巴结炎、慢性肾炎、痢疾、便秘、胃痛、坐骨神经痛、关节痛、无名肿毒、烫火伤、小儿热疮、牛皮癣。

用量用法：30~120 克，水煎。

治小儿腹泻，取芋头 3~5 枚，洗净后煮熟，剥皮后蘸白糖给小儿食用，每日 1~2 次。单纯腹泻可停用其他药物，一般 2~3 日大便即可成形，腹泻停止。

芋梗 治下痢、蜂蜇、虫伤、肿毒。

外用：适量，捣敷。

芋叶 治泄泻、自汗、盗汗、疥疮、肿毒。

外用：适量，捣敷。

挑选及储藏建议

挑选芋头时首先观察芋头的外表，仔细摸一摸，看看有没有发霉腐烂、干萎及斑点等痕迹，有的话就不要选择；其次，新鲜的芋头都带有一定的泥土味儿，手感较硬，如果摸着较软的芋头，很可能是不新鲜的；再次，芋头一般是越大越好，一般而言，同样大小的芋头，较轻的质量好，因为这说明它含有更多的淀粉，更少的水分，口感更粉。

未去皮的芋头一般会带点儿泥巴，在存放过程中不要将泥巴去掉，将芋头用纸箱装好，不要封口，放在阴凉、干燥、通风的地方即可。去皮的芋头保存时间较短，可放于淡盐水或是小苏打水中，这样能保存几个小时不坏，想长时间保存则可将其油炸或蒸熟后存放。

医生提示

- 生芋头有毒，味道辛、麻口，不宜食用。
- 多食芋头会引起消化困难，导致气滞腹胀。

中医养生方

脾胃虚弱

【材料】芋头 45 克，猪瘦肉 60 克，调味品适量。

【做法】芋头洗净，去皮切块，猪瘦肉洗净切片，一同放入锅中加水煮熟，放入调味品即可。早晚各服 1 次。

荨麻疹

【材料】芋头干茎 45 克，猪排骨 60 克，盐适量。

【做法】芋头干茎稍浸泡，洗净切块；猪排骨洗净切块。同放入砂锅中，加适量水以小火煲熟，下盐调味即可食用。一日 2 次。

腹泻

【材料】芋头 45 克，白糖或红糖适量。

【做法】芋头洗净，加水煎汤；白痢加白糖，赤痢加红糖，调服。

无名肿痛

【材料】生芋头适量，盐少许。

【做法】将生芋头捣烂，加盐调匀外敷患处，一日换药 2~3 次。

蜂螫，虫咬伤

【材料】生芋梗适量。

【做法】将生芋梗捣烂，外敷患处，留出伤口方便排毒。

黄水疮

【材料】芋头茎叶 45 克，香油适量。

【做法】芋头茎叶烧存性，研细末，撒在患处或调香油涂患处。

牛皮癣

【材料】芋头适量，大蒜少许。

【做法】将二者去皮，一同捣烂，外敷在患处。

腰肌劳损，跌打损伤

【材料】芋头（去皮）100 克，生姜 100 克，面粉适量。

【做法】芋头捣烂如泥，生姜捣烂绞汁，拌入芋头泥中，再加面粉搅成糊状，根据患处大小摊于布上贴患处（冬季则要加温后贴），一日更换一次（必须当天配制）。

食疗小常识

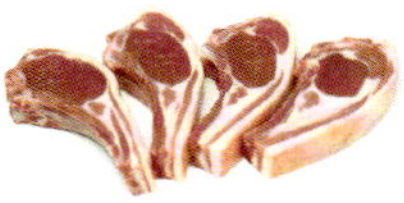

猪排骨

滋阴润燥，益精补血。适宜气血不足、阴虚食欲缺乏者食用。

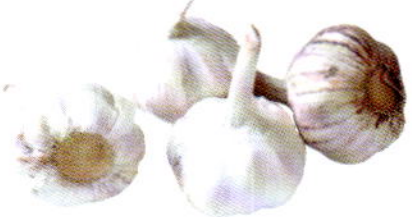

大蒜

健胃，止痢，止咳，杀菌，驱虫。预防流行性感冒、流行性脑脊髓膜炎。

蔬果小厨房

葡萄芋头梨汁

材料：

葡萄 150 克，去皮熟芋头 50 克，梨 1 个，柠檬 1 个，冰块少许。

做法：

葡萄洗净；芋头去皮切段；梨去皮、核后切块；柠檬洗净切片。在榨汁机内放入少许纯净水，将材料一齐放入，榨成汁后放入冰块即可。

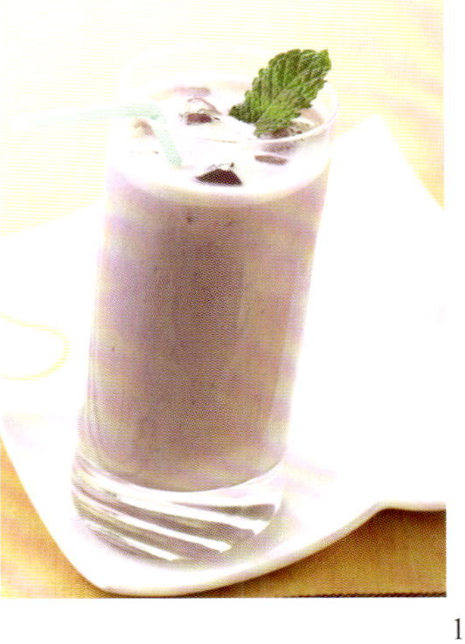

菜花

增强免疫 · 补脾和胃

菜花含有丰富的维生素 C。从含量来看，在未烹调的状态下，100 克菜花中含有 61 毫克的维生素 C，而且菜花中的维生素 C 不易因加热而流失。常食菜花可增强机体对病毒的抵抗力，还能抗氧化，打造美丽肌肤。

营养成分（每 100 克菜花）

蛋白质 ………… 2.1 克
碳水化合物 …… 4.6 克
脂肪 …………… 0.2 克
膳食纤维 ……… 1.2 克
烟酸 …………… 0.6 毫克
胡萝卜素 ……… 0.03 毫克
维生素 E ……… 0.43 毫克
维生素 C ……… 61 毫克
维生素 B_1 …… 0.03 毫克
维生素 B_2 …… 0.08 毫克

别名
花菜、花椰菜、椰花菜、花甘蓝、洋花菜、球花甘蓝。

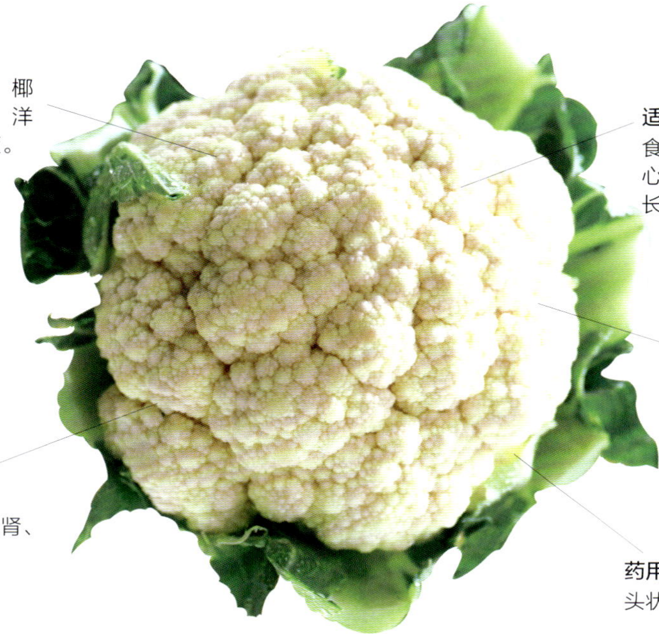

适宜人群
食欲不振、消化不良者，心脏病、中风患者及生长发育期的儿童。

食用部分
头状花。

菜花
味甘，性平；入肾、脾、胃经。

药用部分
头状花、茎叶。

药用功效

头状花 治食道不适、胃肠溃疡，预防牙周痛、便秘、皮肤脓肿，抑制胆固醇氧化，预防血小板凝集。

用量用法：适量，做菜食用。

茎叶 治咳嗽、肺结核。

用量用法：60~120 克，榨汁，调蜂蜜服。

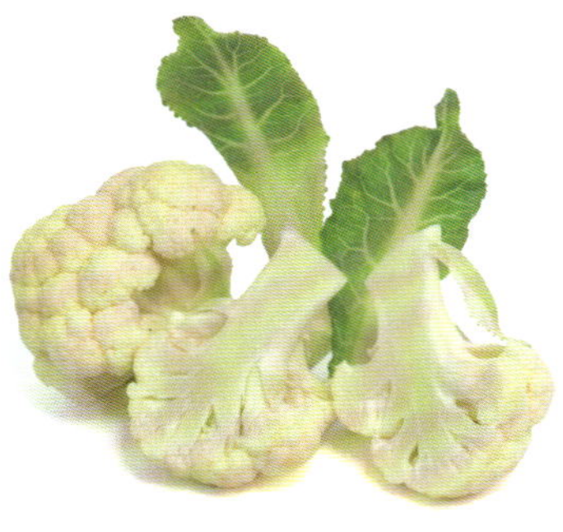

挑选建议

选购菜花时，应挑选花球雪白、坚实，花柱细，肉厚而脆嫩的，尤其需要观察是否有虫伤、机械伤，是否腐烂。此外，建议选择花球附有两层不黄、不烂青叶的。那些花球松散、颜色发黄、带有奇怪气味，甚至发黑或枯萎的则是质量较差的菜花，不建议选购。

医生提示

- 菜花能保护血管，增加血管弹性与韧性，可以防止胆固醇在人体血管中过度氧化，能防止它们对心脏产生不良的影响。经常食用，可以增强心脏功能，防止心脏病变。
- 菜花不宜与猪肝搭配食用。
- 菜花与番茄同食可健胃消食、生津。
- 菜花与鸡肉同食，可防治乳腺癌。

中医养生方

食欲不振

【材料】菜花240克，米醋8克，蜂蜜9克。

【做法】将菜花剥开洗净，榨汁，加米醋、蜂蜜一同拌均匀，慢慢服用，须长期坚持。

肺热咳嗽痰多

【材料】菜花240克，蜂蜜适量。

【做法】先将菜花洗净，切碎，捣烂绞汁，加蜂蜜煮熟，一日服3次，每次50毫升。有清热解毒、止咳化痰的功效。

肺结核

【材料】菜花茎叶90克，蜂蜜适量。

【做法】将菜花茎叶洗净，榨汁，加入蜂蜜调服。

咳嗽

【材料】菜花茎叶60~120克，蜂蜜适量。

【做法】将菜花茎叶洗净，榨汁，然后煮沸，待稍温后加入蜂蜜调匀服之。

高脂血症

【材料】菜花、鲜香菇、食用油、盐各适量。

【做法】将菜花洗净，切成小块，鲜香菇洗净切片。将香菇放入热油锅煸出香味后，放入菜花煸炒至熟，下盐调味即可食用。

慢性胃炎，消化不良

【材料】菜花适量，土鸡蛋2个，食用油、盐各适量。

【做法】将菜花洗净，切成小块，放入沸水中焯熟，捞出放凉。土鸡蛋放入碗中打散后，加入菜花、盐搅拌均匀。油锅烧热，倒入菜花鸡蛋液翻炒至熟即可。

高血压

【材料】菜花、蚝油各适量。

【做法】将菜花洗净，切块，用蚝油炒熟食用。

提高免疫力

【材料】菜花、土鸡肉、食用油各适量。

【做法】将菜花洗净，切开；土鸡肉洗净，切块，共炒食或煮食。

食疗小常识

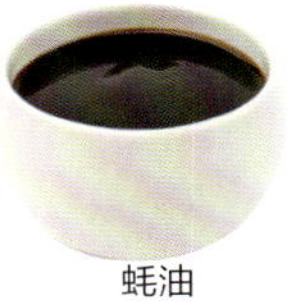

蚝油

重镇安神，滋阴潜阳，软坚散结。治高血压、高脂血症、动脉硬化。

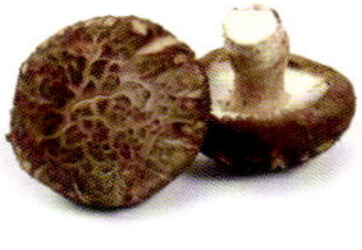

香菇

和中益胃，理气化痰，扶正抗癌。防治肿瘤、糖尿病、高脂血症。

蔬果小厨房

草莓菜花汁

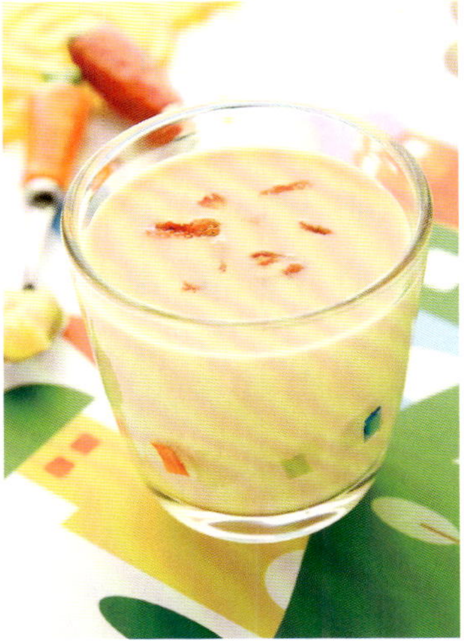

材料：

草莓30克，香瓜1个，菜花80克，柠檬50克，冰块50克。

做法：

将草莓洗净，切块；香瓜削皮，切块；菜花洗净，切块，放锅中焯烫1分钟，捞出沥干水备用；柠檬洗净，切片；将香瓜挤压成汁，再放菜花、柠檬，榨成汁后加入草莓块即可。

山药

健脾益胃 · 滋肾益精

山药含黏液蛋白、淀粉酶等成分。其所含的黏液蛋白在人体内水解为有滋养作用的蛋白质和碳水化合物；而所含的淀粉酶有水解淀粉为葡萄糖的作用，对糖尿病患者有一定疗效。

营养成分（每 100 克山药）

蛋白质	1.9 克
碳水化合物	12.4 克
脂肪	0.2 克
膳食纤维	0.8 克
胡萝卜素	0.02 毫克
烟酸	0.3 毫克
维生素 C	5 毫克
维生素 E	0.24 毫克
维生素 B_1	0.05 毫克
维生素 B_2	0.02 毫克

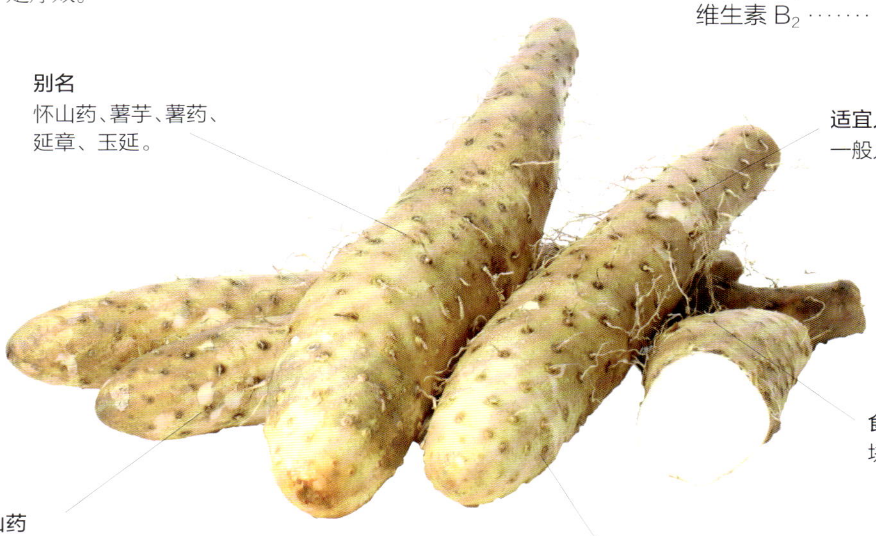

别名
怀山药、薯芋、薯药、延章、玉延。

适宜人群
一般人都可食用。

食用部分
块茎。

山药
味甘，性平；入肺、脾、肾经。

药用部分
块茎、零余子（山药藤上所结子）。

药用功效

块茎 治贫血、化疗及放疗反应、慢性胃炎、胃痛、腹泻、呃逆、糖尿病、遗精、早泄、小儿遗尿、脱肛、便血、产后乳汁少、闭经、肺结核、风湿性心脏病、内耳眩晕症、胸痛、胸膜炎、水肿、脾虚久泻、疝气、低血压、白细胞减少症、慢性腰痛、更年期综合征、半身不遂、痛经、心悸、子宫脱垂、产后腹痛、妊娠肿胀、角膜溃疡、鹅口疮、外伤出血。

用量用法： 9~30 克，大剂量 30~180 克，水煎服。

外用： 捣敷。

零余子 补虚，强肾壮腰。

用量用法： 15~30 克，煎汤内服。

挑选建议

挑选山药时首先掂重量，大小相同的山药，较重的更好些；其次看须毛，同一品种的山药，须毛越多越好，这是因为须毛多的山药口感更面，山药多糖更多，营养也好；最后再看横切面，山药的横切面雪白色，说明是新鲜的，若呈黄色似铁锈的切勿购买。

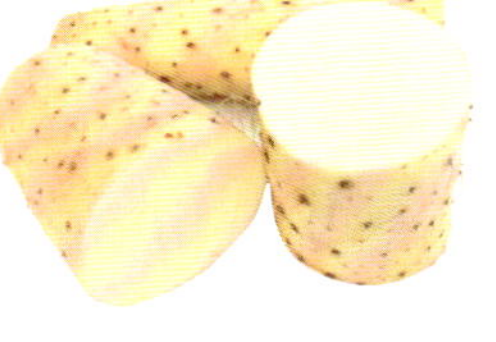

医生提示

- 有实邪者不宜用山药。
- 山药宜同麦冬、天门冬合用，效果更佳。
- 脾胃虚弱、食少体倦或泄泻等症者宜用山药。

中医养生方

贫血症

【材料】山药 30 克，何首乌 9 克，红糖 30 克（或加红枣 5 枚）。

【做法】将上述材料洗净后加适量的水共煎汤服，一日 2 次，饮汤。

闭经

【材料】山药 30 克，鸡血藤 24 克，马铃薯 30 克。

【做法】山药、马铃薯去皮，洗净；鸡血藤洗净，三者加适量水一同煎汤饮服，早晚各 1 次。

糖尿病

【材料】山药 30 克，猪胰脏 1 个（或加腰子草 9 克）。

【做法】先将猪胰脏洗净，切片，再与去皮的山药加水炖烂服用，隔一日服 1 次。

小儿遗尿

【材料】山药 30 克，太子参 15 克（或加龙眼干 12 克）。

【做法】将上述药材洗净后烘干，一同研成细末，每次服用 5 克，开水冲服，一日 3 次。

小儿疳积

【材料】山药 12 克，山楂 8 克，白糖 21 克。

【做法】山药去皮，洗净，山楂洗净，将上述三种材料用水煎服，连服一周。

早泄

【材料】山药 30 克，麻雀蛋 2 个，红糖 30 克。

【做法】将山药去皮，洗净，所有材料一同放入锅中，加适量水煎汤，吃蛋饮汤，一日 1~2 次。

肺结核

【材料】山药 30 克，粳米 30 克，百合 30 克，冰糖适量。

【做法】先将山药去皮，洗净后切成小块，与百合、粳米一同煮粥，再加冰糖调味。

更年期综合征

【材料】山药 18 克，海带 30 克，山楂 12 克。

【做法】将三种材料洗净后放入锅中加适量的水共煎汤服，早晚各 1 次。

食疗小常识

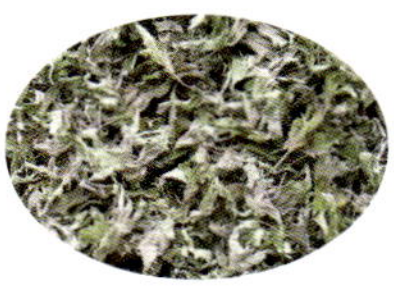

腰子草

益肾壮阳，养血补虚，理气除湿。主治虚劳、眼目昏花、阳痿、遗精、睾丸肿痛、白浊、白带异常。

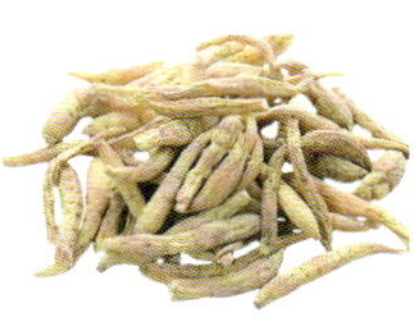

太子参

补肺，健脾，益气生津。多用于治疗肺虚咳嗽、脾虚食少、心悸自汗、精神疲乏。

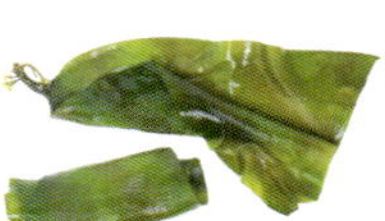

海带

软坚散结、化痰，利水泄热。治瘿瘤结核、疝瘕、水肿、脚气。

蔬果小厨房

凉拌山药丝

材料：

山药 80 克，黑芝麻、白芝麻各少许，白醋、酱油、香油各适量。

做法：

山药去皮，洗净，切成细丝。将白醋、酱油、香油混匀后，淋在山药上，撒上黑芝麻、白芝麻即可。

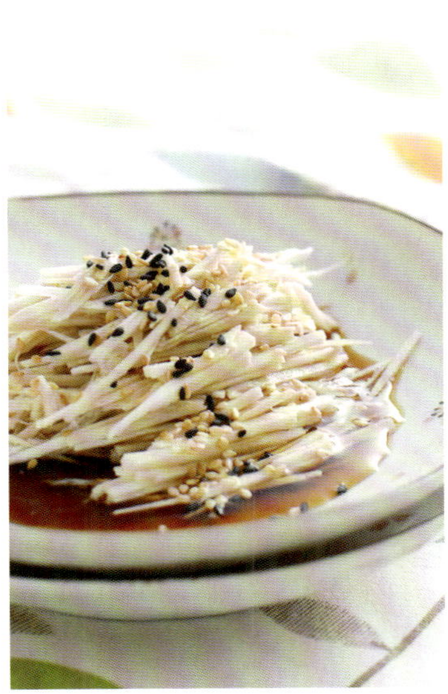

银耳

生津润肺 · 滋补强壮

银耳，也叫白木耳、雪耳，有“菌中之冠”的美称。它既是名贵的营养滋补佳品，又是扶正强壮的补药。历代皇家贵族都将银耳视为“延年益寿之品”。

营养成分（每 100 克银耳）

蛋白质	10 克
碳水化合物	36.9 克
脂肪	1.4 克
膳食纤维	30.4 克
烟酸	5.3 毫克、
磷	369 毫克
胡萝卜素	0.05 毫克
维生素 E	1.26 毫克
维生素 B_1	0.05 毫克
维生素 B_2	0.25 毫克

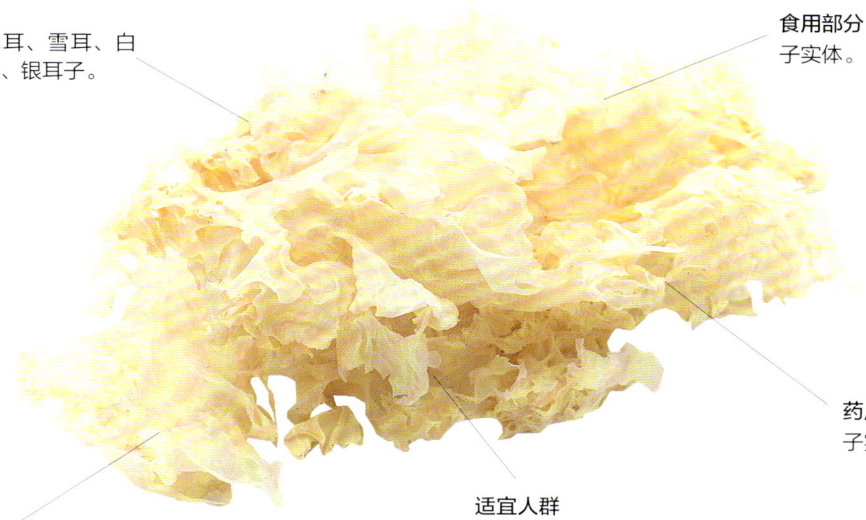

别名
白木耳、雪耳、白耳子、银耳子。

食用部分
子实体。

药用部分
子实体。

适宜人群
阴虚火旺、免疫力低下、体质虚弱、肺热咳嗽者，胃炎、便秘及癌症患者。

银耳
味甘，性平；入肺、胃经。

药用功效

子实体 治肺热咳嗽、肺燥咳嗽、咽干口渴、低热出汗、大便燥结、胃阴虚、病后体虚、高血压、动脉硬化、虚劳咳嗽、咯血、衄血、水肿、干咳、痰中带血。

适量食用银耳，有利于身体健康。银耳含有人体所需的多种氨基酸，有滋阴润肺、强筋壮骨、健脾和胃、补气安神、美容养颜的功效。再者，银耳所含的胶原蛋白可以锁住肌肤水分，增强皮肤弹性，有美白皮肤、淡化色斑的功效。所以银耳不仅适合女性朋友食用，还特别适合一些经常熬夜的人士食用，能在一定程度上增强免疫力。

用量用法：银耳 3~9 克，加适量水与红枣、百合等煎服，或与冰糖、肉类共炖后服用。

挑选及储藏建议

银耳以颜色黄白、新鲜有光泽、瓣大、清香、有韧性、胀性好、无斑点杂色、无碎渣的品质为佳。质量较差的银耳色泽不纯或带有灰色，没有韧性，耳基未除尽，胀性差。

新鲜银耳可放于阴凉、干燥处存储。泡好后的银耳，可控干水分后，用保鲜袋包裹好放入冰箱冷藏室中存放，但存放时间不能超过3日。

医生提示

- 大便泄泻者勿用银耳。
- 痰湿者不宜服银耳。
- 风寒咳嗽者忌用银耳。

中医养生方

高血压，动脉硬化

【材料】银耳 6 克，生首乌 15 克，黑芝麻 24 克。

【做法】材料洗净，先将银耳、生首乌加适量水煎煮，再去渣，然后加入炒后研末的黑芝麻，拌匀服用。

干咳无痰

【材料】银耳 24 克，白茅根 24 克，枇杷叶 12 克，白糖（或蜂蜜）30 克。

【做法】将枇杷叶刷去毛，与银耳、白茅根分别洗净后用水煎去渣，加白糖（或蜂蜜），早晚各服 1 次。

胃溃疡

【材料】银耳 9 克，冰糖 24 克（或加黑木耳 9 克）。

【做法】将银耳、黑木耳洗净后用水煎熟，加冰糖服用，一日 1 剂，可常服。

白内障

【材料】银耳 24 克，白菜叶 45 克，茶叶 3 克（或加枸杞子 9 克）。

【做法】将上述材料洗净后加水煎服，一日 2 次。

咽干，声嘶，干咳

【材料】银耳适量，青壳鸭蛋 1 个。

【做法】将二者洗净后一同煮食。

眼底动脉硬化

【材料】银耳（或黑木耳）15 克，冰糖适量。

【做法】将银耳或黑木耳用清水浸泡一夜，洗净，放在饭锅上蒸 1 小时，加入冰糖，睡前服用。

气血不佳

【材料】银耳 50 克，冰糖 30 克，龙眼肉 15 克，红枣 6 枚。

【做法】将除冰糖外的材料洗净，然后所有材料加水煎，喝汤吃银耳、龙眼肉及红枣。

面色晦暗

【材料】水发银耳 1 朵，番茄 1 个，冰糖适量。

【做法】将银耳洗净，撕碎，放入砂锅中熬至浓稠酥软，再将番茄洗净，去皮捣烂，放入银耳羹中煮开，加冰糖调味食用。

食疗小常识

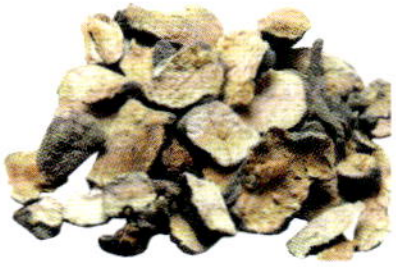

生首乌

补肝肾，益精血，壮筋骨。

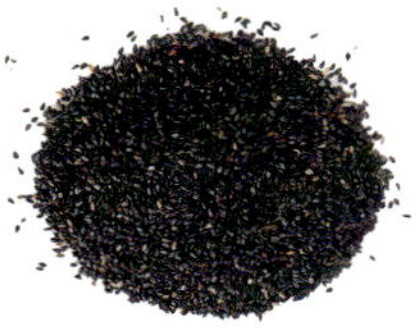

黑芝麻

补肝肾，益精血，润肠燥。用于头晕眼花、耳鸣耳聋、须发早白、病后脱发。

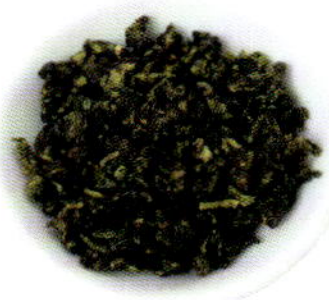

绿茶叶

清头目，除烦渴，化痰，消食，利尿，解毒。

蔬果小厨房

银耳雪梨汤

材料：

干银耳 10 克，雪梨 1 个，冰糖 15 克。

做法：

将干银耳用水泡发 30 分钟，随后清洗，去杂质；雪梨洗净，去核，用刀切成小块，盛于碗中备用。砂锅洗净加适量水，先放入银耳煮沸，再加入雪梨，小火慢熬至汤稠。起锅前，加冰糖煮至溶化即可。

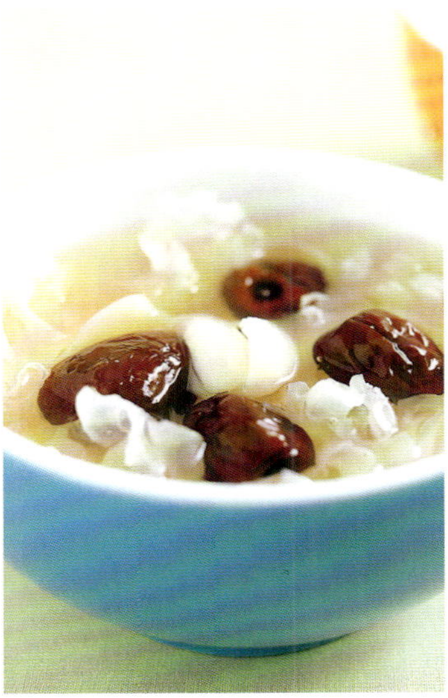

竹笋

营养成分（每 100 克竹笋）

蛋白质	2.6 克
碳水化合物	3.6 克
脂肪	0.2 克
膳食纤维	1.8 克
烟酸	0.6 毫克
维生素 E	0.05 毫克
维生素 C	5 毫克
维生素 B_1	0.08 毫克
维生素 B_2	0.08 毫克

清热化痰 · 润肠除烦

竹笋具有低脂肪、高营养、多膳食纤维的特征。经常食用或与肉同食能预防高血压、脂肪肝、冠心病、老年性便秘、糖尿病、肺热咳嗽等症。

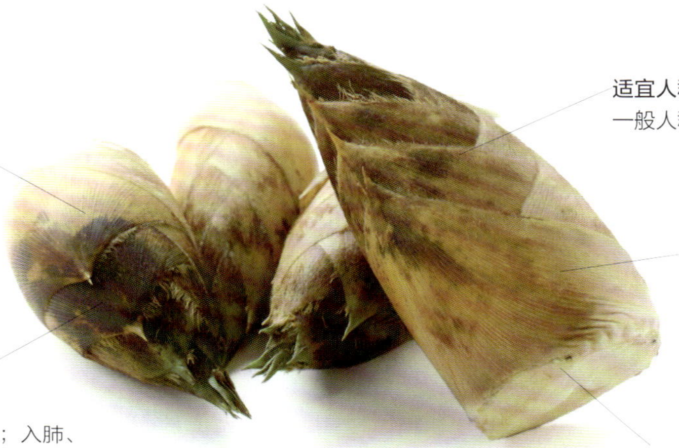

药用功效

竹笋 治热痰咳嗽、胸膈不利、心胃有热、烦热口渴、消渴、大小便不畅、胃肠胀满、酒精中毒、痘疹不出、久泻、久痢。

用量用法： 30~120 克，煮食或炒食。

笋叶 治口鼻发热、牙龈出血、脱肛、小儿头疮、耳疮、疥癣。

用量用法： 适量，煎浓汁含漱。

外用： 煎浓汁热洗。或用苦笋叶烧存性，调猪胆涂搽。

竹茹 治伤寒劳复、卵巢囊肿、月经不调、小儿热痛、跌打内伤。

用量用法： 用竹茹 1 升，加水 3 升，煮沸几次后，服汁。

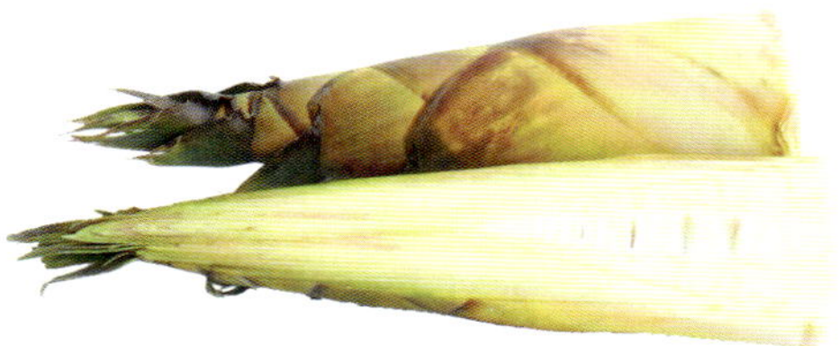

常见类别

竹笋有几十种，一般可分为春笋、冬笋、鞭笋和干笋。竹笋营养丰富，老少咸宜。冬笋是指尚未出土的毛竹笋，其特点是两头尖，笋体弯曲，肉色乳白，做法多以红烧、清炖为主，是食用时间较长的一种，也可制成罐头。春笋是立春前后破土而出的笋，常食用的有毛笋——笋皮黄褐色至褐紫色，密布棕色刺毛和深褐色斑点、斑块，笋体较冬笋大，一般作为菜肴的主、配料。哺鸡笋的笋皮主要有红、白、乌、花四种。刚竹笋的笋皮呈乳黄色或淡黄色，有黑褐色油渍状斑块和斑点，多见于长江流域，笋体粗壮。

医生提示

- 尿路结石者少吃竹笋；脾胃虚弱、消化性溃疡、胃出血、肝硬化或慢性腹泻者不宜食用竹笋；皮肤过敏致瘙痒者勿食用竹笋。
- 竹笋性偏寒，肾炎者最好不要食用。

中医养生方

大便燥结

【材料】竹笋45克，粳米60克，猪油、盐各适量。

【做法】将竹笋去皮洗净，切片，加水适量，和粳米一同煮成粥，再加猪油、盐调味后即可服用。

清热利湿

【材料】竹笋45克，薏苡仁24克，粳米60克。

【做法】先将竹笋去外皮洗净，切细，加入洗净的薏苡仁、粳米和适量清水，共煮成粥服用。

补精填髓

【材料】竹笋、鸡肉、食用油、调味料各适量。

【做法】竹笋去皮洗净，鸡肉洗净；竹笋切片，鸡肉切块，加食用油、调味料共煮食或炒食。

肥胖症，脂肪肝，糖尿病

【材料】竹笋、猪肉各适量，食用油、调味料各少许。

【做法】先将竹笋去皮，洗净切块；猪肉洗净，切片，加食用油、调味料共煮或炒食。

促进麻疹透发

【材料】竹笋1个，鲫鱼1条，盐适量。

【做法】竹笋去皮，洗净，切片或块；鲫鱼处理干净，与竹笋共炖，出锅前加盐调味，饮汤服用。

冠心病

【材料】竹笋45克，丝瓜60克，酱油、醋各适量。

【做法】前两味洗净，去皮切片，焯水后沥干，加酱油、醋调拌后食用，一日1~2次。

水肿

【材料】虫笋45克(虫蛀之笋，名虫笋)。

【做法】将其洗净，切片，用水煎温服，一日2次。

阴虚干咳

【材料】银耳6克，竹笋干6克，淫羊藿3克，冰糖、猪油各适量。

【做法】银耳、竹笋干洗净后用冷水发胀；淫羊藿洗净，剪碎；所有材料放入碗中蒸熟，服时去淫羊藿，吃银耳、竹笋，喝汤。

食疗小常识

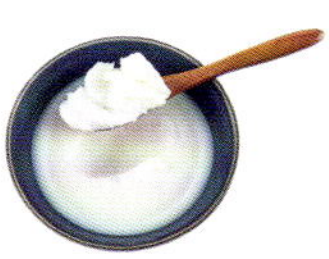

猪油

补虚，润燥，解毒。治脏腑枯涩、大便不利、燥咳、皮肤皲裂。

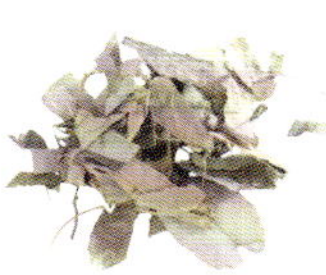

淫羊藿

补肾壮阳，祛风除湿，止咳平喘，益气强心。可治男子不育、阳痿、尿频遗精，治女子不孕。

蔬果小厨房

胡萝卜竹笋汤

材料：

去皮竹笋120克，胡萝卜250克，海带25克，盐适量。

做法：

除盐、海带外的所有材料洗净，切小块，入锅。加海带及适量清水熬煮成汤，再加盐调味即可食用。

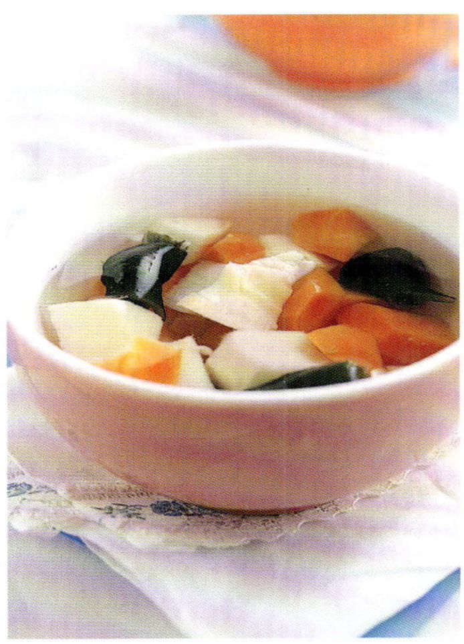

茭白

营养成分（每 100 克茭白）

蛋白质	1.2 克
碳水化合物	5.9 克
脂肪	0.2 克
膳食纤维	1.9 克
烟酸	0.5 毫克
胡萝卜素	0.03 毫克
维生素 E	0.99 毫克
维生素 C	5 毫克
维生素 B_1	0.02 毫克
维生素 B_2	0.03 毫克

清热除烦 · 止渴通乳

茭白原产于中国，俄罗斯、日本也有种植，亚洲热带及亚热带栽培普遍。茭白可食用部分是地下嫩茎，其质地鲜嫩，味道甘实，被视为蔬菜中的佳品，与荤共炒，其味更鲜。茭白与莼菜、鲈鱼并称为“江南三大名菜”。

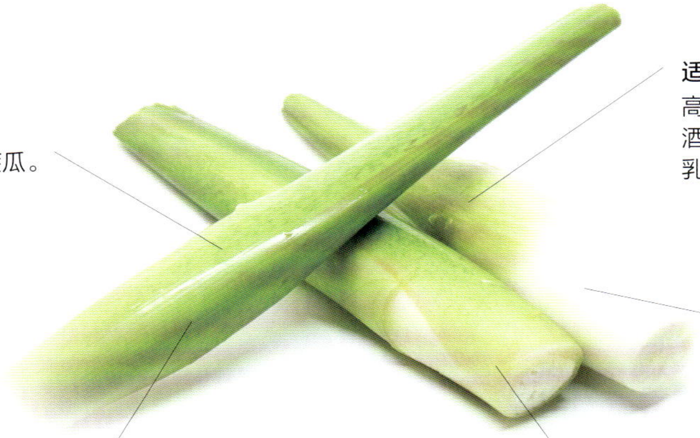

药用功效

地下茎 利五脏，去烦热，除目黄，解酒毒，利二便，通经发乳。

用量用法：做蔬菜食用，可炒食、做汤、炖食等。

根 治肠胃痼热，止渴，利尿。

用量用法：水煎内服。

外用：适量，捣烂或烧存性，研末调成糊状敷于患处。

叶 利五脏。

用量用法：适量，煎汤，或炒食。

挑选及储藏建议

挑选茭白时首先看形状，茭白形状饱满，笋身直、笋皮光滑，根部以上部分显著膨大，掀开叶鞘一侧即略露茭肉的为佳；其次，看颜色，顶端笋壳过绿或笋白部分为青绿色的，代表茭白已经老化，口感不佳；如皮上露红色，则是由于采摘时间过长而引起的变色，质地较老，不宜选购。

茭白买回来后不要剥掉外壳，在外壳上洒点儿水，然后用保鲜膜包裹住，再放入冰箱的冷藏室，这样可以保鲜3~4天；也可将新鲜茭白除去2~3片叶子后，放入清水池里浸泡（清水需要没过茭白，保持水质干净，可经常换水），在温度适宜的情况下，新鲜茭白可保鲜一两周的时间。

医生提示

- 茭白不适宜阳痿、遗精、脾虚胃寒、肾病、尿路结石或尿中草酸盐类结晶较多者食用，也不适宜腹泻者食用。

中医养生方

催乳

【材料】茭白 30 克，通草 9 克，猪蹄 1 只，盐少许。

【做法】将前三味材料洗净，加水一同炖煮至熟，加盐调味即可。

血虚，黄疸

【材料】茭白 240 克，猪肝 150 克，食用油、盐各适量。

【做法】前二者洗净，分别切片，油锅入猪肝片，翻炒片刻加入茭白片，炒至熟，调入盐即可。可常食。

解酒毒

【材料】鲫鱼 300 克，茭白 150 克，盐少许。

【做法】将鲫鱼洗净，切块；茭白洗净，切片，加适量水同煮至鱼熟烂，放少许盐调味即成。取汤饮服。

清热除烦

【材料】茭白 150 克，白菜 150 克，香油、盐、酱油各适量。

【做法】前二者共切碎，加水适量煮汤（不宜久煮），略加香油、盐、酱油等调味，饮汤吃菜。

小便不利

【材料】茭白 60 克，车前草适量。

【做法】二者洗净，茭白切片，加水煮熟，去车前草，食茭白。

大便秘结，心胸烦热

【材料】鲜茭白根 60 克，芹菜 30 克。

【做法】二者洗净后加水煎服。

小便色黄

【材料】茭白 150 克，鸡蛋 2 个，食用油适量，盐少许。

【做法】茭白洗净切丝，鸡蛋打入碗中，调入盐并搅匀。油锅烧热，放入茭白丝炒匀，翻炒至熟盛出。锅内留底油，倒入鸡蛋液翻炒至蛋液即将凝固时，倒入茭白丝，使蛋液裹住茭白丝，翻炒至蛋液熟。

产后乳汁不下

【材料】茭白 60 克，黄芪 18 克，猪蹄 1 只，盐少许。

【做法】前三者分别洗净，茭白切片，猪蹄剁成 2 块，加水煮烂，加盐调味，吃肉喝汤，一次吃完，连续食 3 日。

食疗小常识

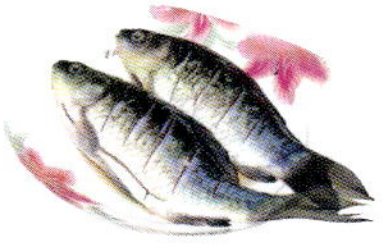

鲫鱼

健脾和胃，利水消肿，通血脉。治脾胃虚弱、纳少反胃、产后乳汁不足。

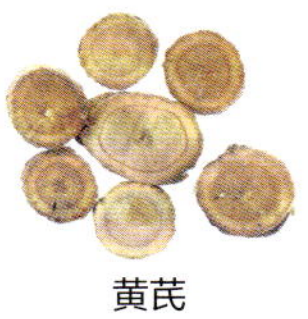

黄芪

补气固表，利尿排毒，排脓，敛疮生肌。用于气虚乏力、食少便溏、中气下陷、久泻脱肛。

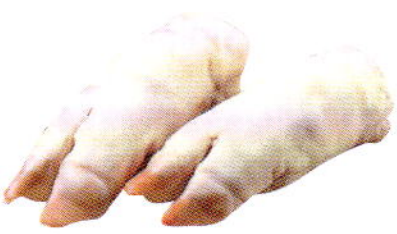

猪蹄

补虚弱，填肾精，健腰膝，通乳汁。

蔬果小厨房

柠檬茭白瓜汁

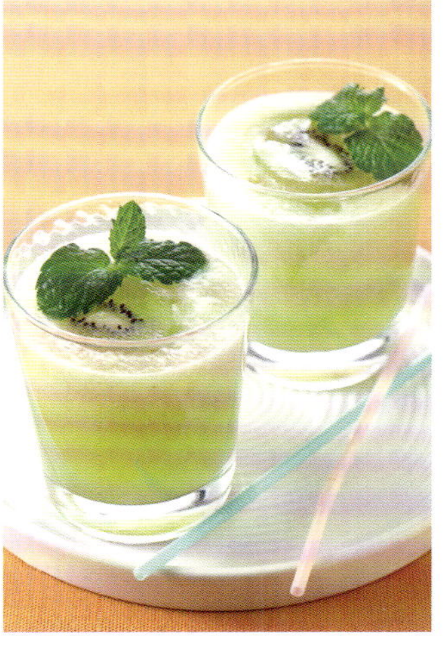

材料：

柠檬半个，茭白 1 个，香瓜 60 克，猕猴桃 1 个，薄荷叶少许。

做法：

柠檬洗净，切块；茭白洗净，切块；香瓜去皮和瓤，切块；猕猴桃削皮后切片。将柠檬、茭白、香瓜放入榨汁机榨汁，再加入猕猴桃片和薄荷叶即可。

洋葱

发散风寒 · 温中通阳

洋葱具有发散风寒的作用，是因为洋葱鳞茎和叶子含有一种被称为硫化丙烯的油脂性挥发物，具有辛辣味，这种物质能抗寒、抵御流感病毒，有较强的杀菌作用。

营养成分（每100克洋葱）

蛋白质	1.1克
碳水化合物	9克
脂肪	0.2克
膳食纤维	0.9克
烟酸	0.3毫克
胡萝卜素	0.02毫克
维生素E	0.14毫克
维生素C	8毫克
维生素B_1	0.03毫克
维生素B_2	0.03毫克

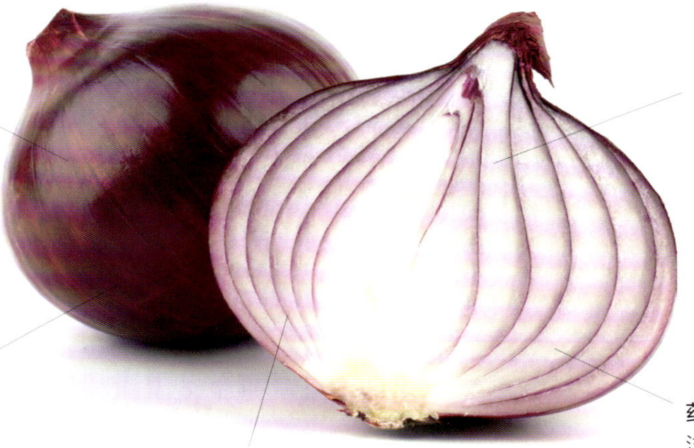

别名
球葱、圆葱、玉葱、葱头。

适宜人群
高血压、高脂血症、动脉硬化、糖尿病、癌症、肠炎、痢疾患者，以及消化不良者。

食用部分
洋葱。

药用部分
洋葱。

鳞茎
性温，味辛；入心、脾、胃经。

药用功效

洋葱 杀虫，除湿，温中消食，提神健体，降血压，降血脂。治腹中冷痛、宿食不消、高脂血症、糖尿病。

洋葱中含的蒜素，除具有增进食欲、帮助消化的作用外，还由于它经呼吸道、泌尿道、汗腺排出时，能轻微刺激管道壁，所以又有祛痰、利尿、发汗及预防感冒的作用。

用量用法： 适量，生食凉拌，或者炒食、煮汤、炖肉等。

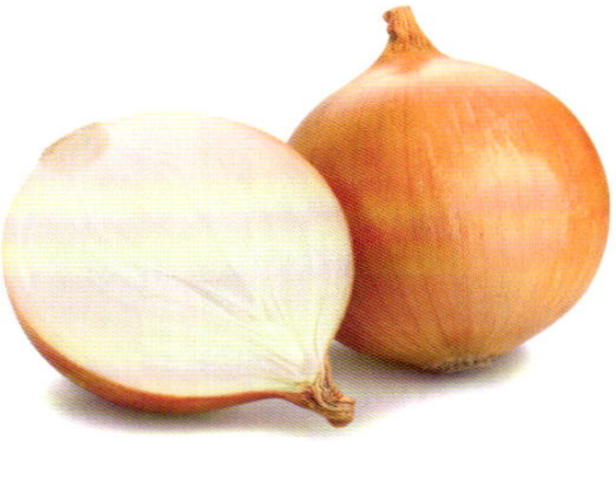

挑选建议

挑选洋葱时，表皮越干的越好，包卷度越紧密的越好；能在透明表皮中看见茶色纹理的洋葱宜选购。

洋葱表皮颜色有橘黄色和紫色两种，橘黄色皮的洋葱水分较多，口感相对较脆也较甜；紫色皮的洋葱水分少，口感较辣。

医生提示

- 洋葱多食容易引发眼病，导致视力模糊，因此不可过量食用。
- 患热病后不宜食用洋葱。
- 洋葱对眼睛有刺激作用，患眼疾、眼部充血时不宜切洋葱。

中医养生方

感冒咳嗽

【材料】洋葱 30 克，葱白 30 克，生姜片 9 克。

【做法】以上材料洗净后，加水煎服，一日 1 次。

缓解痘印

【材料】洋葱 1/2 个，橄榄油适量。

【做法】洋葱洗净切块，放入榨汁机中榨汁。取一大匙洋葱汁混合一大匙橄榄油，搅匀后敷于患处，20 分钟后洗净。

疮伤，溃疡

【材料】洋葱 30 克。

【做法】将洋葱捣成泥状敷在伤口处即可。

滴虫性阴道炎

【材料】洋葱 60 克，食用油适量。

【做法】将洋葱洗净切片，放入热油锅里，煎熟食用即可。

高血压

【材料】猪瘦肉 60 克，洋葱 150 克，食用油、调味品各适量。

【做法】将洋葱洗净切片，猪瘦肉洗净切片，用调味品腌渍。起油锅，下洋葱片炒香，下猪瘦肉片炒熟调味，随量食用。

保护心脏

【材料】洋葱 90 克。

【做法】将洋葱洗净切成块，加适量水放榨汁机里榨汁，一次服下，经常服用。

高血糖

【材料】洋葱 1 个，醋 5 大匙。

【做法】将洋葱剥去外皮，切成薄片，放到微波炉加热，再将洋葱放到容器里，加入 5 大汤匙醋，然后放入冰箱，第二天早晨即可食用。

预防癌症

【材料】洋葱 2 个，红葡萄酒 500 毫升。

【做法】将洋葱洗净，去外皮后装入玻璃瓶内，加入红葡萄酒，浸没洋葱。将玻璃瓶盖好密封，在阴凉地方放置约 2~8 日。一日饮用 1 杯（约 50 毫升）。

食疗小常识

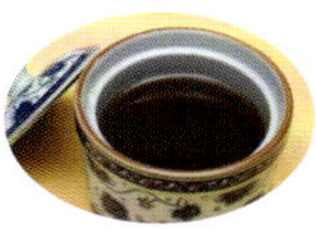

醋

散瘀，止血，解毒，杀虫。治产后血晕、症瘕、黄疸、黄汗。

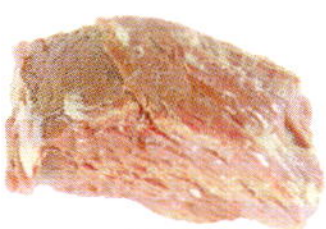

猪瘦肉

补肾养血，滋阴润燥。主治热病伤津、消渴羸瘦、肾虚体弱、产后血虚、燥咳。

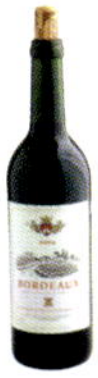

红葡萄酒

驻颜，暖肾，通血脉。

蔬果小厨房

火腿葱蛋沙拉

材料：

鸡蛋 2 个，火腿 2 片，洋葱 50 克，葱 1 根，沙拉酱 1 匙，盐、黑胡椒粉各 1/4 小匙。

做法：

热锅加水，放入鸡蛋煮熟后捞起，切丁；火腿切条状；洋葱洗净切丝；葱洗净切细葱花。以上食材盛入容器中，沥水，加所有调味料拌匀即可。

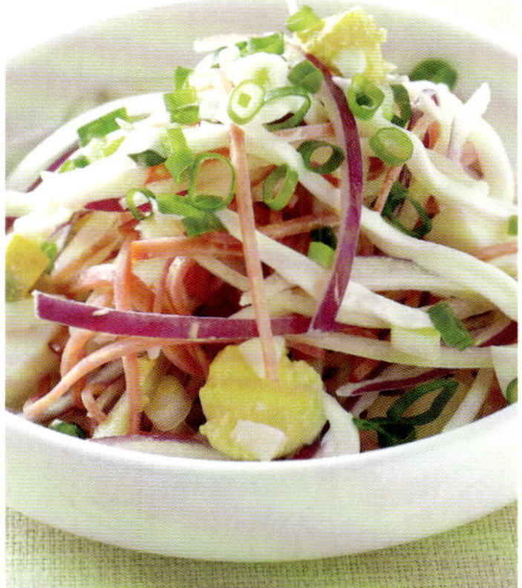

甘蔗

生津止渴 · 清热除烦

甘蔗生食为甘寒之品，取浆汁饮效果比较好，能消渴除烦、泻火热。风热病适宜饮甘蔗汁。甘蔗富含糖分，食后容易被人体吸收，补充能量，增加营养，是清补佳品。

营养成分（每100克甘蔗）

蛋白质	0.4克
碳水化合物	15.4克
脂肪	0.1克
膳食纤维	0.6克
烟酸	0.2毫克
维生素C	2毫克
维生素B_2	0.02毫克

适宜人群
一般人群均可食用。

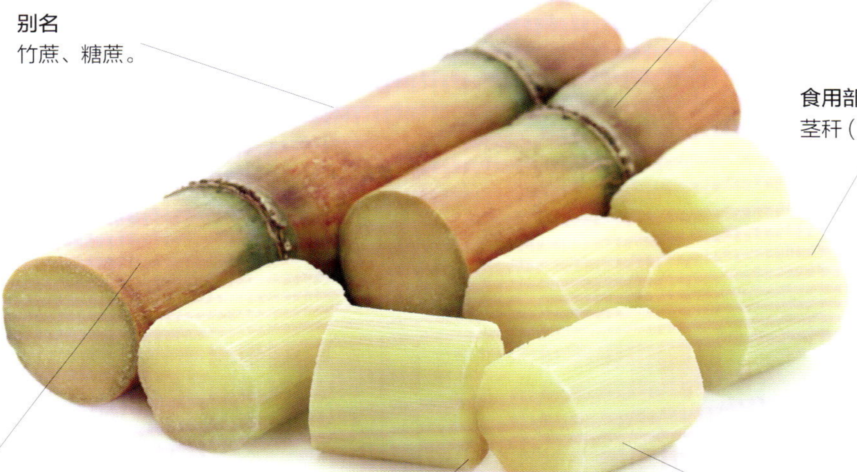

别名
竹蔗、糖蔗。

食用部分
茎秆（甘蔗汁）。

茎秆
味甘，性寒；入肺、胃经。

甘蔗
味甘，性寒；入肺、胃、脾经。

药用部分
甘蔗汁、茎秆、皮。

药用功效

甘蔗汁 治发热口渴、虚热咳嗽、肺热咳嗽、痰喘、咽喉肿痛、反胃、呕吐、支气管炎、大便燥结、小便不利、妊娠水肿、妊娠呕吐、胃炎、津液不足、酒精中毒、尿路感染、咯血、尿血。

用量用法：取甘蔗适量，去皮，加水榨汁，滤渣后及时饮用。

茎秆 治热病津伤、肺燥咳嗽、心烦口渴、反胃、呕吐、便秘，可解酒。

用量用法：30~60克，水煎服。

皮 治皮肤瘙痒、小儿口疳、秃疮。

用量用法：30~90克，煎汤内服，或榨汁饮用。

外用：适量，炽干研成细末，调香油涂患处。

挑选及储藏建议

好的甘蔗茎秆粗硬光滑，端正而挺直，富有光泽，表面呈紫色，挂有白霜，且表皮无虫蛀孔洞。整体而言，在挑选的时候，可以用拇指和食指环绕住看其茎秆是否均匀；另外，颜色深的甘蔗比较老。

甘蔗在削皮后很容易滋生细菌，进而变质，想延长其保存时间，可将甘蔗切段，用保鲜膜或塑料薄膜包裹后放入冰箱冷藏室，这样能保鲜2~3天。需注意的是，保鲜膜要包得松一些，否则甘蔗易腐烂。

医生提示

- 脾胃虚寒者少食用甘蔗。
- 中寒滑泻或糖尿病患者勿饮甘蔗汁。
- 食用蔗糖过多，会引起蛀牙或营养不良。

中医养生方

慢性咽炎

【材料】甘蔗 150 克，鲜茅草根 30 克，鲜荸荠 30 克。

【做法】三者洗净，甘蔗、荸荠去皮，切块，加水 8 碗煎至 3 碗，代茶饮。

肺燥咳嗽

【材料】甘蔗汁 50 毫升，梨汁 50 毫升。

【做法】两味汁混合均匀服用，一日 2 次。

孕吐

【材料】甘蔗汁 1 杯，生姜汁 20 毫升。

【做法】两味混合调匀，1 次饮服，连服 5~7 日，需温服。

高血压

【材料】甘蔗根 15 克，鼠曲草 15 克，香蕉皮 30 克。

【做法】三者洗净后用水煎服，一日 1 次。

膀胱湿热，小便赤痛

【材料】甘蔗 300 克，鲜白茅根 30 克，鲜车前草 30 克。

【做法】三者洗净，甘蔗去皮，切段，加水 10 碗共煎，煎至 3 碗，代茶饮。

胃热干呕，口舌生疮

【材料】甘蔗 150 克，蛤壳草 30 克。

【做法】二者洗净，甘蔗去皮，加水 6 碗煎至 2 碗，早晚各服 1 次。

食欲不振

【材料】甘蔗汁 90 毫升，白萝卜 90 克。

【做法】白萝卜洗净，切碎，加水适量，煮至熟烂，去渣，加甘蔗汁随量服用。

皮肤瘙痒、湿烂

【材料】紫甘蔗皮适量，香油适量。

【做法】紫甘蔗皮洗净，炽干研成细末，将细末调香油涂患处。

食疗小常识

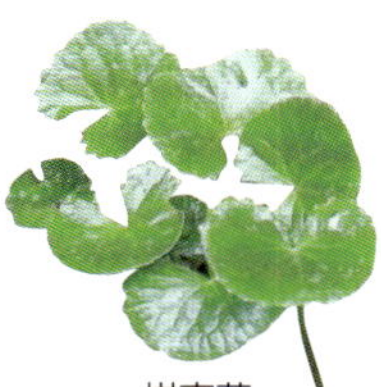

蛤壳草

解热，消暑。治高血压、腹痛及小儿热病。

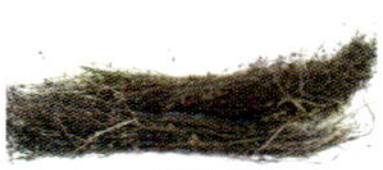

鼠曲草

祛痰，止咳，平喘，祛风湿。用于咳嗽、痰喘、风湿痹痛。

蔬果小厨房

甘蔗番茄汁

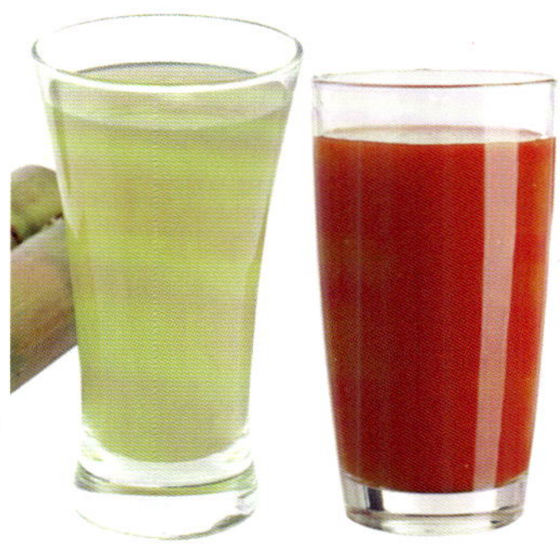

材料：

甘蔗 200 克，番茄 1 个。

做法：

甘蔗洗净去皮，切段，放入榨汁机中榨汁；番茄洗净，切块，放入榨汁机榨汁；将甘蔗汁与番茄汁搅匀即可。

口蘑

补脾益气 · 化痰解毒

口蘑含有多糖成分，有提高机体免疫功能及抗肿瘤的作用。口蘑对金黄色葡萄球菌、伤寒杆菌、大肠杆菌均有一定的抑制作用，并能降低血糖。

营养成分（每 100 克口蘑）

蛋白质	38.7 克
碳水化合物	31.6 克
脂肪	3.3 克
膳食纤维	17.2 克
烟酸	44.3 毫克
磷	1.66 克
铁	19.4 毫克
维生素 E	8.57 毫克
维生素 B_1	0.07 毫克
维生素 B_2	0.08 毫克

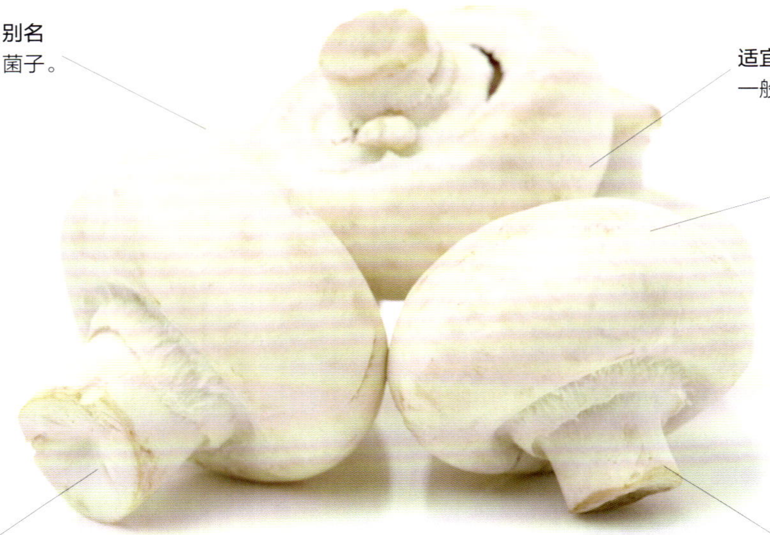

药用功效

子实体 口蘑能够防止过氧化物损害机体，能治疗因缺硒引起的血压上升和血液黏稠，还能调节甲状腺功能，提高人体免疫力；能抑制血清和肝脏中的胆固醇上升，对肝脏起到一定的保护作用；它还含有多种抗病毒成分，对病毒性肝炎有一定的食疗效果；其所含的大量膳食纤维可以防止便秘、促进肠胃蠕动、预防糖尿病及肠癌。同时它属于低热量食品，不用担心食用后引起发胖。

治脾气虚弱、食欲不振、哺乳期乳汁分泌减少、高血压、高脂血症、糖尿病、佝偻病等。

用量用法： 口蘑干品 6~9 克，鲜品 120~135 克，水煎服。

挑选建议

口蘑本身是白色略带灰色的，挑选口蘑时太白的不能要，可能是不良商家用了漂白剂；同时要闻气味，有发酸、发臭气味的，表示口蘑已经不新鲜，不能购买；再观察口蘑大小，一般选择小的为好；接着观察菇盖，菇盖圆且表面光滑、边缘肉厚、形状较完整的质量好；最后观察菇柄长度，菇柄以粗短为好。此外，要避免购买菇盖上有褐色或黑色小斑点的口蘑，这种口蘑受到了病害。

医生提示

- 大便不实者慎食口蘑。
- 湿盛、气滞者慎食口蘑。
- 风湿性疾病患者慎食口蘑。

中医养生方

肩周炎

【材料】口蘑150克，猪瘦肉150克，米酒30毫升，黄酒30毫升，花椒水适量。

【做法】先将花椒水冲入黄酒内，再把猪瘦肉洗净切片，和洗净的口蘑、黄酒拌匀，蒸熟后食用，以米酒为引，分2次服用。

高脂血症

【材料】口蘑24克，豆腐1块，食用油、盐各少许。

【做法】将口蘑洗净，豆腐切成小块，二者加水一同煮，煮熟再放入食用油、盐，每次吃小半碗，一日2次。

预防癌症

【材料】口蘑24克，野葡萄根45克，蜂蜜适量。

【做法】前两味洗净，加水煎煮再去渣，加入蜂蜜调味服用，一日1剂，经常服用。

哺乳期乳汁分泌较少

【材料】口蘑45克（或配香菇同食）。

【做法】将口蘑洗净，煮熟服用，一日1次。

黄疸

【材料】口蘑15克。

【做法】将其洗净后加水煎服，一日2次。

小儿泄泻

【材料】口蘑12克，红糖6克，白糖6克。

【做法】先将口蘑洗净，加水煎煮，再放入红糖、白糖调服。

妊娠水肿

【材料】口蘑片45克，黄豆芽150克，冬瓜片150克，盐、葱花各适量。

【做法】黄豆芽去根，洗净，加水煮沸，接着放入洗净的口蘑片、冬瓜片，然后放入盐、葱花，煮熟即可，佐餐食用。

糖尿病

【材料】口蘑45克，黑木耳9克，生姜9克，盐3克。

【做法】前三味洗净，所有材料加水煎煮，饮汤吃口蘑及黑木耳。

食疗小常识

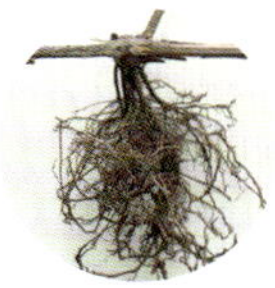

野葡萄根

祛风利湿，解毒消肿。治风湿痹痛、水肿、小便不利、跌打损伤，防癌。

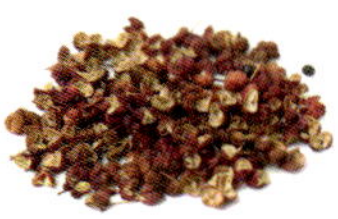

花椒

温中散寒，止痛杀虫，助元阳。治湿疹瘙痒、虫积腹痛、腹脘冷痛。

蔬果小厨房

口蘑菠菜汤

材料：

菠菜50克，口蘑100克，盐1小匙，冷开水适量。

做法：

菠菜洗净，切小段，口蘑洗净，切片。菠菜段、口蘑片放入锅中，加适量冷开水煮沸，熟后加盐调味即可。

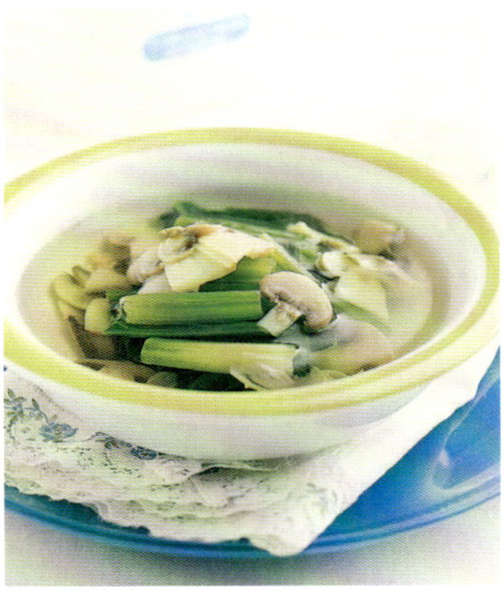

马铃薯

清热解毒 · 益气健脾

马铃薯原产于安第斯山脉，在 1589 年由荷兰人经过雅加达将其带入东亚地区。它是一种营养非常全面的蔬菜，在欧洲被称为“大地的苹果”。

营养成分（每 100 克马铃薯）

蛋白质	2 克
碳水化合物	17 克
烟酸	1.1 毫克
钠	2.7 毫克
磷	40 毫克
钾	342 毫克
钙	8 毫克
镁	23 毫克
维生素 C	16 毫克
维生素 E	0.34 毫克

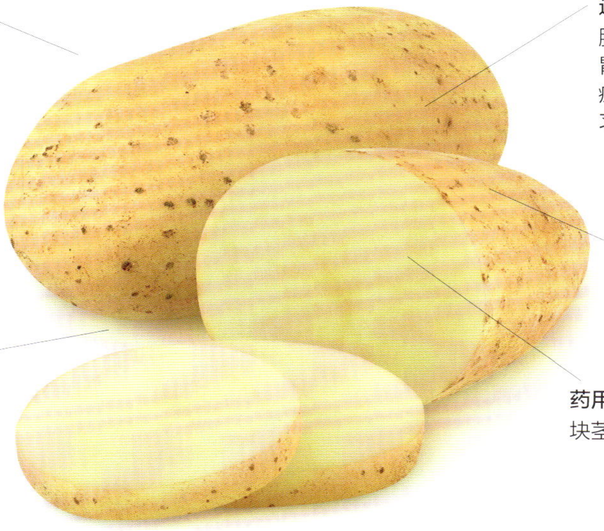

别名
土豆、洋芋、山药蛋。

适宜人群
脾胃气虚、营养不良、胃及十二指肠溃疡、癌症、高血压、动脉硬化、习惯性便秘患者。

食用部分
块茎。

马铃薯
味甘，性平；入胃、大肠经。

药用部分
块茎、汁。

药用功效

块茎 治习惯性便秘、胃及十二指肠溃疡、脾胃虚弱、消化不良、脘腹痛、腮腺炎、胁痛、胃痛、心悸、伤寒、妊娠泄泻、扁桃体炎、烫伤、婴儿湿疹、脚裂、白癜风。

马铃薯的含钾量非常丰富，有“高钾蔬菜”之称。钾在人体内能增强肌肉的兴奋性，维持心跳节律，对心肌有保护作用；同时，钾可以防止高盐摄入引起的血压升高，具有一定的降压作用。

用量用法：适量，炒食、煮食或煎汤。

外用：适量，捣敷，或榨汁涂。

汁 治消化性溃疡、烫伤、胁痛。

用量用法：取新鲜马铃薯 120 克，去皮榨汁，去渣取汁 60 克，煮熟后饮用。

挑选及储藏建议

马铃薯尽量选圆的，因为圆的好削皮；表面起皮的马铃薯又面又甜，适合蒸或炖着吃，表皮光滑的马铃薯比较紧实，适合炒丝；挑选的时候要选皮干的，这样保存时间长；有芽的和表皮绿色的不要选，长芽的马铃薯含毒素，表皮变绿则是有毒生物碱存在的标志。

储藏时，将马铃薯放在5℃左右的阴凉处即可，不能放在阳光下暴晒，也没必要放在冰箱里，因温度过高会导致马铃薯生芽或腐烂，温度过低马铃薯易冻伤则不能食用。

医生提示

- 马铃薯发芽部分或还未成熟的部分有毒，不宜食用，否则会引起中毒，甚至死亡。

中医养生方

习惯性便秘

【材料】马铃薯适量，白糖适量。

【做法】将马铃薯洗净，捣烂取汁，煮熟后加白糖，每次服 30~50 毫升。早、午饭前各服 1 次，连服 2 周。

皮肤湿疹

【材料】马铃薯 1 个。

【做法】先将马铃薯洗净，捣成泥状，敷在患处，用纱布包扎，一日换药 4~5 次。

烫伤

【材料】马铃薯 1 个。

【做法】马铃薯洗净，去皮，然后切碎挤汁，外涂在患处。有消炎、止痛的功效。

白癜风

【材料】马铃薯 45 克，丝瓜 1 条。

【做法】将马铃薯和丝瓜洗净，切碎，绞汁涂在患处，一日 2~3 次。

腮腺炎

【材料】马铃薯 1 个，醋少许。

【做法】先将马铃薯洗净，切碎，用醋调匀涂在患处，一日数次。

头发脱落

【材料】马铃薯 45 克，鲜茶叶 6 克。

【做法】将二者一同捣烂，敷在患处，一日 2 次。

胃痛

【材料】马铃薯适量，生姜汁少许，白糖适量。

【做法】将马铃薯洗净，切片，用开水烫熟，滴入生姜汁，拌适量的白糖，每日配稀饭吃。对胃溃疡引起的疼痛也有效。

宫寒痛经

【材料】牛肉 500 克，马铃薯、胡萝卜各 1 个，肉桂 3 克，生姜片、葱段、盐、料酒各适量。

【做法】牛肉洗净切块，马铃薯、胡萝卜去皮，切块。清水锅煮沸，加入所有材料，炖至牛肉熟烂。

食疗小常识

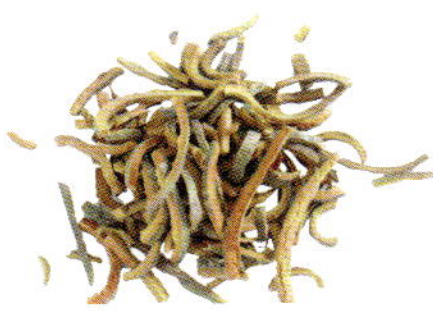

肉桂

补元阳，暖脾胃，除积冷，通血脉。主要用于治疗肢冷脉微、腹痛腹泻、腰膝冷痛、闭经、阴疽。

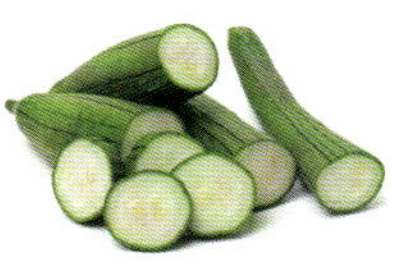

丝瓜

清热化痰，凉血解毒。治痰喘咳嗽、身热烦渴、带下异常、血淋、痈肿。

蔬果小厨房

马铃薯胡萝卜汁

材料：

马铃薯 40 克，胡萝卜 10 克，糙米饭 30 克，白糖 10 克。

做法：

马铃薯去皮，切丝，用开水汆烫后捞起，以冰水浸泡片刻，沥干。胡萝卜洗净，切成块。将马铃薯丝、胡萝卜块、糙米饭与白糖倒入榨汁机中，加适量冷开水搅打成汁即可。

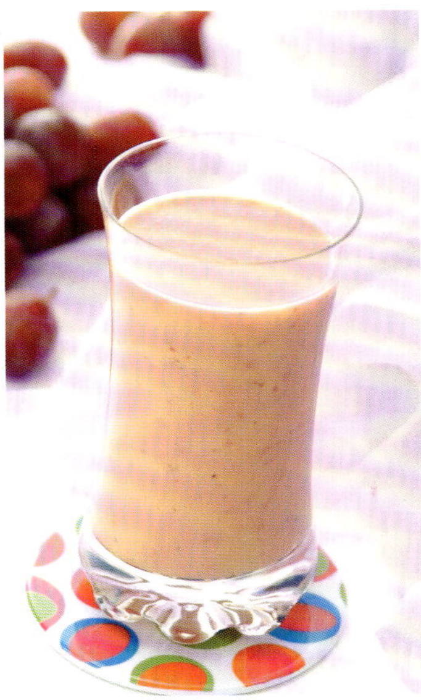

大蒜

营养成分（每 100 克大蒜）

蛋白质	4.5 克
碳水化合物	27.6 克
脂肪	0.2 克
膳食纤维	1.1 克
胡萝卜素	0.03 毫克
烟酸	0.6 毫克
维生素 E	1.07 毫克
维生素 C	7 毫克
维生素 B_1	0.04 毫克
维生素 B_2	0.06 毫克

解毒杀菌 · 行滞暖胃

大蒜挥发油中所含的大蒜辣素等具有明显的抗炎杀菌作用，尤其对上呼吸道和消化道感染、霉菌性角膜炎、隐孢子菌感染有显著的辅助食疗功效。

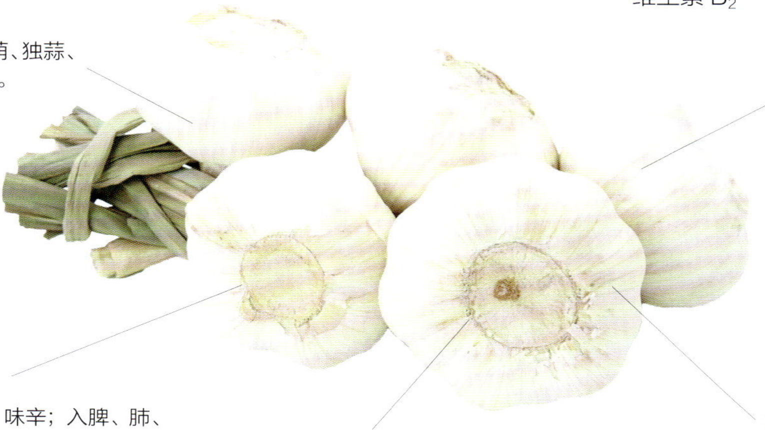

别名
胡蒜、葫、独蒜、独头蒜。

食用部分
鳞茎，即蒜瓣。

鳞茎
性温，味辛；入脾、肺、胃经。

适宜人群
肺结核、癌症、高血压、动脉硬化患者。

药用部分
鳞茎、汁、梗。

药用功效

鳞茎 治饮食积滞、脘腹冷痛、水肿胀满、泄泻、痢疾、疟疾、百日咳、痈疽肿毒、白秃癣疮、蛇虫咬伤。

用量用法：4.5~9 克，煎汤，或生食，或捣泥为丸。

外用：3~5 枚，捣敷、作栓剂或切片灸。

汁 抗菌消炎，驱虫健胃，适用于百日咳痉咳期。

用量用法：将适量大蒜去皮捣烂，加开水 500 毫升，澄清后加白糖适量。每次服 45~90 克，一日 2~3 次。

梗 治疮肿湿毒、痔疮、冻疮。

外用：适量，烧存性，研末撒、煎水洗或烧烟熏。

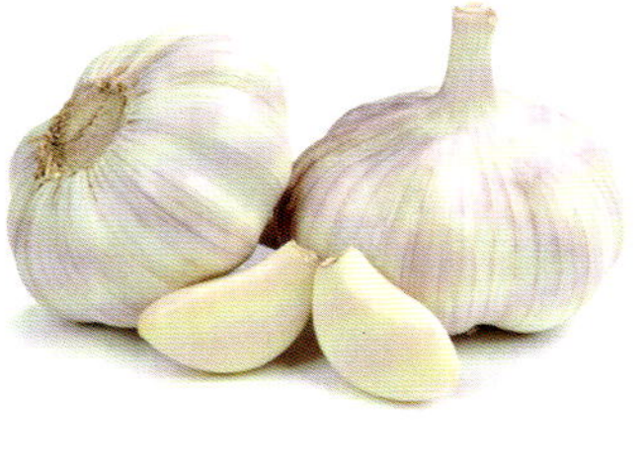

挑选建议

挑选大蒜时首先看颜色，紫皮大蒜更好，因其蒜味重，杀菌功效比白蒜更强一些；其次，看外形，好的大蒜一般是圆形的，扁的或有缺口的则不佳；再次，看瓣粒，如果瓣与瓣之间有明显弧度则为好蒜，如外圈呈光滑圆弧状，则蒜瓣的粒也小；最后，用手摸一下大蒜，蒜瓣凹下去的不要选，凹下去的蒜瓣可能是发霉了或是坏了。

医生提示

- 阴虚火旺者，或目疾、口齿、喉、舌诸病发作时均忌食大蒜。
- 皮肤过敏者慎用大蒜。
- 肝病患者不适合吃大蒜。
- 湿热泄泻者不宜吃生大蒜。

中医养生方

细菌性腹泻

【材料】大蒜数瓣，米醋1杯。

【做法】蒜瓣捣烂如泥，加米醋，徐徐服用，一日2次。

阳痿

【材料】去皮大蒜60克，羊肉180克，盐适量。

【做法】将羊肉洗净切块，与大蒜加水用小火炖熟，加盐调味食用。

颈淋巴结核初期

【材料】去皮大蒜90克，鸭蛋2枚。

【做法】二者加适量水同煮，鸭蛋熟后去壳再煮片刻，饮汤吃蛋，一日2~3次。

哮喘

【材料】紫皮大蒜瓣60克，红糖90克。

【做法】将蒜瓣捣成泥后，加入红糖，加适量水将二者熬成膏,一日早晚各服1汤匙。

风寒感冒

【材料】大蒜15克，生姜15克，红糖适量。

【做法】将大蒜、生姜洗净，切成片，加水1碗，煮至半碗时放入红糖，睡前服用1次。

支气管炎

【材料】大蒜180克，醋200毫升，红糖75克。

【做法】大蒜去皮捣碎，与红糖共加入醋中，一日服3次，每次1汤匙。

痢疾

【材料】大蒜2个。

【做法】大蒜带皮烧烤，待皮焦黑、肉软熟时即可服用。如服一次无效或效果欠佳则可多服几次。

百日咳

【材料】大蒜30克，白糖300克。

【做法】将大蒜去皮，捣烂如泥，加白糖和适量开水，搅拌澄清。取澄清液服，一日3次，每次2匙；3~6岁儿童，每次1匙；3岁以下，每次半匙。

食疗小常识

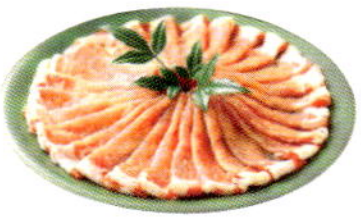

羊肉

益气补虚，温中暖肾。治虚劳羸瘦、腰膝酸软、产后虚冷、腹冷痛、寒疝、中虚反胃。

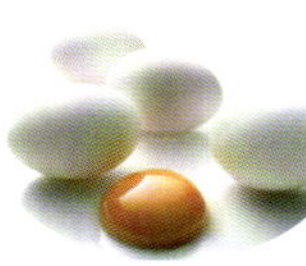

鸭蛋

滋阴清肺，适用于病后体虚、燥热咳嗽、咽干喉痛、泄泻等。

蔬果小厨房

大蒜炒苋菜

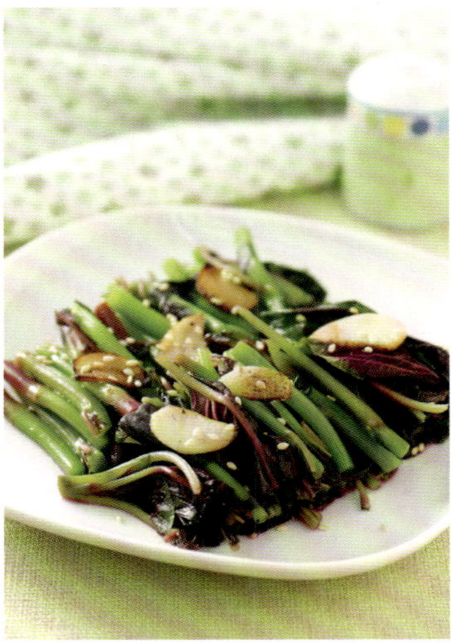

材料：

大蒜2个，苋菜300克，食用油、盐各适量，味精少许。

做法：

将苋菜洗干净,切段，大蒜去皮切成片。油锅烧热，放入大蒜片煸香,放入苋菜翻炒,加入盐炒至苋菜入味,再放入味精拌匀即可。

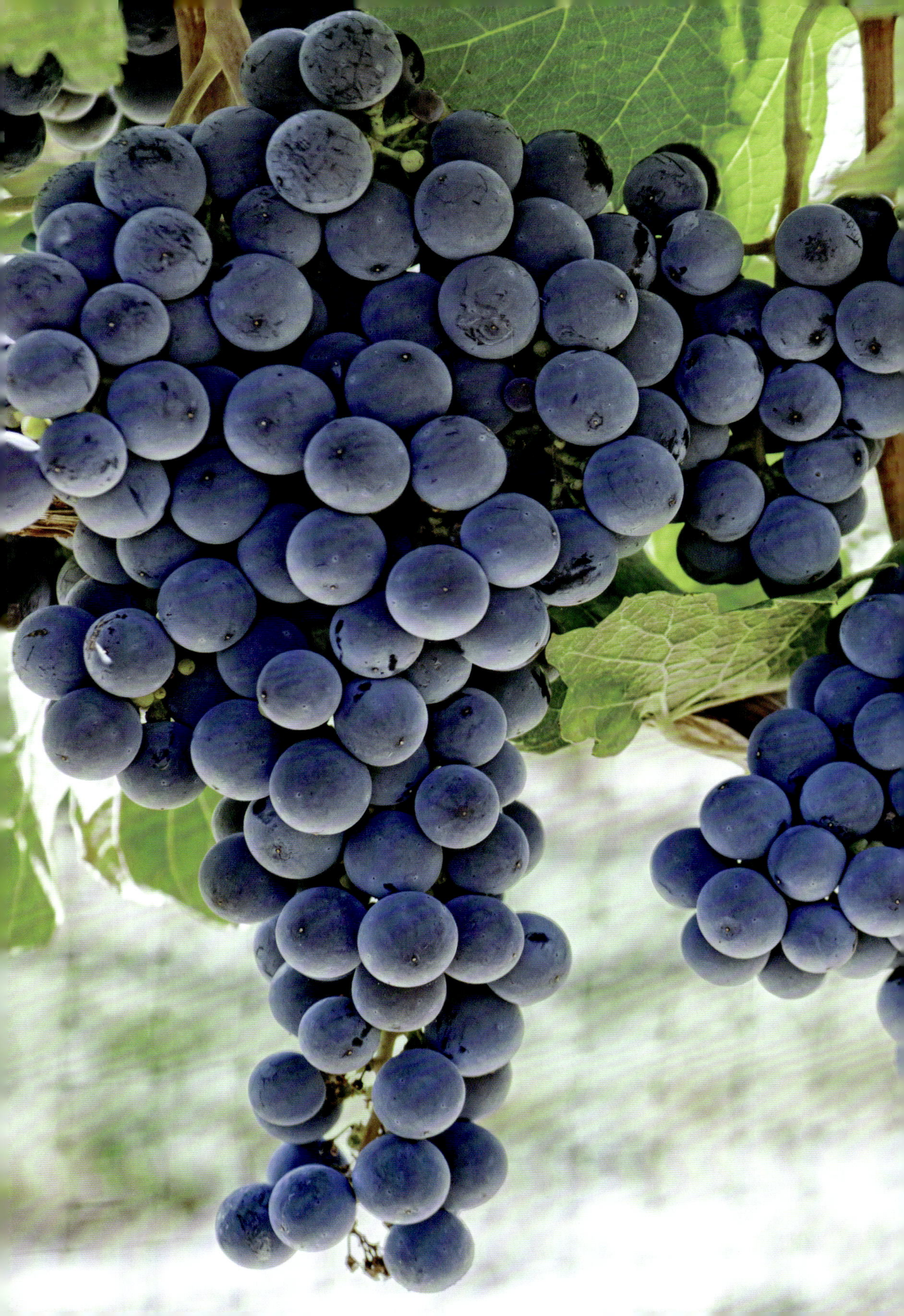

第五章

黑色蔬果：

补肾养颜·延年益寿

中医五行中黑色属水，入肾，因此黑色的食物大多是补肾的佳品。黑色食物品种相对较少，但大多含有特殊的植物营养素，具有很高的营养价值和药用价值。黑色蔬果富含多种微量元素、维生素、亚油酸、氨基酸等，常吃对身体健康有四大好处：

1. 降低心血管疾病的发生率
2. 养血护肤，预防衰老
3. 防治泌尿系统疾病
4. 防治记忆力衰退

葡萄

强筋壮骨 · 补气养血

葡萄的原产地位于里海、高加索地区，自古埃及时代起，就已广为种植，而且被酿制成酒，可以说是“世界上最古老的水果”之一。葡萄的主要营养成分是糖，几乎都是葡萄糖与果糖，另外，其维生素 C 的含量也很高。

营养成分（每 100 克葡萄）

蛋白质	0.5 克
碳水化合物	10.3 克
脂肪	0.2 克
膳食纤维	0.4 克
烟酸	0.2 毫克
胡萝卜素	0.05 毫克
维生素 C	25 毫克
维生素 E	0.7 毫克
维生素 B_1	0.04 毫克
维生素 B_2	0.02 毫克

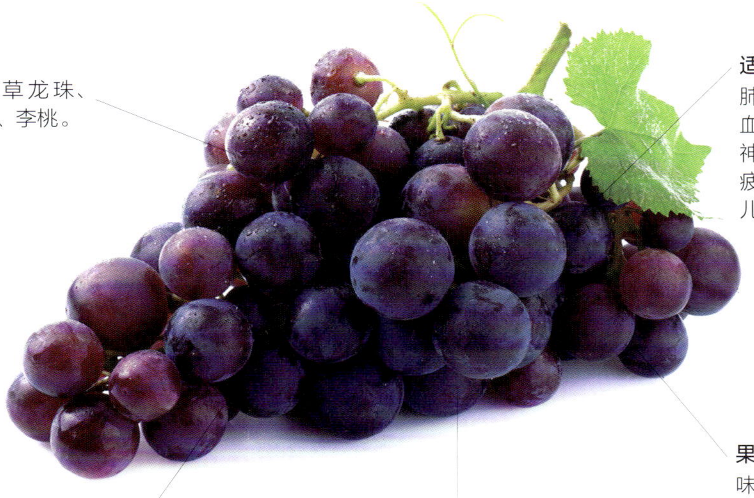

别名
蒲桃、草龙珠、山葫芦、李桃。

适宜人群
肺虚咳嗽、肾炎、高血压、贫血、水肿、神经衰弱患者，过度疲劳、体倦乏力者及儿童、孕妇。

果实
味甘、微酸，性平；入肺、脾、肾、肝经。

药用部分
果实、叶、根。

食用部分
果实。

药用功效

果实 治肺虚咳嗽、心悸盗汗、气血两虚、烦热口渴、食欲不振、全身浮肿、小便不畅、筋骨伤痛、关节痛、肿毒、风热目赤。

用量用法：适量，当水果食用。

叶 治风湿痹痛、水肿、腹泻、风热目赤、疔疮痈肿。

用量用法：9~15 克，水煎服或捣汁服。

外用：捣敷。

根 治风湿痹痛、水肿、小便不利、跌打损伤、疔疮痈肿。

用量用法：12~30 克，煎汤服。

外用：捣敷。

挑选建议

挑选葡萄时首先看表皮，选表面有一层白霜的，白霜越厚说明葡萄越新鲜；其次，看果梗，选果梗新鲜的；再次，看果粒，同一种葡萄，果实越大越好吃；最后，看果粒间的紧密性，越紧密说明生长过程中获得的营养越充足，味道也会更好些。

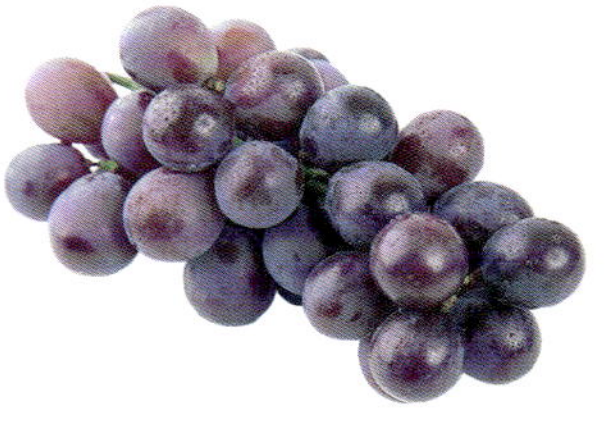

医生提示

- 多食葡萄易使人腹泻。
- 胃肠虚弱、便秘或糖尿病者不宜多食葡萄。
- 食葡萄后最好漱口或刷牙，以防有机酸腐蚀牙齿。

中医养生方

肝肾两虚，腰膝酸软

【材料】葡萄9克，高丽参6克，米酒150毫升。

【做法】将葡萄与高丽参洗净后用米酒浸泡5~7日，每次30毫升，早晚各服1次。

孕妇胎动不安

【材料】葡萄干24克，红枣12克。

【做法】二者洗净后用水煎服。或葡萄干45克，杜仲9克，用水煎后去掉杜仲，早晚各服1次。

坐骨神经痛

【材料】葡萄根、千斤菝、臭加楚、黄金桂、土烟头各30克，山橄榄根15克，双面刺15克，猪排骨适量。

【做法】以上材料洗净后加入适量水与酒（一半水一半酒）炖煮，早晚各服1次。

腰肌劳损

【材料】葡萄根24克，杜仲、牛膝各9克，伸筋草24克，米酒适量。

【做法】将上述材料（除米酒外）洗净后一同水煎，然后去渣，再加米酒，分2~3次服。

慢性胃炎

【材料】葡萄酒15毫升。

【做法】每日饮用15毫升。或饭前嚼食葡萄干20粒，连服30天。

气滞血瘀

【材料】西瓜、哈密瓜、苹果各50克，葡萄5克，玫瑰花、黄菊花、冰糖各适量。

【做法】前四者去皮，果肉切块，所有材料加水熬煮成汤，早晚各服1次。

筋骨关节痛

【材料】白葡萄根45克，猪蹄1个。

【做法】将二者洗净后加适量水炖煮，饮汤吃肉。

高脂血症

【材料】葡萄叶、山楂、何首乌各9克。

【做法】将三者洗净后加适量水煎煮，早晚各服1次。

食疗小常识

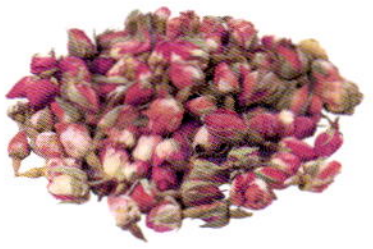

玫瑰花

行气解郁，活血止痛。治肝胃气痛、月经不调、跌打肿痛。

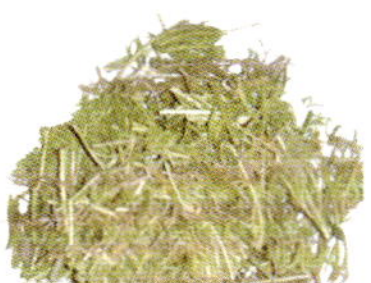

伸筋草

祛风除湿，舒筋活络。用于关节酸痛，屈伸不利。

蔬果小厨房

葡萄青柠

材料：

葡萄100克，青苹果半个，青柠半个，猕猴桃半个，蜂蜜少许。

做法：

青柠、青苹果洗净，去籽（核），切块备用；猕猴桃挖出果肉备用；葡萄洗净备用。将除蜂蜜外的所有材料放入果汁机内搅打成汁，再调入蜂蜜即可。

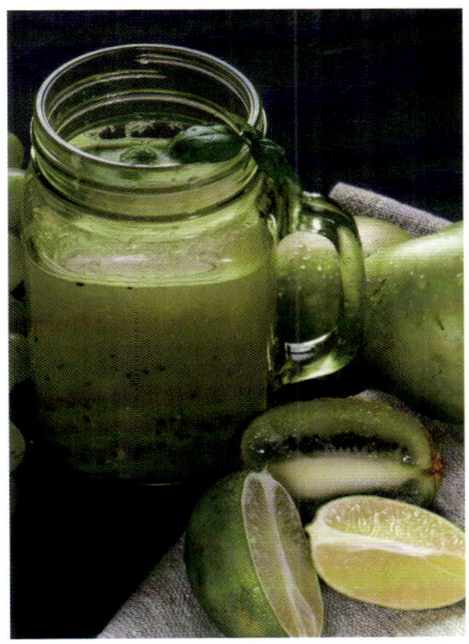

桑葚

滋阴补血 · 生津润燥

2000 多年前，桑葚已是中国皇族御用的补品，不论是传统医学还是现代医学，都视其为防病保健之佳品。桑葚中的脂肪酸具有分解脂肪、降低血脂、防治血管硬化的作用。

营养成分（每 100 克桑葚）

营养成分	含量
蛋白质	1.7 克
碳水化合物	13.8 克
脂肪	0.4 克
膳食纤维	4.1 克
烟酸	0.6 毫克
胡萝卜素	0.03 毫克
维生素 E	9.87 毫克
维生素 B_1	0.02 毫克
维生素 B_2	0.06 毫克

别名
桑果、桑枣、桑实、桑子。

适宜人群
女性、中老年人及用眼过度者。

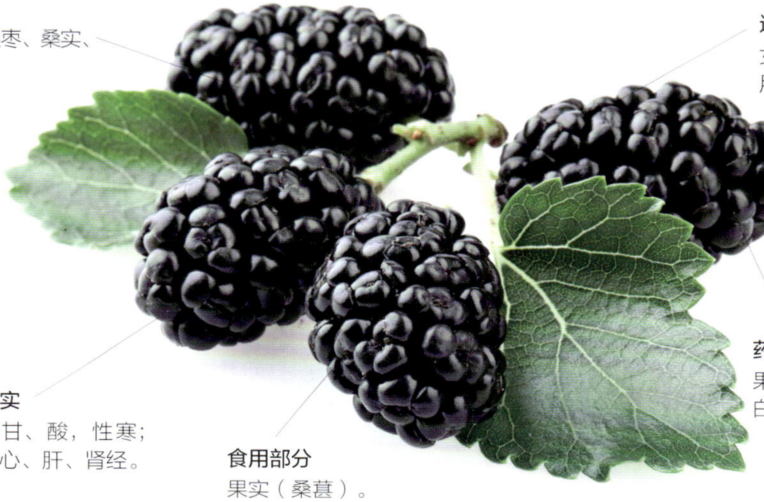

药用部分
果实、根、根皮（桑白皮）、叶。

果实
味甘、酸，性寒；入心、肝、肾经。

食用部分
果实（桑葚）。

药用功效

果实 治阴亏血虚之眩晕、眼花、耳鸣、失眠、须发早白、津伤口渴、肠燥便秘。

此外，桑葚泡酒后饮用，能为人体提供大量的脂肪酸，帮助分解体内脂肪，降低血液中的脂肪含量；同时还能增加血管韧性，减少一些心脑血管疾病的发生。

用量用法：鲜品 9 ~ 15 克，生食，或适量饮用桑葚酒。

根 治筋骨疼痛、牙痛、目赤、惊痫、风湿痛、跌打损伤、高血压。

用量用法：12~30 克，水煎服。

根皮 泻肺平喘，利水消肿。治肺热咳喘、水肿尿少、头面浮肿。

用量用法：6~12 克，水煎服。

叶 疏风散热，清肺润燥，平肝明目。治风热感冒、头痛、咳嗽、肝阳上亢。

用量用法：5~9 克，水煎服。

挑选建议

挑选桑葚时首先看外形，桑葚与杨梅的挑选方法基本一致，看上去饱满丰盈、肉乎乎的，就是新鲜的桑葚。其次，看果柄，一般桑葚都会带着柄一起摘下来，如果柄新鲜，那么果子也新鲜。再次，看颜色，尽量选紫黑色的，这种颜色的桑葚是完全成熟的，甜度也高；北方还有一种红色的桑葚品种，成熟后是火红色的，味道也不错。最后，看手感，拿起一颗桑葚，有分量、有弹性的就是新鲜的桑葚，不新鲜的桑葚拿到手里给人的感觉是轻盈、萎靡的，这样的桑葚不能选。

医生提示

- 脾胃虚寒、大便溏泻或消化不良等症者不宜食桑葚。
- 肺寒喘咳者忌用桑白皮。

中医养生方

闭经

【材料】桑葚 21 克，鸡血藤 15 克，红花 5 克，黄酒适量。

【做法】前三味洗净，以黄酒煎服，早晚各 1 次，温服。

肺热咳喘

【材料】桑白皮 12 克，枇杷叶 12 克，天门冬 8 克，紫苏叶 6 克，陈皮 6 克。

【做法】所有材料洗净后用水煎，分 2 次服。

风湿性关节痛

【材料】鲜黑桑葚 45 克。

【做法】鲜黑桑葚洗净，用水煎服。

贫血

【材料】鲜桑葚 60 克，龙眼肉 30 克。

【做法】二者洗净后用水煎，分 2 次服。

神经衰弱

【材料】桑葚 24 克，夜交藤 15 克，女贞子 15 克。

【做法】所有材料洗净，用水煎两次，第 1 次水 2 碗煎成 1 碗，第 2 次水 1 碗煎成半碗，将两次药汁混匀，早晚各服 1 次。

肺结核

【材料】鲜桑葚 60 克，地骨皮 15 克，冰糖 15 克。

【做法】前二者洗净，用水煎服，服前调入冰糖，一日 2 次，早晚各 1 次。

自汗，盗汗

【材料】桑葚 15 克，五味子 12 克。

【做法】二味材料洗净后用水煎，分 2 次服。

病后体虚

【材料】桑葚 15 克。

【做法】桑葚洗净后用水煎，代茶饮服。

慢性肾炎

【材料】桑葚 45 克，葡萄 24 克，薏苡仁 30 克。

【做法】三者洗净后用水煎，分 2 次服。

中暑

【材料】桑叶 30 克。

【做法】桑叶洗净，水煎浓汁，分 3 次饮服。

食疗小常识

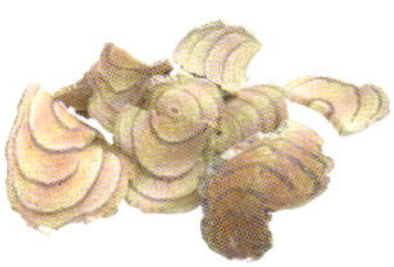

鸡血藤

活血，舒筋。多用于治疗腰膝酸痛、麻木瘫痪、月经不调等病症。

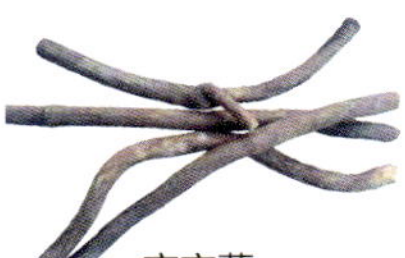

夜交藤

养心，安神，通络，祛风。治失眠、劳伤、多汗、血虚身痛、痈疽、瘰疬、风疮疥癣。

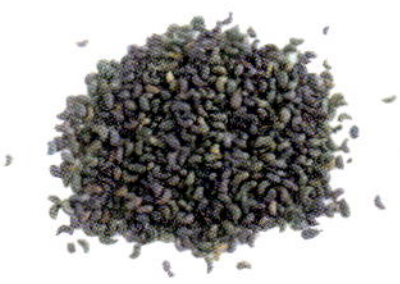

女贞子

滋补肝肾，明目乌发。用于眩晕耳鸣、腰膝酸软、须发早白、目暗不明。

蔬果小厨房

高纤桑葚沙拉

材料：

芹菜 40 克，番茄 100 克，桑葚、小黄瓜、魔芋卷各 50 克，大蒜 2 瓣，橄榄油 1 大匙，糖 1 小匙。

做法：

材料洗净，放盐水中浸泡 20 分钟；大蒜切末，和橄榄油、糖调成酱汁。魔芋卷、芹菜烫熟捞起；芹菜切段，其余切块。盛盘后淋上酱汁，拌匀。

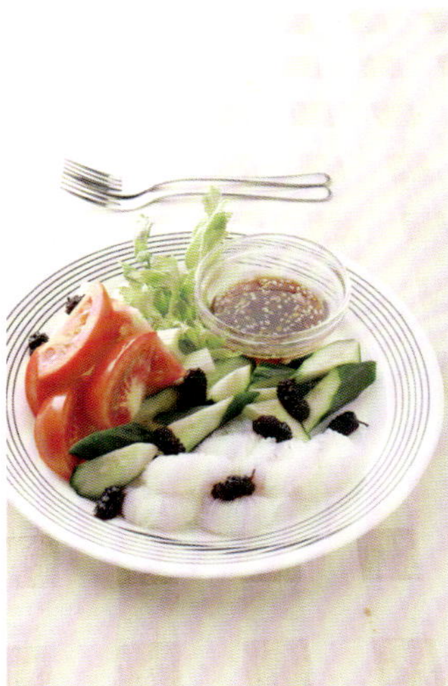

山竹

清凉解热 · 健脾益气

山竹是热带水果，原产于马来西亚，是当地著名的水果。果味鲜美，可生食或制成果脯，营养丰富。

营养成分（每100克山竹）

蛋白质	0.4克
碳水化合物	18克
脂肪	0.2克
膳食纤维	1.5克
烟酸	0.3毫克
维生素E	0.36毫克
维生素C	1.2毫克
维生素B_1	0.08毫克
维生素B_2	0.02毫克

别名
莽吉柿、凤果。

食用部分
果肉。

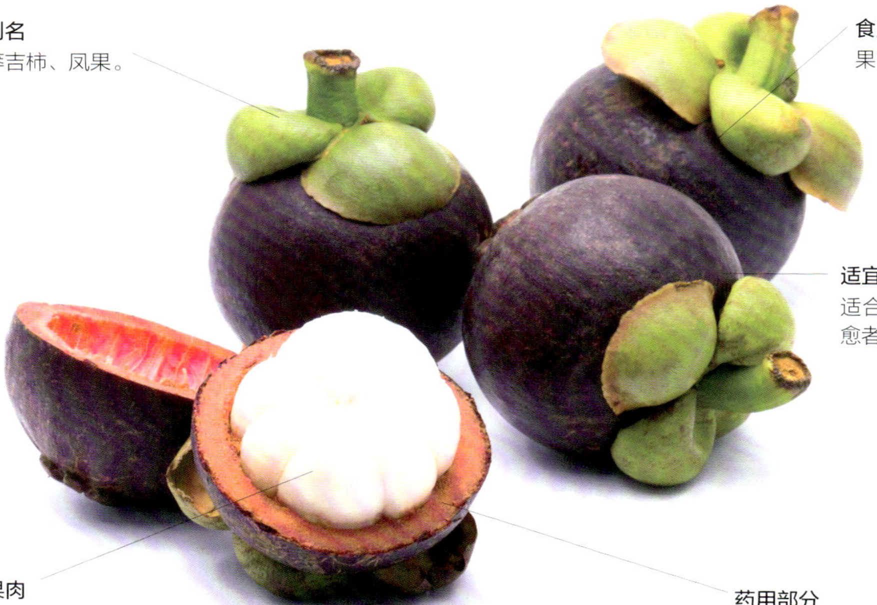

适宜人群
适合体弱、病愈者。

果肉
味甘、微酸，性平；入脾、肺、大肠经。

药用部分
果肉、果壳、树皮、枝叶。

药用功效

果肉 治脾虚湿困、食欲不振、食后痞满、腹部隐痛。

用量用法： 适量食用即可。

果壳 治慢性胃肠病。

用量用法： 3~6克，煎水内服。

树皮、枝叶 治腹泻、痢疾、慢性胃肠炎、咳嗽。

用量用法： 6~9克，煎水内服。

挑选建议

挑选山竹时首先看果蒂，选果蒂是绿色的山竹，这种比较新鲜；其次，轻捏外壳，外壳柔软、轻捏的时候会出现凹陷的山竹比较好；再次，看山竹底部的蒂瓣，蒂瓣有几片，果实里的瓣肉就有几片，选择蒂瓣数量少一些的，则果实里每一瓣的瓣肉就会略大些，相反则瓣肉较小；最后，双手挤压，能很轻松剥开的山竹是好山竹。

医生提示

- 一般人食用榴梿时常伴食山竹，二者共食有互补作用，山竹与榴梿合称“夫妻果”。

中医养生方

解热，去火

【材料】山竹 3~5 个。

【做法】剥去皮，吃果肉。

肥胖症

【材料】山竹适量。

【做法】剥去皮，吃果肉，经常食用。

皮肤粗糙

【材料】山竹 2~3 个。

【做法】剥去皮，吃果肉，一日 2 次。

免疫力低下

【材料】山竹壳适量。

【做法】山竹壳洗净后加水煲汤饮用。

细菌性痢疾

【材料】山竹树皮 15 克，鲜凤尾草 75 克，五根草 30 克。

【做法】将上述药材洗净后用水煎，分成几次服用。

月经不调

【材料】山竹根 15 克，益母草 12 克，香附 9 克，铜锤草 15 克。

【做法】将上述药材洗净后一同用水煎 2 次，药汁混匀，早晚各服 1 次。

烫伤

【材料】山竹壳适量。

【做法】山竹壳洗净，压碎外敷在伤口上即可，热后揭下重换。

口腔炎，牙周炎

【材料】鲜山竹 15~30 克。

【做法】将鲜山竹洗净后捣烂，加水煎并过滤，取煎液含漱，一日数次。

牙龈出血，痔疮出血

【材料】鲜山竹 24 克，白糖适量。

【做法】将鲜山竹洗净，捣烂，加水 1 杯，过滤取汁，加白糖调服，早晚各 1 次。

胃及十二指肠溃疡

【材料】山竹树皮、两面针各 150 克，蜂蜜适量。

【做法】前二者洗净，研为细末，和蜂蜜为丸，每丸 10 克，每次服 1~2 丸，一日 3 次。

食疗小常识

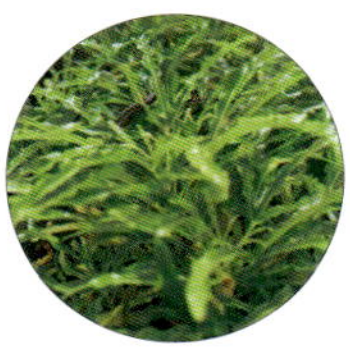

凤尾草

止泻，凉血，解毒。治细菌性痢疾、肠炎。

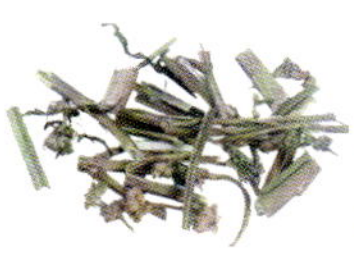

益母草

活血调经，利尿消肿。用于月经不调、痛经、闭经、恶露不尽、水肿尿少。

蔬果小厨房

胡萝卜山竹汁

材料：

胡萝卜 50 克，山竹 2 个，柠檬 1 个，水 100 毫升。

做法：

将胡萝卜洗净，去皮，切成薄片；山竹洗净，剥壳；柠檬洗净，切成小片。将准备好的材料放入果汁机，加水打成汁即可。

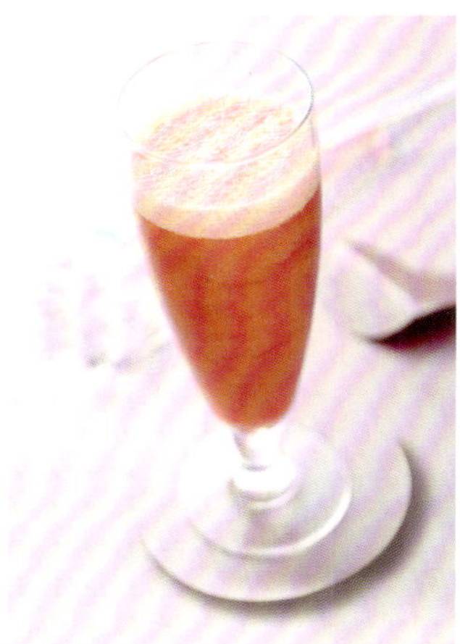

茄子

清热凉血 · 散瘀消肿

茄子富含维生素 P，能增强人体细胞间的黏着力，增强毛细血管的弹性，减低血管脆性及渗透性，防治微血管破裂出血，使血小板保持正常的功能。经常吃茄子有防治高血压、动脉硬化、紫癜、维生素 C 缺乏症及促进伤口愈合等作用。茄子未成熟时食用最好。

营养成分（每 100 克茄子）

蛋白质	1 克
碳水化合物	5.4 克
脂肪	0.1 克
膳食纤维	1.9 克
烟酸	0.6 毫克
胡萝卜素	0.18 毫克
维生素 C	7 毫克
维生素 E	0.2 毫克
维生素 B_1	0.03 毫克
维生素 B_2	0.03 毫克
维生素 P	750 毫克

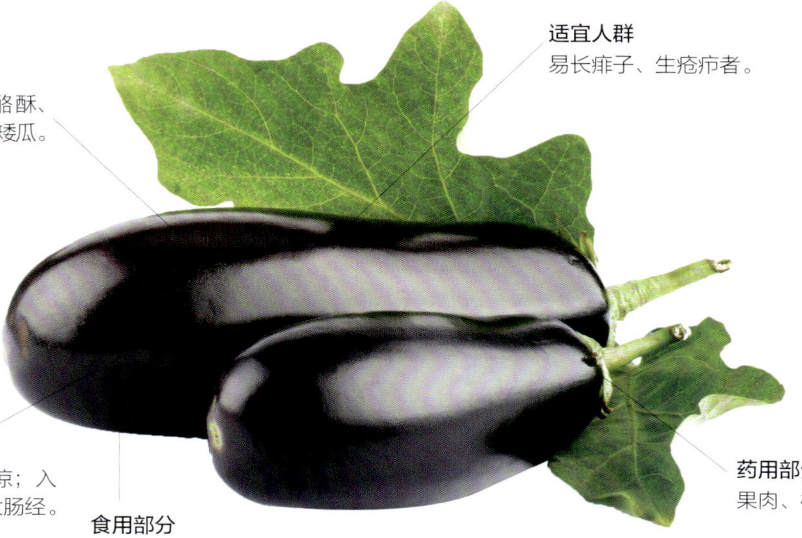

别名
落苏、酪酥、昆仑瓜、矮瓜。

适宜人群
易长痱子、生疮疖者。

茄子
味甘，性凉；入脾、胃、大肠经。

食用部分
果肉。

药用部分
果肉、根、花。

药用功效

果肉 治胃痛、结肠炎、肝硬化、肾小球肾炎、痔疮、丹毒、寻常疣、阴囊湿痒、乳腺炎、小儿口疮、口角炎、流鼻血。

用量用法： 15~30 克，加水煎服。

外用： 鲜品捣敷，切片擦，或焙干研末后调涂。

根 治类风湿性关节炎、风湿性心脏病、慢性腰痛、三叉神经痛、冻伤、胆石症、慢性支气管炎、手脚麻木、尿血、便血、久痢、痔疮肿痛、龋齿痛。

用量用法： 9~15 克，水煎服，或入散剂。

外用： 煎水洗，也可捣汁，或烧炭存性，研末调敷。

花 主治金疮、牙痛。

用量用法： 烘干研末，每服 3 克。

外用： 研末涂敷。

挑选及储藏建议

买茄子时，应选择果形均匀，老嫩适度，无裂口、腐烂、锈皮、斑点的，而且以皮薄、籽少、肉厚为佳。一般来说，茄子拿在手中，感觉轻的较嫩，感觉重的，大多较老，且籽多不好吃。

储藏时，茄子不要沾水，用纸巾把茄子表面擦干，用纸巾包裹后放于保鲜袋内，再放入冰箱冷藏室中即可。须注意，包裹好的茄子不要紧贴冰箱壁。常温储藏则可将茄子放在塑料袋中，或用保鲜膜裹好，同样注意不可沾水，用纸巾将茄子表面擦干后放在干燥的纸箱内，置于阴凉、通风处即可。

医生提示

- 茄子多食动气，易引发痼疾。
- 脾胃虚寒或哮喘者不宜多食茄子。
- 易生疮疖、长痱子的人宜多食茄子。

中医养生方

癫痫

【材料】老茄子皮 18 克，酸枣仁 15 克，老南瓜皮 210 克。

【做法】将上述材料洗净，加水煎 2 次，药汁混匀，早晚各服 1 次。

流鼻血

【材料】老茄子皮 30 克，侧柏叶 9 克，白茅根 9 克。

【做法】将上述三者洗净，加适量水煎 2 次，药汁混匀，早晚各服 1 次。

结肠炎

【材料】茄子 30 克，车前子 9~30 克，苦参根 12 克。

【做法】将上述三味材料洗净，放 3 碗水煎至 8 成即可；煎 2 次，药汁混匀，早晚各服 1 次。

腹泻不止

【材料】茄根 15 克，石榴皮 15 克，白糖 15 克。

【做法】将两味药洗净，烘干后研成细末，加白糖后用沸水冲服。

肾小球肾炎

【材料】老茄子 1 个，益母草 24 克（或加白茅根 24 克，车前子 15 克）。

【做法】将上述材料洗净，加适量水煎汤服用，早晚各服 1 次。

三叉神经痛

【材料】茄根 15 克，桃仁 9 克，防风 9 克。

【做法】将上述三者洗净，加水煎服，有行气活血、散风消肿的功效。

牙痛

【材料】秋茄花适量（干），或加秋葵花（黄蜀葵花）适量。

【做法】将上述材料洗净，烧研末，外敷于痛处。

皮肤溃疡

【材料】茄子 1 个，冰片少许。

【做法】将茄子煨煅存性，研成细末，加入冰片混匀，干擦在患处，外盖纱布包敷。

食疗小常识

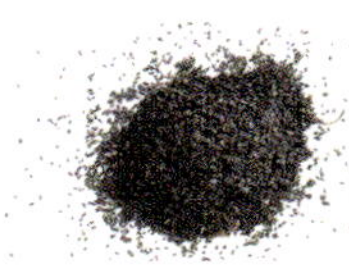

车前子

清热利尿，渗湿通淋，明目，祛痰。用于水肿胀满、暑湿泄泻、目赤肿痛、痰热咳嗽。

冰片

开窍醒神，清热止痛。用于热病神昏、痉厥、中风痰厥、气郁暴厥、中恶。

蔬果小厨房

黄芥末茄子

材料：

茄子 150 克，大蒜 2 瓣，橄榄油、黄芥末、酱油各 1 小匙。

做法：

茄子洗净，切段，放入沸水中烫熟，捞起沥干。热油锅，下切碎的大蒜和黄芥末爆香，再加酱油略炒，作为酱汁。把酱汁淋在茄子上即可食用。

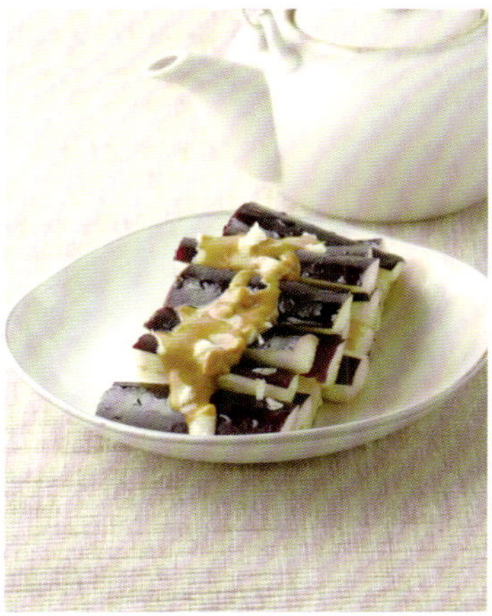

李子

营养成分（每 100 克李子）

蛋白质	0.7 克
碳水化合物	8.7 克
脂肪	0.2 克
膳食纤维	0.9 克
烟酸	0.4 毫克
胡萝卜素	0.15 毫克
维生素 E	0.74 毫克
维生素 C	5 毫克
维生素 B_1	0.03 毫克
维生素 B_2	0.02 毫克

清肝去热 · 润肠利水

李子外形美观，饱满圆润，玲珑剔透，口味甘甜，是人们喜食的传统水果之一。李子营养丰富，有很好的食疗作用。它能促进胃酸和胃消化酶的分泌，促进肠胃蠕动。所以适量吃李子，能促进消化、增强食欲，有助于辅助治疗胃酸缺乏、食后饱胀、大便秘结等症。

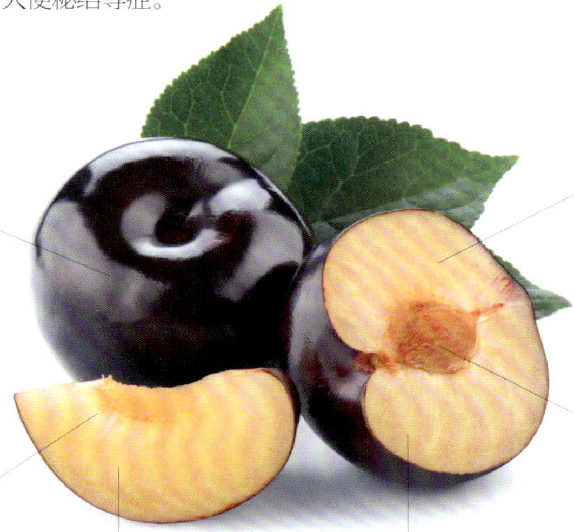

别名
麦李、脆李、金沙李、嘉庆子、李实、嘉应子。

适宜人群
发热、口渴、慢性肝炎、肝硬化腹水患者及喉咙沙哑或失声者。

果实
味甘、酸，性平；入肝、肾经。

核仁
味苦，性平；入肝、大肠经。

食用部分
果实。

药用部分
果实、核、根、树叶。

药用功效

果实 治虚劳骨蒸、消渴、腹水、牙痛、牙周炎、便秘、牙龈出血、小儿丹毒、高血压、咽喉痛、扁桃腺炎、口舌生疮、小便不利、赤白带下。

用量用法：取适量，生食或捣汁。

核 治跌打瘀痛、便秘、痰饮咳嗽、水气肿满。

用量用法：3~8 克，水煎服。

外用：研末调敷。

根 治牙痛、消渴、淋证、痢疾、目翳、麻疹不透、丹毒。

用量用法：6~15 克，水煎服。

外用：烧存性，研末调敷。

树叶 治壮热、肿毒溃烂、金疮、水肿。

用量用法：6~15 克，水煎服。

外用：煎水洗浴或捣敷。

挑选及储藏建议

选购李子时，用手捏一下，如果感觉很硬，并且味道生涩，表示太生；若感觉略有弹性，味道脆甜，则成熟度刚好；如果感觉柔软，味道太甜，则过于成熟，不利于久放。

储藏时，如果李子不多，可以直接放在冰箱冷藏室中保存，放前不要清洗；如果李子很多，可以放在纸盒里保存——先在纸盒底部铺一层塑料膜，把李子一个一个地码放进去，隔几层放点儿软纸壳，放完后盖一层塑料膜，最后在塑料膜上扎一些小洞，置于阴凉、干燥处即可。

医生提示

- 李子生果不宜多吃，易腹泻。
- 单纯性肥胖者宜吃李子，有减肥降脂作用。
- 痰多者忌食李子。
- 李子多食损脾胃，急、慢性胃肠炎或消化性溃疡者不宜吃。
- 脾虚便溏、肾虚遗精者及孕妇，禁服李子核仁。

中医养生方

局部发热肿痛

【材料】李子种仁 4~10 粒。

【做法】李子种仁捣烂，外敷患处。

预防中暑

【材料】李子 90 克，蜂蜜少许。

【做法】李子洗净，去核绞汁，加蜂蜜调服。

肝硬化

【材料】鲜李子 90 克，蜂蜜适量，绿茶少许。

【做法】将鲜李子洗净，剖开，加水 2 碗，煮至水沸，加入蜂蜜、绿茶服用。

胃痛呕恶

【材料】李子干果 24 克，鲜鱼腥草根 90 克，厚朴 12 克，红糖适量。

【做法】前三味洗净，用水煎，去渣，趁热冲红糖，早晚饭前各服 1 次。

跌打瘀痛

【材料】李子种仁 9 克，米酒 60 毫升。

【做法】将李子种仁打碎，加米酒拌匀，过滤取酒饮用，早晚各 1 次，并用渣外擦患处。

雀斑

【材料】李子核、鸡蛋清各适量。

【做法】李子核去壳，取种仁研细末，临睡前将细末和鸡蛋清调成糊状，敷患处，早晨洗净。

腹水

【材料】李子树根皮 24 克，猕猴桃根 24 克，川楝子 5 克，佛手 6 克，青皮 8 克。

【做法】将上述材料洗净后加水煎煮，饮汁。

牙痛

【材料】李子 60 克，糖适量。

【做法】李子洗净，二者加水煮，含漱。或一日吃鲜果 1~2 个，一日 1 次。

食疗小常识

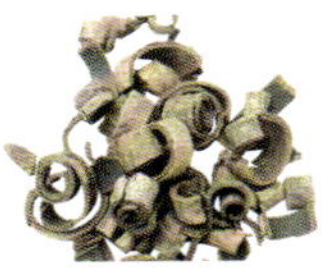

厚朴

燥湿消痰，下气除满。用于湿滞伤中、脘痞吐泻、食积气滞、腹胀便秘、痰多喘咳。

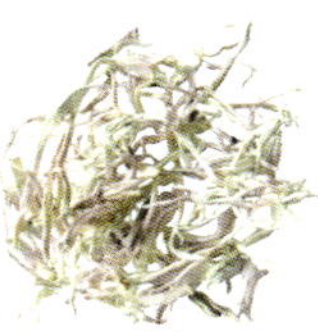

川楝子

舒肝行气，止痛，驱虫。用于脘腹胀痛、疝痛、虫积腹痛。

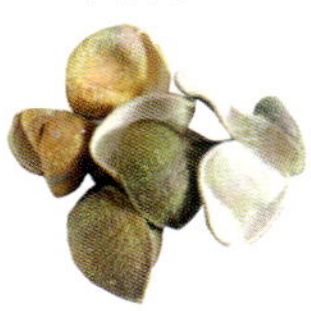

青皮

疏肝破气，消积化滞。用于胸胁胀痛、疝气、乳核、乳痛、食积腹痛。

蔬果小厨房

李子草莓奶

材料：

李子 3 个，蛋黄 1 个，草莓 5 个，鲜奶 240 毫升，冰糖 1 大匙。

做法：

李子洗净，去核，切大丁；草莓洗净，去蒂，对半切开。将全部材料放入果汁机内，搅打 2 分钟即可。

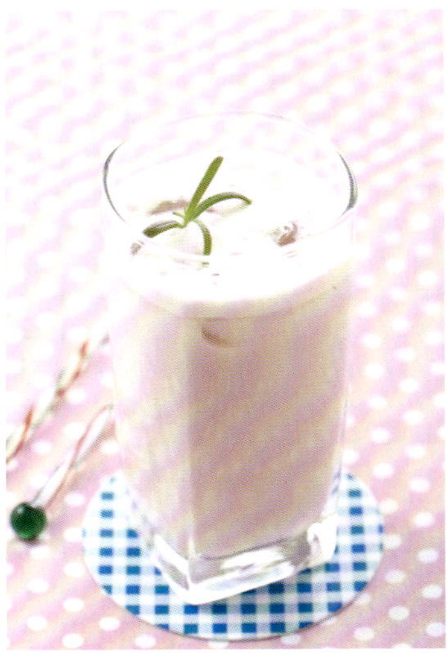

紫甘蓝

养胃益脾 · 缓急止痛

紫甘蓝是英国及欧洲大陆海岸的野生植物经长期种植驯化而来。紫甘蓝可生食、煎炒或煮食，有助消化，可以减缓神经痛，防治酒精中毒，对肝脏有保护作用。

营养成分（每 100 克紫甘蓝）

蛋白质	1.2 克
碳水化合物	6.2 克
脂肪	0.2 克
膳食纤维	3 克
烟酸	0.15 毫克
钙	65 毫克
维生素 C	26 毫克
维生素 B_1	0.04 毫克
维生素 B_2	0.03 毫克

别名
红甘蓝、赤甘蓝、紫包菜。

适宜人群
一般人群均可食用。

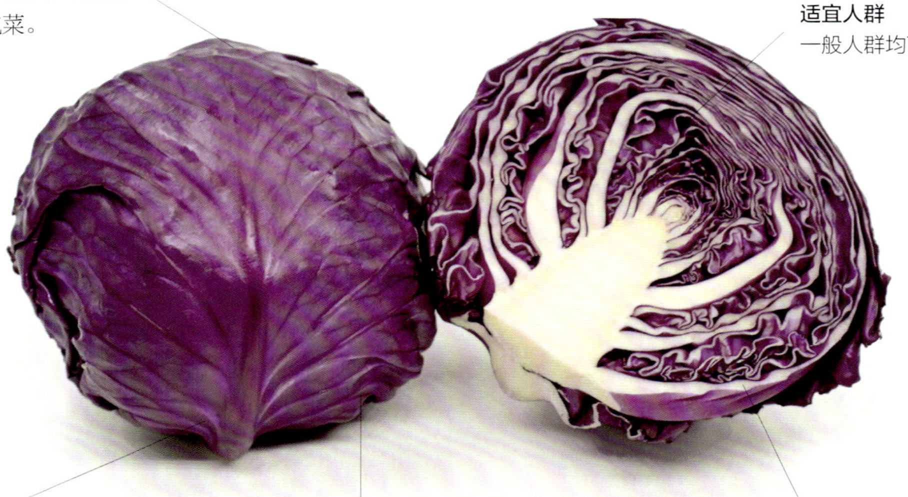

紫甘蓝
味甘，性平；入脾、胃经。

食用部分
叶球状茎叶。

药用部分
叶球状茎叶、种子。

药用功效

叶球状茎叶 治胃及十二指肠溃疡、胃虚、失眠、便秘、腹胀痛、食欲不振、疲劳、皮肤瘙痒。

紫甘蓝能杀虫止痒，对各种皮肤瘙痒、湿疹等疾患具有一定疗效，常食对维护皮肤健康十分有益。紫甘蓝中的花青素具有很强的抗氧化能力，能预防衰老、防治疾病。

用量用法：适量，生食或炒食。

种子 治嗜睡。

用量用法：2~3 克，研末或入丸剂，内服。

挑选及储藏建议

挑选紫甘蓝时首先看外表，优质的紫甘蓝颜色鲜艳有光泽，质量差一些的则颜色黯淡或没有光泽；其次，看手感，好的紫甘蓝上手后感觉较沉，这说明紫甘蓝的水分较足，结构紧凑，口感更好，而质量差一些的紫甘蓝上手感觉较轻，口感较差。

可将紫甘蓝置于干燥、阴凉、通风、避免阳光直射的地方保存，也可将紫甘蓝用保鲜袋包裹起来放于冰箱冷藏室内。因紫甘蓝的营养元素很丰富，其水分又很容易流失，为了保证其口感，买回来的紫甘蓝应尽快食用，不宜久放。

医生提示

- 紫甘蓝有轻微导泻作用，胃寒者不宜食用。
- 长期食用紫甘蓝，最好配以碘类食材，以防甲状腺肿大。

中医养生方

健胃、整肠、通便

【材料】紫甘蓝 150 克，苹果 1/3 个，菠萝肉 60 克，柠檬汁 1 小匙，蜂蜜 2 小匙。

【做法】先将紫甘蓝叶剥片，洗净，切细；再将苹果削去外皮，洗净，切成细块，共放进果汁机内，加适量冷开水榨汁，过滤，倒入杯中；再将菠萝肉榨出汁倒入果菜汁内，加蜂蜜、柠檬汁，搅拌均匀饮用。

消除疲劳

【材料】紫甘蓝 120 克，苹果 1/2 个，葡萄 180 克，牛奶 100 毫升，柠檬汁 2 小匙，蜂蜜 1 小匙。

【做法】先将紫甘蓝叶剥开，洗净，切细；苹果洗净，削皮，切成小块备用。将葡萄去籽，加少许冷开水，绞汁过滤成葡萄汁。然后将紫甘蓝和苹果加适量的冷开水绞汁过滤，倒入葡萄汁内，加蜂蜜搅拌均匀，最后拌入柠檬汁和牛奶即可饮用。

嗜睡症

【材料】紫甘蓝及其种子适量。

【做法】将紫甘蓝及其种子洗净后一同煮食，早晚各 1 次。

脾胃不和，脘腹疼痛

【材料】紫甘蓝 300 克，蜂蜜或糖适量。

【做法】先将紫甘蓝洗净，切细，绞汁，再加蜂蜜或糖调服，一日 2 次。

胃及十二指肠溃疡

【材料】紫甘蓝适量。

【做法】将其洗净，捣烂绞成 250 毫升（约 1 杯）的汁，加热温饮，早晚各 1 次，连续服用 7~10 日为一个疗程。

胀气腹痛

【材料】紫甘蓝适量，盐少许。

【做法】将紫甘蓝洗净，放入锅内，加水 3 碗煮成 2 碗，加入盐调味服用，分 2 次服。

动脉硬化

【材料】紫甘蓝 90 克，胡萝卜 100 克，苹果 50 克，柠檬汁 1 匙。

【做法】将紫甘蓝、胡萝卜洗净，切块，苹果削皮去核，切块；共放进果汁机中榨取原汁，再加入柠檬汁拌匀，1 次饮完。

高血压

【材料】紫甘蓝 90 克，芹菜（全株）100 克，苹果 80 克，柠檬汁少许。

【做法】先将紫甘蓝、芹菜洗净，切段，苹果洗净，切块；共放进果汁机内，榨取原汁，加入柠檬汁拌匀服用。

食疗小常识

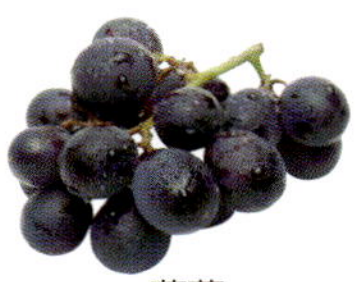

葡萄

解表透疹，利尿，补血。用于麻疹不透、小便不利、贫血。

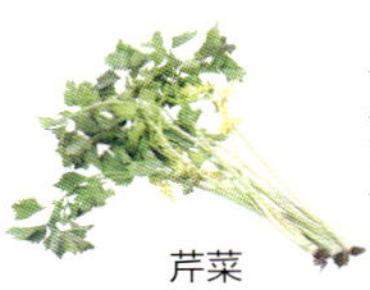

芹菜

平肝清热，祛风利湿，消肿。用于高血压、冠心病。

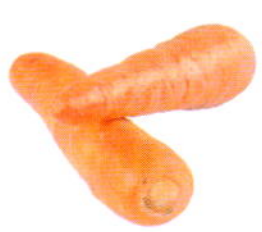

胡萝卜

健脾，化滞。用于消化不良、久痢、咳嗽。

蔬果小厨房

紫甘蓝汁

材料：

紫甘蓝 300 克，苹果、柠檬各适量，白糖 15 克。

做法：

将紫甘蓝洗净后再用冷开水冲洗，稍晾干；苹果洗净，切块；柠檬洗净，切片。将全部蔬果放入榨汁机中榨汁，然后加白糖调服。

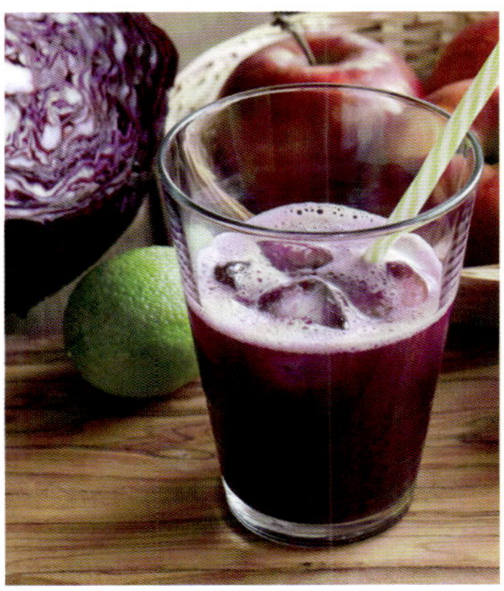

香菇

健脾开胃 · 扶正补虚

香菇是世界上著名的食用菌之一，因为它含有一种特有的香味物质——香菇精，具有独特的香味，所以被称为香菇。香菇中含有其他蔬菜所没有的伞菌氨酸、口蘑酸等，所以味道特别鲜美。

营养成分（每 100 克鲜香菇）

蛋白质	2.2 克
碳水化合物	5.2 克
脂肪	0.3 克
膳食纤维	3.3 克
烟酸	2 毫克
磷	53 毫克
镁	11 毫克
维生素 C	1 毫克
维生素 B_2	0.08 毫克

别名
冬菇、香菌、爪菰、花菇、香蕈、香菰。

适宜人群
高血压、高脂血症、动脉硬化、贫血、糖尿病、癌症患者及抵抗力低下者。

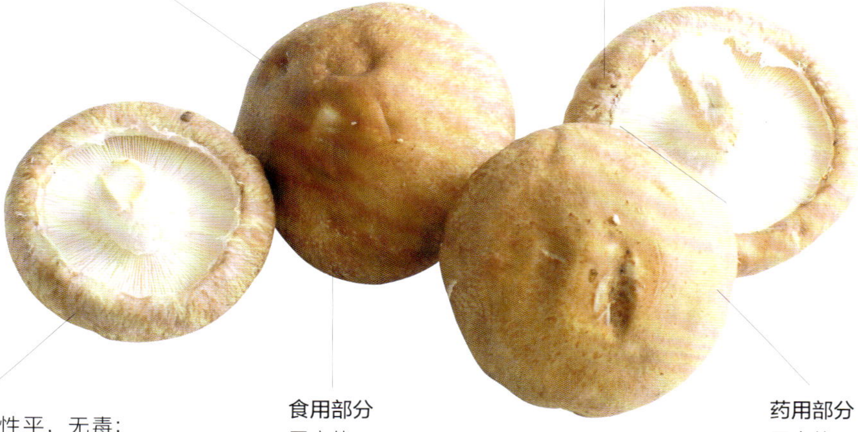

香菇
味甘，性平，无毒；入肝、胃经。

食用部分
子实体。

药用部分
子实体。

药用功效

子实体 治脾胃虚弱、食欲不振、高血压、高脂血症、动脉硬化、慢性肝炎、癌症、糖尿病、贫血、感冒、咳嗽、血尿、中暑、冻疮、佝偻病、头痛、头晕、盗汗、荨麻疹。

用量用法： 干品 2~12 克，鲜品 4~24 克，加水煎服。

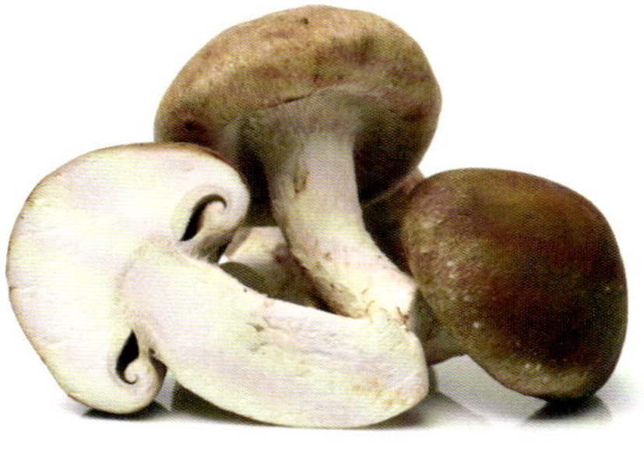

挑选及储藏建议

香菇以菌盖肥厚、边缘曲收、伞盖皱褶明显、内侧为乳白色、菇柄短粗、菇苞未开且菇肉厚实的为佳。有些香菇伞盖呈裂开状，挑选时要仔细观察是否是自然生成，若是人为，则最好不要购买。

鲜香菇水分含量高，生化活动强烈，建议尽快食用。来不及食用的鲜香菇，通过恰当方法进行保鲜，也能保持鲜品风味基本不变。如可采用低温保鲜法，将鲜香菇装进密封保鲜盒中，在1~3℃的环境中储藏，可存放15~20日。

医生提示

- 腹胀胸闷者慎用香菇。
- 香菇性腻滞，产后、病后及胃寒有滞者忌服。
- 香菇为动风食物，皮肤瘙痒病患者禁食。

中医养生方

脾胃虚弱

【材料】干香菇 15 克，豆腐 2 块，调味品适量或少许猪瘦肉。

【做法】先将干香菇用清水浸泡发至变软，洗净，切成片，豆腐洗净，切成小块，二者一同放入锅中，加适量水和调味品炖制，也可以加少许猪瘦肉，炖 30 分钟食用。

补虚劳，益脾胃

【材料】干香菇 12 克，鳜鱼 1 条，食用油、调味品、生姜丝各少许。

【做法】干香菇用清水发开后洗净，切丝；鳜鱼刮鳞去鳃，剖开去内脏，洗净，盛盘。再将香菇丝、生姜丝放在鳜鱼上面，淋入食用油，撒上调味品，放锅中蒸熟即可食用。

补肝肾

【材料】干香菇 24 克，鲈鱼 1 条，生姜 12 克，盐少许。

【做法】先将干香菇用清水泡发，洗净；把鲈鱼处理干净后切段；生姜洗净，切片。三味同放锅内，加清水和少许盐炖服。

咳嗽

【材料】香菇 9 克，北沙参 12 克，杏仁 9 克，猪瘦肉 45 克。

【做法】将上述食材洗净后一同煎煮汤饮，一日服用 2 次。

崩漏

【材料】香菇 24 克，莲房、荆芥穗各等份。

【做法】三者炒炭存性，每次服用 9 克，米汤送服；或大蓟 30 克，茜草 18 克，地榆炭 15 克，黄檗 9 克，将上述几味药材一同加水煎煮，分 3 次服，连服 5 日。对崩漏、血色暗沉者有效。

腰膝酸软

【材料】猪瘦肉 50 克，肉苁蓉 30 克，粳米 100 克，香菇 2 朵，盐、生姜片各适量。

【做法】猪瘦肉、香菇分别洗净，切碎；肉苁蓉洗净，稍浸后切碎；粳米洗净。除盐外的所有材料放入锅中，加适量水以小火熬成粥，入盐调味即可。

食疗小常识

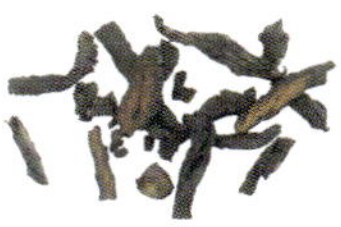

肉苁蓉

补肾阳，益精血，润肠通便。用于肾虚的阳痿、遗精、早泄、腰膝冷痛。

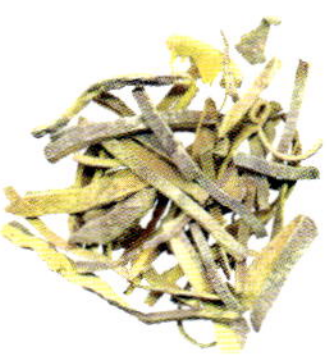

黄檗

清热燥湿，泻火除蒸，解毒疗疮。用于湿热泻痢、黄疸、湿热带下、热淋、脚气。

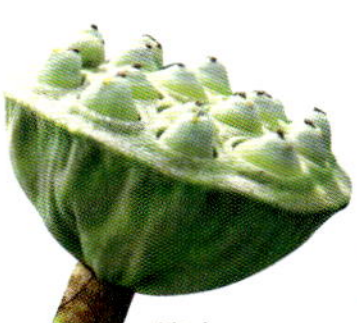

莲房

化瘀止血。用于崩漏、尿血、痔疮出血、产后瘀阻、恶露不尽。

蔬果小厨房

香菇小白菜

材料：

鲜香菇 200 克，小白菜 250 克，食用油、盐各适量。

做法：

小白菜在清水中泡半小时以上，洗净后切段，沥干；香菇洗净，切片；锅中下食用油，油热后下香菇，炒出香味；倒入小白菜，不断翻炒至小白菜软熟，加盐炒匀即可。

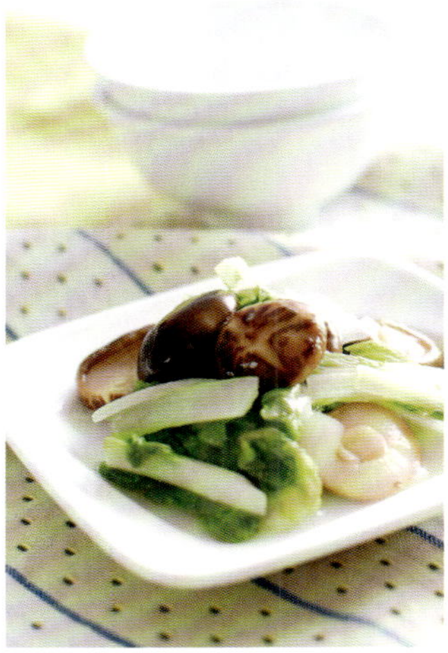

菱角

补脾益气 · 利水解毒

菱角有抗癌、防癌的作用，可做防治癌症的辅助食疗（菱角壳洗净，晒干炒用可防癌）。菱角熟食能补中益气，年老体弱者或脾胃气虚者均可食用。

营养成分（每 100 克菱角）

营养成分	含量
蛋白质	4.5 克
碳水化合物	21.4 克
脂肪	0.1 克
膳食纤维	1.7 克
烟酸	1.5 毫克
胡萝卜素	0.01 毫克
维生素 C	13 毫克
维生素 B_1	0.19 毫克
维生素 B_2	0.06 毫克

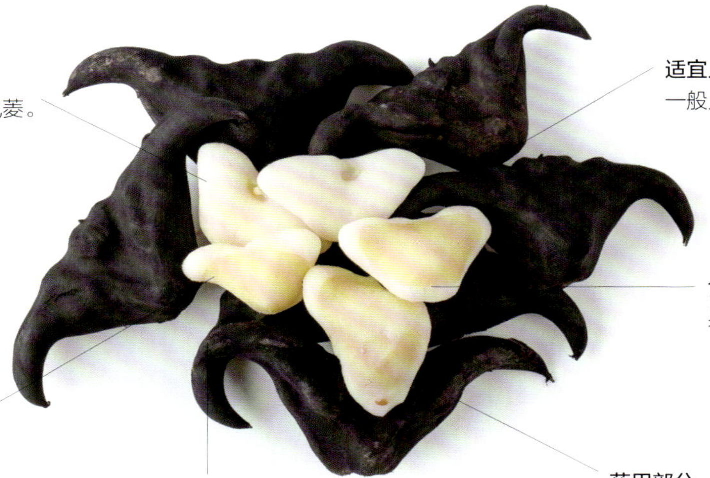

别名
菱、水菱角、风菱。
适宜人群
一般人群均可食用。
食用部分
果实。
果实
味甘、涩，性平；入肾、脾、胃经。
果壳
味甘、涩，性平。
药用部分
果实、果粉、果壳、茎蒂。

药用功效

果实 调治遗精、消渴、白带异常、月经过多、酒精中毒、积热。

用量用法：菱角 15 克，用水煎服。大剂量 45 克，煎汤服或生吃。

果粉 益胃，强身，解暑，解毒，利尿。治中暑、烦渴。

用量用法：9~24 克，沸水冲服。

果壳 治胃溃疡、腹泻、痔疮、脱肛、疔疮、天疱疮。

用量用法：12~24 克，大剂量 45 克，水煎服。

外用：烧存性，研末调敷，或煎水外洗。

茎蒂 健胃，消肿解毒。治胃溃疡、赘疣。

用量用法：鲜品 30 克，水煎服。

外用：鲜品适量，擦或捣汁涂患处。

挑选及储藏建议

挑选的时候，须观察菱角的“角”是否坚硬，这代表了菱角新鲜与否。外壳紫红色、果肉脆嫩的菱角适合入菜；紫黑色的菱角通常比较成熟，口感香甜饱满，更适合水煮后当零食吃。市场上售卖的已经剥去壳的菱角，挑选时要注意其外观是否完整，闻起来不能有漂白水味或发酵的味道。

储藏时可以用保鲜袋或保鲜盒把菱角装起来，然后抽干里面的空气，密封好后放进冰箱里冷藏，这样能保存2~3日；也可把菱角倒进开水中煮透，然后放在太阳底下晒干，用布袋装好后放在通风的地方，这种方法可以令菱角保存两周不坏。

医生提示

- 脾虚者不宜食用菱角鲜品。
- 熟菱角多食易滞气，脘腹痞满者不宜食用。
- 脾胃虚寒或气滞者慎服菱角。
- 菱角种子入药时宜炒用，生用会引起恶心。
- 食菱粉后腹胀者可用姜汤解之。

中医养生方

宿醉

【材料】鲜菱茎 90 克。

【做法】将鲜菱茎去须根及叶，洗净，用水煎服。

胃溃疡

【材料】红菱壳 24 克，龙葵 15 克，陈皮 9 克，蒲公英 12 克。

【做法】将上述材料洗净后用水煎，分 2 次服。

赘疣

【材料】鲜菱柄适量。

【做法】鲜菱柄洗净，每日擦揉患处数次。

腹泻

【材料】菱壳 150 克。

【做法】将菱壳洗净，用水煎服。

天疱疮

【材料】老菱壳适量，香油少许。

【做法】老菱壳烧存性，研细末，加香油调敷患处。

慢性子宫颈炎

【材料】菱肉 45 克，薏苡仁 24 克。

【做法】二者洗净，按常法煮粥食用，可以益气健脾、利湿排浓。

水肿

【材料】菱壳、菱茎叶、菱柄各 60 克，薏苡仁 30 克。

【做法】将上述材料洗净后用水煎代茶饮，连服数日。

中暑乏力，烦渴

【材料】菱粉 9 克，白糖适量。

【做法】将菱粉及白糖放进碗中，先用冷开水调匀，再以沸水冲泡成糊状食用。

脱肛

【材料】菱壳 90 克。

【做法】将菱壳洗净，煎水外洗患处。

支气管炎

【材料】菱肉 20 克，豆腐 100 克，饴糖 20 克，生白萝卜汁、红糖各适量。

【做法】菱肉洗净榨汁，所有材料混匀后分两次服。

食疗小常识

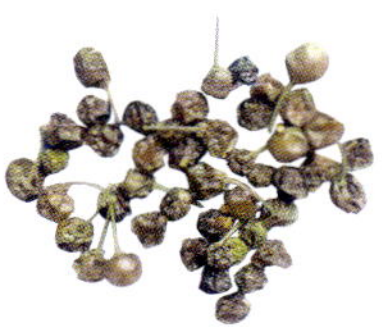

龙葵

清热解毒，止咳化痰。

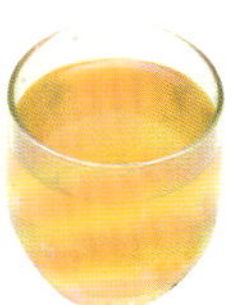

香油

治头风白屑、头痒发落、鼻炎、头晕胸闷等症。

蔬果小厨房

菱角南瓜汤

材料：

鲜菱角 20~30 个，南瓜 150 克。

做法：

将菱角去壳洗净；南瓜洗净，去皮，去瓤，切块。菱角跟南瓜一起放入锅中，加水以小火煎成浓汤即可。

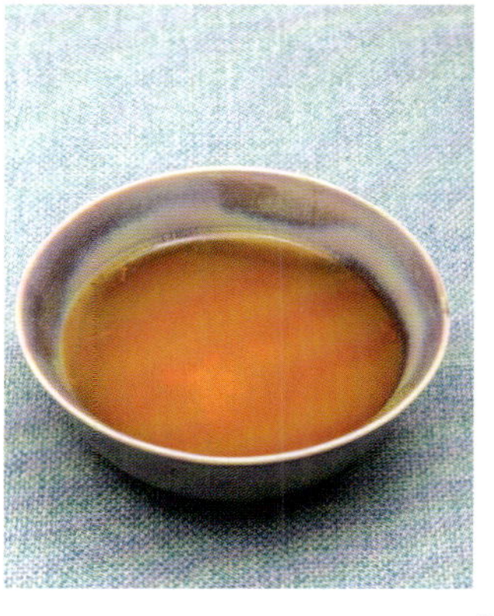

黑木耳

凉血止血 · 补血活血

黑木耳味道鲜美，营养丰富，而且能养血驻颜、强健身体。现代营养学家把黑木耳称为“素中之荤”，盛赞其营养价值可与肉类食物相媲美。黑木耳中铁的含量极为丰富，因此常吃黑木耳能生血养颜，令人肌肤红润，并可防治缺铁性贫血。

营养成分（每100克干木耳）

蛋白质	12.1克
碳水化合物	35.7克
脂肪	1.5克
膳食纤维	29.9克
烟酸	2.5毫克
钙	247毫克
铁	97.4毫克
维生素C	2毫克
维生素B_1	0.17毫克
维生素B_2	0.44毫克

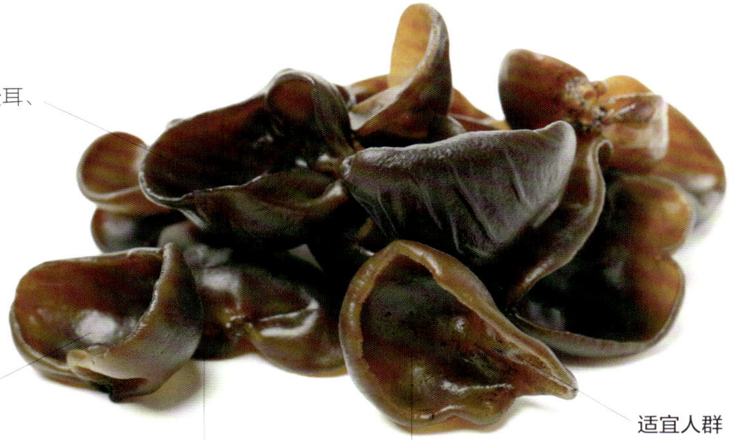

别名
云耳、桑耳、松耳、中国黑真菌。

黑木耳
味甘，性平；入肺、脾、大肠、肝经。

药用部分
子实体。

食用部分
子实体。

适宜人群
心脑血管及结石症患者。

药用功效

子实体 治痔疮出血、妇女崩漏、咽干口燥、衄血、高血压、便秘、气虚血亏、贫血、血管硬化、月经过多、赤白带下、眼底动脉硬化、肺虚咳嗽、眼流冷泪、慢性肝炎。

用量用法： 3~9克，水煎服，或炖汤，或烧炭存性，研末服。

外用： 适量，研末调敷。

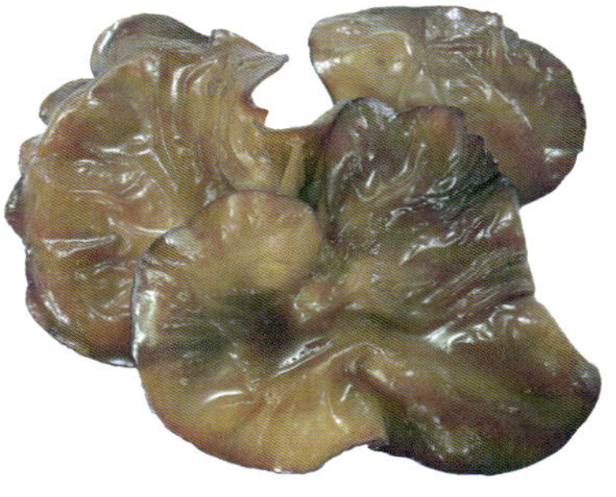

挑选建议

经常食用的黑木耳有两种：一种腹面平滑、色黑、背面多呈灰色或灰褐色，叫毛木耳；另一种两面光滑、黑褐色、半透明的叫光木耳，也称云耳、黑木耳。毛木耳朵大，质地粗韧，口感稍差；光木耳则质软味鲜，滑润清爽。优质的黑木耳乌黑光滑，背面呈灰白色，片大均匀，木耳瓣舒展，体轻干燥，半透明，胀性好，无杂质，有清香气味。

医生提示

- 大便溏稀者慎用黑木耳。
- 黑木耳有活血、抗凝的作用，出血性疾病患者或孕妇应不食或少食。

中医养生方

眼流冷泪，目障昏蒙

【材料】黑木耳 24 克，去节木贼 24 克，猪肝（或羊肝）45 克。

【做法】先将所有材料洗净；黑木耳烧存性；去节木贼烘干，研成细末，一同混合，每次用 6 克，与猪肝（或羊肝）一同蒸服。

腹泻，腹痛

【材料】黑木耳 50 克，盐、醋各少许。

【做法】先将黑木耳用清水浸泡洗净，在黑木耳中加入 2 碗半水并煮熟，再放入盐及醋调味，吃黑木耳并饮汤，一日 2 剂。

腰肌劳损

【材料】黑木耳 9 克，银耳 9 克，冰糖 24 克（或加灵芝 6 克）。

【做法】先将黑木耳、银耳洗净，加清水煮沸，再放入冰糖服用。

糖尿病

【材料】黑木耳 9 克，山药 45 克（或加黄芪 15 克，白扁豆 15 克）。

【做法】所有材料洗净后，加适量水煎服。

痔疮出血，大便燥结

【材料】黑木耳 12 克，柿饼 30 克，红糖适量。

【做法】将黑木耳用清水浸泡洗净，与柿饼、红糖一同煮烂服用。

胃溃疡

【材料】黑木耳 15 克，白糖适量。

【做法】将黑木耳用清水浸泡洗净，入沸水锅中煮烂后加白糖食用。

高血压

【材料】黑木耳 10 克，冰糖 30 克。

【做法】将黑木耳洗净泡发，与冰糖一同入锅炖煮至熟。于睡前服用，一日 1 次。

缺铁性贫血

【材料】黑木耳 24 克，红枣 6 枚，红糖适量。

【做法】在洗净的黑木耳和红枣中加适量的水和红糖，煮成黏稠状，不拘时服用。

食疗小常识

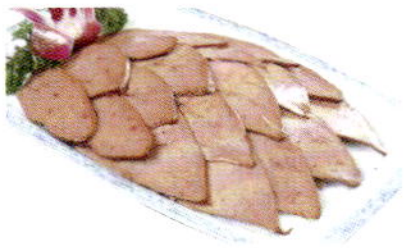

羊肝

养血，补肝，明目。主治血虚萎黄、羸瘦乏力、肝虚目暗、青盲、翳障。

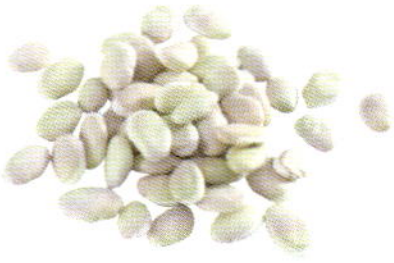

白扁豆

健脾化湿，和中消暑。用于脾胃虚弱、食欲不振、大便溏泻、白带过多、暑湿吐泻、胸闷腹胀。

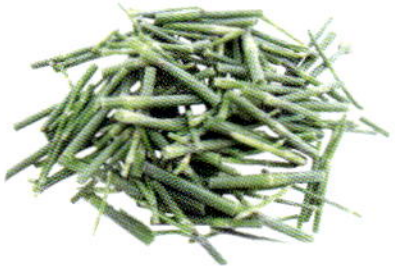

木贼

疏风散热，解肌，退翳。治目生云翳、迎风流泪、肠风下血、脱肛、喉痛、痈肿。

蔬果小厨房

黑木耳炒白菜

材料：

黑木耳 80 克，大白菜 180 克，葱段、盐、食用油各适量。

做法：

大白菜洗净，切块；黑木耳洗净，泡发好。热油锅，爆香葱段，再加入大白菜、黑木耳一起拌炒后，调入盐，搅匀即可出锅。

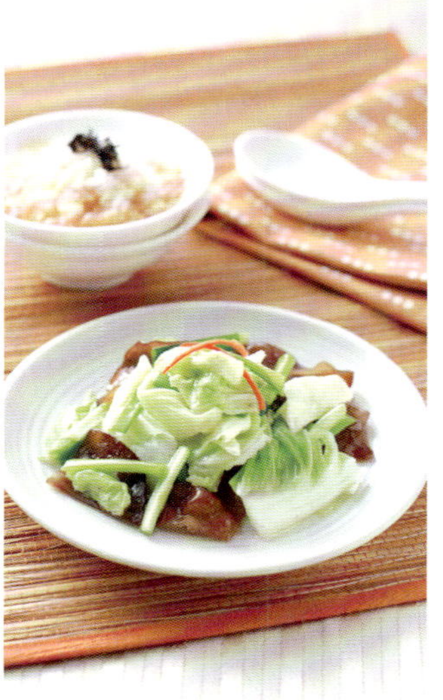

罗汉果

润肠通便 · 清热利咽

罗汉果被人们誉为“神仙果”， 主要产于我国桂林市临桂区和永福县的山区，是桂林特产。其果实营养价值很高，含丰富的维生素 C 及糖苷、果糖、葡萄糖、蛋白质等。

营养成分（每 100 克罗汉果）

蛋白质	13.4 克
碳水化合物	27 克
脂肪	0.8 克
膳食纤维	38.6 克
烟酸	9.7 毫克
维生素 C	5 毫克
维生素 B_2	0.38 毫克

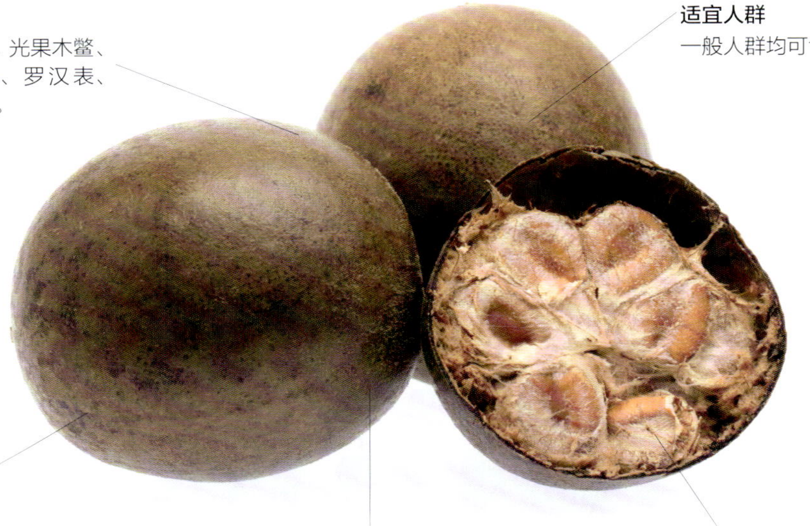

药用功效

果 治支气管炎、百日咳、咽喉炎、扁桃体炎、胃热、胃炎、肠燥便秘、感冒、暑热、高血压、肺热咳嗽。

用量用法： 12~30 克，加水煎服，或炖肉服，也可用沸水泡后饮用。

叶 治慢性咽炎、慢性支气管炎、疖肿、疮毒。

用量用法： 适量，鲜用或晒干用。

根 治腹泻、胸膜炎后遗症。

用量用法： 9~15 克，水煎服，或研末服。

挑选建议

挑选罗汉果时先看果形，罗汉果以果形端正、果大干爽、干而不焦、摇而不响为好；其次，看表面绒毛，罗汉果表皮有绒毛的是鲜果。如果存放时间过长，绒毛会自动脱落，所以在选择罗汉果时可以看看果皮上是否有绒毛。

由于罗汉果干果的果壳较脆，在运输中难免会产生开裂，大部分情况下，果壳开裂对罗汉果的品质影响不大。

医生提示

- 脾胃虚弱所致腹泻者不宜服罗汉果。
- 小孩不宜多食罗汉果。
- 肺寒咳嗽者忌服罗汉果。
- 罗汉果性凉，宜用于痰火咳嗽。

中医养生方

咽炎

【材料】罗汉果 1/2，胖大海 3~5 个。

【做法】将二者洗净后一同用水煎服。

扁桃体炎

【材料】罗汉果 1 个，岗梅根 30 克，桔梗 10 克，甘草 6 克。

【做法】四味洗净后用水煎服，一日 1~2 次。

风热感冒

【材料】罗汉果 3 个，麻黄 3 克，甘草 3 克。

【做法】将三者洗净后用沸水冲泡，分 2 次服。

老年性便秘

【材料】罗汉果 2 个。

【做法】罗汉果去壳，取瓤及种子，捣碎，加适量水煎，睡前服。

肺结核

【材料】罗汉果 45 克，猪瘦肉 75 克，盐少许。

【做法】将罗汉果及猪瘦肉洗净，猪瘦肉切成片，加入适量水将两者煮熟，加盐调味后食用，一日 1 剂。可以补虚清肺。

大便干燥

【材料】罗汉果 45 克，银耳 15 克。

【做法】将二者洗净后加水煎煮，可饮汤吃银耳。

慢性支气管炎

【材料】罗汉果 1/2 个，沙参 8 克，雪梨 1 个。

【做法】将罗汉果洗净，捣碎；雪梨洗净，去核，连皮切碎；沙参洗净。将三者一同放入锅内，加适量水煮 30 分钟，早晚各服 1 次，6 日为一疗程。本方适用于痰多、痰黏、喉痒的慢性支气管炎患者。

百日咳

【材料】罗汉果 1/2 个，柿饼 3 个，冰糖少许。

【做法】将罗汉果和柿饼洗净后加水 3 碗煎至一碗半，加冰糖，日服 3 次。

食疗小常识

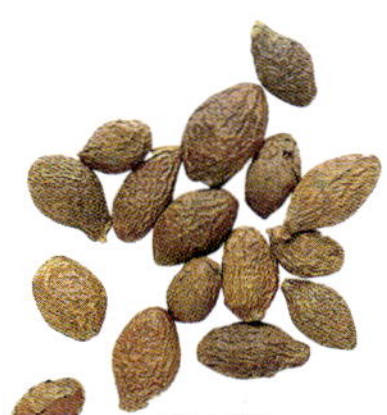

胖大海

清热润肺，利咽解毒，润肠通便。用于肺热声哑、干咳无痰、咽喉干痛、热结便闭、头痛目赤。

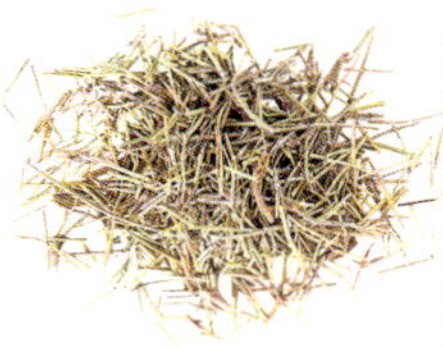

麻黄

发汗散寒，宣肺平喘，利水消肿。用于风寒感冒、胸闷喘咳、风水浮肿、支气管哮喘。

蔬果小厨房

罗汉果茶

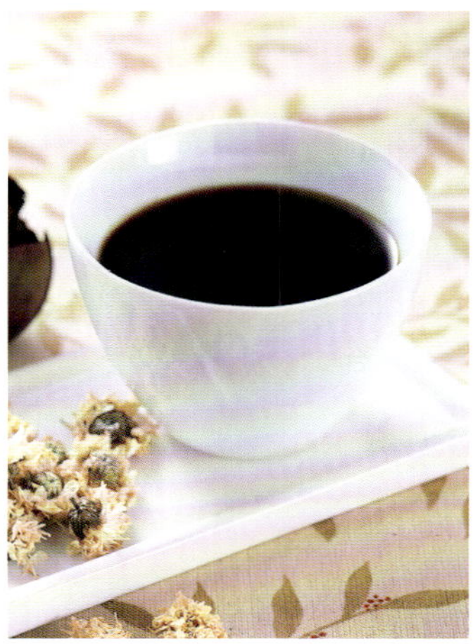

材料：

罗汉果1/2个，山楂5片，蜂蜜适量。

做法：

山楂洗净；罗汉果洗净，拍碎取一半，二者同放锅中，加适量水煮沸关火，去渣留汁，倒入杯中。放至温热后调入蜂蜜并拌匀即可。夏季可加冰块饮。

含章新实用

美 食 菜 谱 / 中 医 理 疗

阅读图文之美 / 优享健康生活